Iris Hammelmann
Das große Hausbuch der Naturkosmetik

Iris Hammelmann

Das große Hausbuch der Naturkosmetik

MOEWIG

Hinweis: Die Ratschläge und Empfehlungen dieses Buchs wurden von Autorin und Verlag nach bestem Wissen und Gewissen erarbeitet und sorgfältig geprüft. Dennoch kann eine Garantie nicht übernommen werden. Eine Haftung der Autorin, des Verlags oder seiner Beauftragten für Personen-, Sach- oder Vermögensschäden ist ausgeschlossen.

© 1998 by VPM Verlagsunion Pabel Moewig KG, Rastatt
Alle Rechte vorbehalten
Umschlagmotiv: Superbild Berlin
Satz: TypoDesign Hecker, Heidelberg
Printed in Germany 1998
ISBN 3-8118-1441-9

Inhalt

Einleitung 9

GESUNDE, REINE HAUT 11

Unser schönstes Kleid – die Haut 13
    Aufbau 13
    Die Haut – ein Multitalent 15
    Von Typen und Problemen 17
        Übersicht der verschiedenen Hauttypen 19
        Woher weiß ich, zu welchem Hauttyp ich neige? ... 20
    Die Haut – ein Sensibelchen 24

Von der Theorie zur Praxis 27
    Die Zutaten für schöne Haut 27
    Teebaumöl – das australische Naturtalent 33
    Indiens geheimnisvoller Neembaum 35
    Ätherische Öle von A bis Z 39
    Das Arbeitsmaterial 61

Rezepte, Rezepte 65
    Reinigung der Haut 66
        Reinigungspaste 67
        Reinigungsmilch 68
        Gesichtswasser 69
        Reinigungsöl 72
        Peeling 73
    Pflegende Cremes und Lotionen 75

Dampfbäder, Masken und Packungen 83
Dampfbäder 84
Masken und Packungen 87
Sonnenschutz und After Sun 93
Gymnastik für das Gesicht 99

GLÄNZENDES, VOLLES HAAR 105

Mehr als nur ein Anhängsel – die Haare 106
   Aufbau und Haarwuchs 106
   Schädigungen und Krankheiten 108
   Von Haaren und Typen 117

Von der Theorie zur Praxis 121
   Zutaten für schönes Haar 121
      Natürliche Wirkstoffe von A – Z 122
      Ausgewählte Fertigprodukte 126

Rezepte, Rezepte 129
   Haarwäsche 129
   Spülungen 141
   Packungen und Kuren 145

Formen und Farben 151
   Styling 151
      Worauf Sie beim Kauf von Kamm und Bürste achten sollten 151
      Was es sonst noch gibt 153
      Selbstgemachte Festiger 156
      Frisuren 159
   Farbe bekennen 167

DAS GELUNGENE MAKE-UP 175

Von der Bedeutung dekorativer Kosmetik 178
   Geschichte und Geschichten um die Gesichtsmalerei . 178
   Wohlbefinden durch Farbe 183

Rezepte, Rezepte 187
   Grundierung und Make-up 187
   Puder und Rouge 193
   Ausdrucksvolle Augen – Lidschatten und Kajalstifte . 197
   Wimpern und Augenbrauen 206
   Gepflegte Lippen 209
   Wenn's schnell gehen muß – das Minuten-Make-up . 216
   Das Make-up für den großen Auftritt 220
   Typberatung 228
   Tricks und Kniffe der Profis 241

GEPFLEGTE HÄNDE UND NÄGEL 253

Rezepte, Rezepte 256
   Handcremes 257
   Probleme im Handumdrehen gelöst – Bäder und Packungen 269

Nagelprobe für die Hände 279
   Nageltypen 282
   Utensilien zur Nagelpflege 284
   Von Problemen und Lösungen 290
   Fingernägel brauchen Pflege 297

BADEN UND DUSCHEN 305

Etwas Theorie zuvor 308
   Kleine Geschichte des Badens 308
   Wohltat für die Seele 311

Von der Theorie zur Praxis 315
   Kräuter und Blüten 315
   Ölbäder 319
   Milchbäder 323
   Aus dem Meer in die Wanne 325
   Baden mit Salz 330
   Baden mit Honig 331
   Baden mit Tomaten 333
   Baden mit Kleie und Haferflocken 334
   Baden mit Backpulver 335
   Baden mit Ei 335
   Heißes Vergnügen – Sauna und Dampfbad 336

IHRE WUNSCHFIGUR 349

Ernährung 352
   Grundlegendes für eine tolle Figur 352
   Fasten und Abnehmen 359

Gezieltes Bewegungstraining 365
   Übungen für den Bauch 366
   Übungen für den Po 372
   Übungen für die Oberschenkel 381
   Übungen für den Busen 386

Adressen und Bezugsquellen 393

Register 395

Einleitung

Fühlen Sie sich eigentlich wohl in Ihrer Haut? Schauen Sie gern in den Spiegel? Wenn ja: prima! Dann gönnen Sie Ihrem Körper bestimmt schon regelmäßige Pflege. Haben Sie eben mit „nein" geantwortet, weil Sie unzufrieden mit Ihrem Äußeren sind, dann wird es Zeit, sich ausgiebig darum zu kümmern. Damit meine ich nicht, daß Sie sich aufwendig verpackte teure Produkte kaufen sollen. Im Gegenteil. Weniger ist auch in der Körperpflege manchmal mehr.

Auf den folgenden Seiten verrate ich Ihnen Tips und Rezepte, die Ihnen helfen, sich ein ganz individuelles Schönheitsprogramm von Kopf bis Fuß zusammenzustellen. Entdecken Sie, wieviel Freude schon die Herstellung natürlicher Kosmetika bereiten kann. Bei selbst angerührten Präparaten wissen Sie genau, was drin ist und daß kein Tier für die Herstellung leiden mußte. Und häufig sparen Sie auch noch eine Menge Geld im Vergleich zu Kaufprodukten. Nicht zuletzt sei darauf hingewiesen, daß Sie mit selbstgemachten Pflegemitteln auch noch viel für den Umweltschutz tun. Schließlich kaufen Sie nicht immer wieder neue Tuben und Fläschchen, sondern füllen Ihre einmal angeschafften Behälter einfach nach.

Doch dieses Buch will mehr leisten, als Sie einfach mit einer Fülle von Rezepten zu versorgen. Viel mehr geht es darum, Ihnen deutlich zu machen, wie faszinierend Haut, Haare und Fingernägel sind. Wenn Sie sehen, was Ihr Körper für ein prachtvolles Wunderwerk ist, werden Sie vielleicht eine ganz neue Einstellung zu Pflege und Kosmetik bekommen. Außerdem sollten Sie die Stoffe kennenlernen, die die Natur uns für Schönheit und Wohlbefinden geschenkt hat.

Sicher lesen Sie in der Werbung häufig, daß in einer Creme oder einem neuen Shampoo Aloe vera, Hamamelis oder Jojobaöl enthalten ist. Wissen Sie dann auch, was dahintersteckt? Woher kommen diese Zutaten und was bewirken sie?

Ergänzend finden Sie Kapitel, die sich mit Ernährung und Bewegungsprogrammen beschäftigen. Ein wichtiger Aspekt der Optik ist schließlich die Figur. Das heißt nicht, daß nur schlanke Damen schön sind, sondern daß die Proportionen stimmen sollten. Und dafür kann man etwas tun. Außerdem bewegen sich die meisten Menschen heutzutage zu wenig. Dazu kommt eine mangelhafte Versorgung mit Nährstoffen. Daß ein solcher Lebenswandel schnell auf die Gesundheit schlägt, ist leicht einzusehen. Leider macht sich das auch äußerlich rasch bemerkbar.

Der letzte, aber durchaus wichtige Punkt, der in diesem Ratgeber Beachtung findet, ist die Seele. Ich werde an mehreren Stellen darauf eingehen, daß gutes Aussehen und Wohlbefinden in einer sehr engen Verbindung miteinander stehen. Ob Sie nun besonders viel Spaß an einer fröhlichen Gesichtsgymnastik haben, oder sich lieber ausgiebig schminken, ob ein Saunabesuch für Sie der absolute Genuß ist, oder ein Bad mit frischen Kräutern – in diesem Buch finden Sie jede Menge Tips und Anregungen für diese und weitere Bereiche.

Und nun wünsche ich Ihnen viel Spaß im Reich natürlicher Schönheit und erholsamer Entspannung.

Gesunde, reine Haut

Unser schönstes Kleid – die Haut

Aufbau

Mit fast zwei Quadratmetern Fläche ist die Haut unser größtes Organ. Trotz dieser eindrucksvollen Zahl haben wir es allerdings nicht mit einem sonderlich kräftigen Gebilde zu tun. Auch wenn manche behaupten: „Ich habe ein dickes Fell." Unsere Schutzhülle ist durchschnittlich nur einen Millimeter dick. Dafür, daß die menschliche Haut als Puffer zwischen Organismus und Umwelt fungieren muß, scheint das sehr gering. Doch der Schein trügt. Überlegen Sie mal, welche Stöße und Verletzungen unsere Hülle abfängt, ohne daß sie gleich unter die Haut gehen.

Es lohnt sich, unser natürlichstes und bei guter Behandlung sicher auch schönstes Kleid näher kennenzulernen. Betrachten wir deshalb den Aufbau. Ganz grob unterscheidet man drei Schichten: Oberhaut (Epidermis), Lederhaut (Cutis) und Unterhaut (Subcutis). Die Oberhaut produziert ständig neue Zellen, die ganz langsam an die Oberfläche, also sozusagen an die frische Luft wandern. Auf ihrem Weg verhornen sie immer mehr und werden flacher. Am Ziel angekommen, bilden die Zellen eine glatte, völlig verhornte Fläche, die sogenannte Hornschicht. Nach und nach sterben die Zellen ab und werden abgestoßen. Neue Zellen, die den Weg an die Oberfläche inzwischen geschafft haben, rücken nach. Dieser Rhythmus dauert etwa vier Wochen.

Um die Entstehung von Hautproblemen besser zu verstehen, sollten Sie noch etwas mehr über die Oberhaut erfahren: Die Oberfläche der eben beschriebenen Hornschicht ist mit einem schützenden Wasser-Fett-Film überzogen, den Sie als Säureschutzmantel kennen. Der ph-Wert dieses Überzugs, der das chemische Verhältnis von Säuren und Basen angibt, liegt bei 5–6. Das bedeutet, daß dieser Schutzfilm im sauren Bereich liegt. Mit Kosmetikprodukten können Sie den ph-Wert beeinflussen und sogar empfindlich stören. Deshalb sollten Pflegemittel möglichst auch in der Größenordnung ph = 5–6 liegen.

Die Lederhaut versorgt die Oberhaut mit Nährstoffen. Sie ist durchzogen von unzähligen Blutgefäßen, Nervenbahnen und Talg-, Schweiß- und Bindegewebsdrüsen. In jungen Jahren ist die Lederhaut extrem wasserreich, doch mit zunehmendem Alter verliert sie an Flüssigkeit. Der netzartige Aufbau von Fasern sorgt dafür, daß diese Hautschicht hochelastisch ist. Schieben Sie doch einmal die Haut Ihres Handrückens mit Daumen und Zeigefinger zusammen. Sehen Sie, wie flexibel sie ist? Sobald Sie loslassen, ist die Haut wieder glatt; keine Wölbung ist mehr zu sehen. Neben den Nerven, Gefäßen und Drüsen befinden sich in der Lederhaut auch Muskeln und Haarwurzeln.

Die Unterhaut schließlich ist diejenige, die uns vielleicht am meisten ärgern kann. Sie besteht nämlich vor allem aus Fettgewebe. Weitere Bestandteile sind Blut- und Lymphgefäße und Nervenbahnen. Der Umfang des eingelagerten Fettgehalts hängt auch von der Ernährung des Menschen ab. Wer übergewichtig ist, hat eine dickere Unterhaut als der Normal- oder Untergewichtige. Sollten Sie kräftig zugenommen haben, so hat sich Fett in dieser Hautschicht gesammelt.

Dieser Vorrat wird wieder abgebaut, wenn Sie durch eine Diät oder Nahrungsumstellung Ihr Gewicht reduzieren. Beachten Sie dabei, daß Sie niemals radikale Kuren durchführen. Wer von einem Extrem ins andere fällt, erreicht nur, daß sich das Gewebe der Unterhaut zunächst weitet und dann nicht schnell genug zusammenziehen kann. Folge ist eine ausgeleierte untere Hautschicht.

Sollten Sie zu etwas mehr Körperfülle neigen, bedenken Sie bitte, daß nicht nur gertenschlanke Frauen schön sind. Schönheit ist etwas ganz Individuelles und hängt von vielen Punkten ab. Auf jeden Fall ist es allemal besser, leichte Rundungen zu haben, als mit heftigen Gewichtsschwankungen zu einer schlaffen statt straffen Haut zu kommen.

Die Haut – ein Multitalent

Nicht von ungefähr gibt es so viele Redensarten, die sich um unsere Haut drehen. „Etwas geht unter die Haut", „Man ist hautnah dabei", „Man verliebt sich mit Haut und Haar". Tatsächlich steht unser größtes Organ in enger Beziehung zur Seele. Geht es Ihnen auch so, daß Sie vor lauter Aufregung oder Streß Ausschlag bekommen? Erröten Sie, wenn Sie von etwas peinlich berührt sind? Auch Ekel und Abscheu lösen bei manchen Menschen die Entstehung von Pusteln oder Hautrötungen aus. So mancher wird solche Phänomene als Einbildung abtun. Tatsächlich ist aber die Haut mit ihren unzähligen Nerven das Sinnesorgan schlechthin. Massen von Sensoren, die in der Lederhaut sitzen, registrieren Hitze und Kälte und warnen vor Verbrennungen und Erfrierungen.

Und die Haut kann noch mehr. Sie warnt nicht nur, sondern schützt auch. Bei Wärme fangen wir an zu schwitzen. Die Schweißperlen verdunsten auf der Haut und bringen so angenehme Kühlung. Zusätzlich verstärkt sich die Hornschicht, wenn wir intensiver Sonnenbestrahlung ausgesetzt sind. Untere empfindliche Hautschichten kommen dadurch gar nicht erst mit gefährlichen UV-Strahlen in Berührung. Auch für kalte Winter ist unsere Hülle bestens gerüstet. Wenn es besonders frostig ist, ziehen sich Blutgefäße und Muskeln zusammen. Die Hautfläche wird kleiner und kann die Körperwärme besser speichern.

Außer der Kalt- und Warmempfindung nimmt die menschliche Haut auch Druck und Schmerz wahr. Sie meldet diese Reize direkt an das Gehirn weiter. Stellen Sie sich nur einmal vor, diese Funktion wäre gestört. Wir würden uns womöglich schlimmste Verletzungen zuziehen, weil wir nicht merken würden, daß wir beispielsweise in einen Nagel getreten sind. Statt ihn herauszuziehen, würden wir ihn fester eintreten, bis er vermutlich eine heftige Entzündung verursachen würde. Wie sinnvoll die Tastfähigkeit der Haut ist, machen blinde Menschen deutlich. Für sie übernimmt die Haut die Aufgaben der Augen.

Sie sollen sich nicht mit übermäßig viel grauer Theorie langweilen. Wenn Sie jedoch erfahren, wie ausgeklügelt, vielseitig und faszinierend das Organ Haut arbeitet, werden Sie es – auch wenn es möglicherweise nicht makellos ist – achten und lieben. Deshalb erhalten Sie einen kurzen Überblick über die Haut als wichtigen Teil unseres Immunsystems. Seit einigen Jahren weiß man, daß aus der Thymusdrüse, die sozusagen die Körperabwehr regelt, via Hormone Signale an die Haut geschickt werden. Im Säureschutzmantel bilden sich sogenannte Immunglobuline, die bei der Bekämpfung feindlicher Eindringlinge eine große Rolle spielen. Gelingt es einem Stoff, diese erste Hürde zu überwinden, kriegt er es mit speziellen Freßzellen zu tun, die in der gesamten Oberhaut verteilt sind. Sie geben Informationen über Beschaffenheit und Größe des Eindringlings an besondere weiße Blutkörperchen weiter und fressen den feindlichen Stoff, wenn er sich ihnen nähert, auf.

Machen Sie sich klar, daß eine vernachlässigte Haut nicht nur krankheitsanfälliger ist, sondern daß sie außerdem ihre

Schutzfunktion nicht mehr ausreichend erfüllen kann. Gerade in der heutigen Zeit braucht unsere Schutzhülle Hilfe und Unterstützung. Schließlich ist sie größter Belastung und täglich den brutalsten Angriffen einer verschmutzten Umwelt ausgesetzt. Es ist nicht übertrieben, wenn Sie davon ausgehen, daß sich Ihre Haut im ständigen Nahkampf befindet. Auch wenn sie dafür optimal ausgebildet wurde, zieht sie sich immer mal wieder Verletzungen zu. Dadurch und durch die natürliche Alterung wird ihre Kraft geschwächt. Hautpflege ist also nicht allein ein optisches oder kosmetisches Thema, sie gehört auch zu einer gesunden Lebensweise.

Von Typen und Problemen

Nun wissen Sie also ein bißchen mehr über das Kleid, das Sie täglich tragen. Auch wenn der Aufbau der Haut bei allen Menschen gleich ist, gibt es doch große individuelle Unterschiede, die zum Teil erblich bedingt sind, zum Teil aber auch aus verschiedenen Behandlungsweisen resultieren. Um die für Sie geeigneten Rezepte oder Produkte auszuwählen, müssen Sie wissen, zu welchem Hauttyp Sie gehören. Man unterscheidet zwischen normaler, trockener, fettiger und Mischhaut.

Normale Haut: Der Brockhaus definiert den Begriff normal als etwas, das gewöhnlich oder üblich ist. Normale Haut ist leider alles andere als üblich. Man findet diesen feinporigen, rosigen Hauttyp nur noch ganz selten. Die meisten Menschen haben mindestens tendenziell eher trockene oder eben fettige Haut.

Trockene Haut: Rein optisch erkennt man sie daran, daß sie glanzlos und rauh ist. Es können sich sogar leichte Schuppen bilden. Wenn Sie eher trockene Haut haben, müssen Sie schneller mit der Bildung von Fältchen rechnen, haben andererseits aber wahrscheinlich wenig mit Pickeln und sonstigen Unreinheiten zu kämpfen. Diesem Hauttyp fehlt die Fähigkeit, ausreichend Feuchtigkeit zu speichern. Ein solcher Mangel kann ganz unterschiedliche Ursachen haben: zuviel Sonneneinstrahlung, falsche Ernährung, ungenügende Flüssigkeitsaufnahme, Unterfunktion der Talgdrüsen, falsche Pflegeprodukte.

Aber auch die normale Hautalterung, die übrigens schon ungefähr ab dem 30. Lebensjahr einsetzt, bewirkt ein Austrocknen der Haut. Glauben Sie nicht, Sie kriegen mit einer einfachen Feuchtigkeitscreme das Problem in den Griff. Schlimmstenfalls können Sie damit sogar ein noch stärkeres Austrocknen hervorrufen. Bevorzugen Sie sanfte Reinigungsmittel, am besten ölhaltige Seifen oder Lotionen. Zur Pflege eignen sich fetthaltige Cremes. Einmal pro Woche sollten Sie mindestens eine Maske auftragen. Außerdem: viel trinken!

Fettige Haut: Sie ist großporig und fällt durch ständigen Glanz auf. Häufig kommen Pickel, Pusteln und sonstige Hautunreinheiten dazu. Vor allem junge Menschen gehören zu diesem Hauttyp. Veranlagung und falsche Ernährung können Gründe dafür sein, daß man auch als Erwachsener zu fettender Haut neigt. Sollten Sie sich mit fettiger Haut herumärgern, die Sie auch durch entsprechende Behandlung nicht verändern können, lassen Sie doch einmal Ihre Hormone untersuchen. Männliche Sexualhormone könnten nämlich verantwortlich sein. Falls Sie zusätzlich zu Damenbart neigen, wird die Wahrscheinlichkeit, daß Hormone schuld haben, noch größer. Fettige Haut braucht eine besonders intensive Reinigung. Peelings, Reinigungsmasken und entzündungshemmende Gesichtswässer sind angezeigt. Verzichten Sie auf fetthaltige Produkte und wählen Sie statt dessen lieber wäßrige, feuchtigkeitsspendende Kosmetika.

Mischhaut: Die meisten Frauen haben eine Mischhaut. Das heißt leider, daß sie mit den Problemen der trockenen und der fettigen Haut zu tun haben. In den meisten Fällen sind Stirn, Nase und Kinn großporig und glänzend, während um die Augen, um den Mund und an den Wangen die Haut schuppig trocken ist. Es wäre unsinnig, wenn Sie mit Pflegepräparaten für beide Hautarten hantieren würden. Haben Sie schon mal probiert, die Stirn mit etwas anderem zu waschen als die Wangen? Sehen Sie, das wird schwierig. Wählen Sie lieber Produkte, die für jeden Typ geeignet sind. Bei Masken oder Cremes, die ganz gezielt aufgetragen werden, können Sie natürlich auf die jeweilige Zone abgestimmte Kosmetika verwenden.

Übersicht der verschiedenen Hauttypen

Typ trocken
Aussehen: rauh, glanzlos, schuppig
Ursachen: falsche Ernährung, zuwenig Flüssigkeit, zuviel Sonne, Unterfunktion der Talgdrüsen, Alter
Pflege: sanfte Reinigung, fetthaltige Pflegeprodukte und viel trinken

Typ fettig
Aussehen: großporig, glänzend, unrein
Ursachen: falsche Ernährung, Veranlagung, hormonell
Pflege: gründliche Reinigung, entzündungshemmende, feuchtigkeitsspendende Produkte

Typ Mischhaut
Aussehen: schuppig-glanzlose und großporig-
glänzende Zonen
Pflege: milde Produkte für jeden Hauttyp und
spezielle Masken

Woher weiß ich, zu welchem Hauttyp ich neige?

Ihre Kosmetikerin kann Ihnen selbstverständlich sagen, ob Sie eher trockene oder fettige Haut haben. Mit einem einfachen Test können Sie Ihren Hauttyp aber auch selbst bestimmen. Reinigen Sie Ihr Gesicht wie üblich. Warten Sie danach eine Stunde ab. Wichtig ist, daß Sie nach der Reinigung kein Kosmetikprodukt benutzen. Wenn 60 Minuten vergangen sind, legen Sie ein Zellstofftuch, zum Beispiel ein Taschen- oder Kosmetiktuch, auf das ganze Gesicht. Drücken Sie es ganz leicht an, und nehmen Sie es anschließend gleich wieder ab. Wenn Sie das Probetüchlein nun gegen Licht halten, können Sie das Ergebnis ablesen:

- Das ganze Gesicht zeichnet sich als glänzende Fläche ab – fettige Haut
- Stirn, Nase und Kinn sind zu erkennen – Mischhaut
- Das Tuch sieht unverändert aus – trockene Haut

Natürlich kann es auch vorkommen, daß Sie über Unreinheiten klagen, obwohl Sie eine eher trockene Haut haben. Pusteln oder andere unliebsame Erscheinungen können leider jeden Hauttyp treffen. Sollte es sich um ernste Hauterkrankungen handeln, müssen Sie selbstverständlich zum Arzt gehen. Einige kleine Erscheinungen, die eher ein kosmetisches als ein gesundheitliches Problem darstellen, können Sie jedoch selbst behandeln. Dazu ist es allerdings wichtig, daß Sie sich selbst gegenüber ehrlich sind und genügend Geduld und Disziplin aufbringen. Ehrlichkeit ist deshalb gefragt, weil auch die aufwendigste Pflege von außen nichts bringt, wenn Sie sich weiterhin falsch ernähren, zuviel rauchen oder Alkohol konsumieren oder permanent zuwenig schlafen. Verändern Sie Ihre Lebensweise und möglichst auch Ihre Einstellung zum eigenen Körper. Das sind die besten unterstützenden Methoden für Ihre Schönheit.

Akne: Bei der typischen Pubertätsakne sind hormonelle Veränderungen die Schuldigen. Doch auch falsche Ernährung oder Fehlfunktionen der Leber und des Verdauungsapparates sind mögliche Ursachen. In jedem Fall erhöht sich die Talgproduktion. Talg, der nicht abfließen kann, setzt sich fest. Es entstehen Mitesser. Bakterien sorgen häufig dafür, daß sich die Talgpfropfen entzünden. Verzweifeln Sie nicht, wenn Sie Akne haben. Es kostet zwar Zeit und Mühe, sie wieder loszuwerden, ist aber nicht unmöglich. Sie müssen Ihrer Haut allerdings besonders viel Aufmerksamkeit schenken. Reinigen Sie Ihr Gesicht mehrmals am Tag gründlich. Dazu sind am besten sogenannte Syndets (seifenfreie Waschpräparate) geeignet. Es gibt auch extrem fette Seifen. Falls Sie diese bevorzugen, sollten Sie allerdings anschließend die Gesichtshaut mit Essigwasser abreiben, um den Säureschutzmantel nicht zu sehr durcheinanderzubringen. Entzündungshemmende und desinfizierende Gesichtswässer und mindestens zweimal wöchentlich eine Reinigungsmaske bzw. ein Peeling runden die Behandlung ab. Gönnen Sie sich, wenn Sie mögen, ab und zu ein Sonnenbad. Akne-Haut spricht darauf meist gut an. Auch die Ernährung und wie schon gesagt Ihre Lebensweise spielen eine Rolle. Verzichten Sie auf Nikotin und Alkohol. Nehmen Sie möglichst wenig Fett sowie Fleisch und Wurstwaren zu sich. Statt dessen sollten Sie auf Vollwertkost und reichlich frisches Gemüse umsteigen. Einmal wöchentlich sollten Sie in schweren Fällen einen Fastentag einlegen, an dem Sie nur Wasser oder natürliche Frucht- und Gemüsesäfte zu sich nehmen dürfen.

Meeresalgenpräparate erzielen bei vielen Akne-Patienten einen erstaunlichen Erfolg. Empfehlenswert ist eine Kombination aus Kapseln zum Einnehmen und Produkten zur äußerlichen Anwendung.

Ein Wort zu Pickeln und Mitessern: Sie werden vielleicht schon oft gelesen und gehört haben, daß man Pickel nicht ausdrücken soll. Und sicher haben Sie auch daran gedacht, als Sie trotzdem vor dem Spiegel standen und an Ihrer Haut herumquetschten. Verbote helfen hier erfahrungsgemäß nicht viel, denn wer unter einem besonders großen schmerzenden Pickel leidet, wird sich von der Selbsthilfe wohl kaum abhalten lassen. Tun Sie's, wenn Sie gar nicht anders können, aber beachten Sie folgende Regeln: Vorher sollte die Haut gründlich gereinigt und möglichst mit einem Dampfbad aufgeweicht werden. Wickeln Sie sich zartes Toilettenpapier oder ein Kosmetiktuch um die Finger und drücken Sie dann nur solche Pickel, die bereits reif sind. Sie erkennen sie an einem gelblichen Kopf. Rote Schwellungen, die unter der Haut liegen, sollten Sie nicht anrühren. Nach der Behandlung ist die Benutzung eines entzündungshemmenden Gesichtswassers unumgänglich. Besser ist natürlich, diese Prozedur bei der Kosmetikerin durchführen zu lassen.

Besenreiser: So nennt man geplatzte Äderchen, die blaurot durch die Haut schimmern. Meistens treten sie an den Beinen und besonders oft an Oberschenkeln auf. Wenn Sie zu Besenreisern neigen, sollten Sie für ausreichende Bewegung sorgen. Sehr gut geeignet sind Schwimmen, Radfahren und Laufen. Auch sanfte Massagen kommen in Frage. Von der Benutzung kräftiger Massagegeräte oder Masssageroller aus Holz sollten Sie jedoch absehen. Auch Hitze in jeder Form schadet. Schränken Sie Sonnenbäder, Saunabesuche und heiße Bäder extrem ein.

Hautflecken: Leberflecken sind optische Anzeichen für eine Pigmentstörung. Normalerweise brauchen Sie sich nicht darum zu kümmern. Nur wenn Sie besonders viele Flecken am ganzen Körper haben, oder wenn sich bestehende Leberflecken verändern oder die Anzahl zunimmt, müssen Sie unbedingt zum Arzt gehen. Diese Hautflecken gehören unter regelmäßige Beobachtung. Das gilt übrigens auch für Muttermale. Den einen oder anderen Fleck können Sie, falls er Sie überhaupt stört, natürlich leicht überschminken. Auf keinen Fall dürfen Sie selbst versuchen, die dunkelbraunen leichten Erhebungen zu entfernen. Sollten Sie sich extrem an einem Muttermal stören, sprechen Sie mit Ihrem Arzt über die Möglichkeiten operativer Entfernung.

Geschwollene Augen: Das Problem kennt wohl jeder. Durch Hitze, Insektenstich oder auch Qualm schwellen die Lider des Auges an. Um sich schnell Linderung zu verschaffen, können Sie einen Waschlappen in eiskaltes Wasser tauchen und anschließend auf die Augen legen. Es gibt im Fachhandel auch fertige „Brillen", die Sie bis zur Anwendung im Kühlschrank lagern. Auch abgekühlte Beutel mit schwarzem Tee, die noch feucht auf die Augen gelegt werden, haben eine angenehm abschwellende Wirkung. Wenn die Schwellungen plötzlich und ohne erkennbaren Grund aufgetreten sind und nicht wieder weggehen wollen, sollten Sie Ihren Arzt, möglicherweise auch einen Allergologen befragen.

Augenringe: Tief in ihren Höhlen liegende Augen mit einem dunklen Schatten drumherum deuten auf Schlafmangel und Streß hin. Verzichten Sie auf Koffein und Nikotin. Vor allem sollten Sie aber versuchen, Streß abzubauen und regelmäßig sieben bis acht Stunden zu schlafen. Am gesündesten ist es, morgens bei Sonnenaufgang aufzustehen und abends früh ins Bett zu gehen. Gewöhnen Sie sich ein regelrechtes Ritual an, bevor Sie sich in Decke und Kissen kuscheln. Das Abendessen sollte leicht ausfallen. Essen Sie möglichst nach 20 Uhr nichts mehr. Wenn Sie dann soweit sind, daß Sie schlafengehen wollen, trinken Sie vorher vielleicht einen beruhigenden Tee oder die bewährte heiße Milch mit Honig. Hören Sie noch etwas Musik oder tun Sie etwas anderes, das Ihnen bei der Entspannung hilft. Und schlafen Sie dann mindestens acht Stunden. Sie werden sehen, Ihre Augenringe verschwinden nach und nach. Natürlich können Sie die dunklen Schatten auch im wahrsten Sinne des Wortes „vertuschen". Doch nur die dauerhafte Anwendung des Rezepts viel Schlaf und wenig Streß kann Sie von dem Problem befreien.

Die Haut – ein Sensibelchen

Wie bereits erwähnt, schlägt sich seelisches Ungleichgewicht oft im Aussehen der Haut nieder. Streß kann Akne fördern und, wie wir eben gesehen haben, dunkle Schatten unter die Augen malen. Es kommt vor, daß Menschen, die sich selbst nicht leiden können, ihre Sexualität nicht akzeptieren oder von Schuldgefühlen geplagt sind, Pusteln und Hautrötungen bekommen. Sie können sich sicher leicht vorstellen, daß solche Personen schnell in einen Teufelskreis geraten. Ich mag meinen Körper nicht – Pickel nehmen zu; ich finde mich noch häßlicher – noch mehr Pickel sprießen – und so weiter... Brechen Sie aus dieser Mühle aus! Entdecken Sie Ihre schönen Seiten und all Ihre unsichtbaren Vorzüge. Machen Sie sich doch mal die Mühe, alle guten Eigenschaften, die Sie haben, und alle hübschen Stellen Ihres Körpers aufzuschreiben. Diese Liste brauchen Sie niemandem zu zeigen. Sie ist nur für Sie selbst bestimmt. Sind Sie erstaunt, wieviel da zusammengekommen ist? Freuen Sie sich jeden Tag über all diese Vorzüge, die Sie zu bieten haben, statt sich den Kopf über kleine oder auch größere Schwächen zu zerbrechen. Innere Harmonie, Ausgeglichenheit und vor allem Selbstliebe verschaffen Ihnen mehr Selbstbewußtsein und ein sicheres Auftreten. Diese beiden Eigenschaften brauchen Sie im Umgang mit Ihrem Partner, im Berufsleben und in vielen Situationen des täglichen Lebens. Sehen Sie, welche Wechselwirkung schöne Haut und die Psyche haben? Wer sich wegen eines optischen Makels versteckt, wird immer ängstlicher und unsicherer im Umgang mit anderen Menschen. Soziale Isolation ist die fatale Folge. Andererseits kann eine positive Lebenseinstellung mithelfen, einen glatten, strahlenden Teint zu gewinnen. Beobachten Sie die Menschen um Sie herum! Sie werden feststellen, daß diejenigen, die besonders gut aussehen, auch fröhlich, ausgeglichen und gelassen sind. Andere, die ständig grübeln und mit sich selbst nicht im reinen sind, haben oft eine graue Hautfarbe und hängende Gesichtszüge.

Was kann man tun, um in die erste Gruppe zu gehören? Eine ganze Menge, lautet die Antwort. Vor allem ist positives Denken wichtig. Glauben Sie an sich und Ihren Erfolg. Sehen Sie optimistisch in die Zukunft, auch wenn Sie manchmal ein Tief durchwandern müssen. Jeder durchlebt mal schwierige Phasen. Doch die gehen vorüber. Es wird wieder bergauf gehen.

Lernen Sie auch mal „nein" zu sagen. Vielleicht gehören Sie zu den Personen, die sich von ihrer Umwelt alles aufhalsen lassen. Wundern Sie sich nicht, wenn Sie unter dem Erwartungsdruck, den Sie sich selbst eingehandelt haben, irgendwann zusammenbrechen. Ein klares „Nein" zur rechten

Zeit wehrt Streß ab und sorgt dafür, daß Sie auch mal Mußestunden für sich selbst übrig haben. Sie müssen nicht befürchten, daß Sie weniger geliebt oder akzeptiert werden, wenn Sie mal eine Bitte ablehnen. Schließlich kommt es sehr auf die Art und Weise an. Wenn Sie kurz erklären, warum Sie dieses oder jenes nicht erledigen können, wird man mehr Verständnis haben, als Sie vielleicht annehmen. Denn das Problem Streß kennt heutzutage jeder. Fühlen Sie sich nicht als Versager, wenn Sie zugeben, eine Aufgabe nicht bewältigen zu können. Rechtzeitig um Hilfe zu bitten macht einen besseren Eindruck, als wenn Sie im letzten Moment kapitulieren müssen.

Falls Sie häufig abgespannt sind, sollten Sie eine Entspannungsmethode erlernen. Welche Sie wählen, richtet sich ausschließlich nach Ihren persönlichen Vorlieben und körperlichen Fähigkeiten. Beim autogenen Training wird Ihrem Körper beispielsweise nicht viel abverlangt. Sie können die Übungen im Sitzen und Liegen ausführen. Wenn Sie lange genug trainiert haben, werden Sie sogar im Stehen, in der vollen U-Bahn oder im Büro mit einer schnellen Formel tiefe Ruhe und Entspannung erreichen.

Auch Yoga ist eine gute Möglichkeit, um mit Körper, Seele und Umwelt in Einklang zu gelangen. Im Mittelpunkt dieser Methode stehen Atemübungen in Kombination mit Körperarbeit. Bei Streß und Depressionen hilft außerdem eine spezielle Druckmassage. Sie nennt sich Shiatsu. Wenn Sie sich mit diesem Verfahren beschäftigen, werden Sie bestimmte Druckpunkte kennenlernen. Die Stimulation dieser Stellen lindert Nervosität, hilft beim Einschlafen und kann auch gegen Kopfschmerzen und sonstige Beschwerden eingesetzt werden.

Von der Theorie zur Praxis

Die Zutaten für schöne Haut

Im folgenden Kapitel lernen Sie einige wichtige Rohstoffe kennen, die in den Rezepten dieses Buches vorkommen. Also jene, die zur Pflege Ihrer Haut geeignet sind. Ich stelle Ihnen sowohl Basisstoffe vor, die dafür sorgen, daß ein Gel auch wirklich ein Gel und kein Wässerchen wird, als auch spezielle Wirkstoffe für unterschiedliche Bedürfnisse. Sie werden Präparate kennenlernen, die Sie aus der Apotheke oder von im Anhang genannten Firmen beziehen können. Sie werden aber auch feststellen, daß einige Zutaten bereits in Ihrem Haushalt vorhanden sind oder einfach auf dem Markt erstanden werden können.

Allantoin
Wirkstoff, der überwiegend aus der Beinwellwurzel gewonnen wird. Heilt und macht die Haut zart, besonders bei Akne gut einsetzbar. Als kristallines weißes Pulver erhältlich.

Aloe Vera
Früher wurde der Saft des Liliengewächses zur Wundheilung genommen, da er für schnelles Zellwachstum sorgt. Heute schätzt man ihn als Feuchtigkeitsspender für trockene Haut.

Aprikosenkernöl
Man kann es pur als Hautöl verwenden oder als Basis für eine Creme. Besonders für trockene und empfindliche Haut geeignet.

Arnika-Extrakt
Universalheilmittel, das in Akneprodukten vorkommt.

Avocado
Gibt trockener, spröder Haut Elastizität. Das Öl ist lange haltbar und wird nicht schnell ranzig. Man kann es als Körperöl oder als Cremebasis nehmen. Ihr hoher Gehalt an ungesättigten Fettsäuren macht die Avocado für die Kosmetik so wichtig. Legen Sie sich bei spröder Haut ruhig einfach Scheiben dieser Frucht für eine halbe Stunde aufs Gesicht.

Banane
Die gelbe Tropenfrucht ist nicht nur ein Fröhlich-, sondern auch ein Schönmacher. Außer sie zu verspeisen, kann man sie auch in Gesichtsmasken für trockene Haut mischen.

Bienenwachs
Reines Bienenwachs bekommen Sie in der Apotheke oder von Firmen und in Geschäften, die im Anhang genannt sind. Es eignet sich, um selbstgemachten Cremes die richtige Konsistenz zu geben, und hilft bei der Vermischung von Wasser und Öl.

Bisabolol
Wirkstoff der Kamille. Er hemmt Entzündungen und beruhigt die Haut.

Brunnenkresse
Nicht nur als wohlschmeckendes Kraut macht sich die Kresse einen Namen. Ihr frisch gepreßter Saft oder ersatzweise ein Absud kann als Gesichtswasser oder Kompresse unreiner Haut helfen.

Bürzeldrüsenöl
Es ähnelt sehr dem menschlichen Hautfett und sorgt dafür, daß Cremes besonders streichfähig sind.

Distelöl
Dieses kaltgepreßte Öl ist sehr gesund, denn es enthält viele Vitamine und essentielle Fettsäuren. Es entfaltet seine positiven Eigenschaften sowohl bei innerlicher als auch bei äußerlicher Anwendung.

Ei
Das Gelbe vom Ei ist für trockene Haut eine wahre Wohltat. Pur oder mit einem ätherischen Öl vermischt können Sie den Dotter als Pflegepackung verwenden.

Eibisch
Bereiten Sie einen Absud aus der getrockneten Eibischwurzel. Er hilft bei unreiner Haut.

Eiche
Dieser majestätische, mystische Baum liefert uns einen kostbaren Rohstoff. Der Absud von Eichenrinde kann pur als reinigendes Gesichtswasser genommen werden.

Hamamelis
Von Blättern und Rinde des amerikanischen Strauches bereitet man einen Absud, der dank seiner zusammenziehenden Wirkung gern für großporige, schnell fettende Haut genommen wird.

Heilerde
Der gereinigte Lehm ist in Pulverform erhältlich. Seine hervorragende Heilwirkung beruht auf zwei Dingen: dem hohen Mi-

neralstoffgehalt und dem starken Bindungsvermögen. Die Erde entzieht Gewebsflüssigkeit und damit auch Krankheitskeime. Besonders für Akne-Haut sind Heilerdemasken zu empfehlen.

Honig
Bienenhonig ist in der Kosmetik ein echter Alleskönner. Im Winter auf spröde Lippen aufgetragen, macht er die Haut weich. Da sein ph-Wert dem unserer Haut entspricht, ist Honig für jeden Typ geeignet. Pollenallergiker sollten allerdings vorsichtig sein.

Jojobaöl
Im eigentlichen Sinne ist diese bekannte Kosmetikzutat kein Öl, sondern ein Wachs. Wundern Sie sich also nicht, wenn es bei kühler Aufbewahrung erstarrt. Jojoba wird durch kalte Pressung der Früchte eines Wüstenstrauchs gewonnen. Es wird von fast jeder Haut vertragen und ist dem menschlichen Hautfett extrem ähnlich. Außerdem schützt Jojobaöl vor den UV-Strahlen der Sonne.

Kakaobutter
Die aus der Kakaobohne gewonnene Masse ist nicht, wie man vielleicht erwarten würde, braun, sondern gelblich. Man kann sie pur für die Pflege jeden Hauttyps verwenden. Besonders gut tut sie trockener Haut. Wenn Sie Ihre Naturkosmetik selbst herstellen wollen, werden Sie die Kakaobutter schätzen lernen, weil sie ausgesprochen lange haltbar ist und gut in die Haut einzieht.

Kamille
Jeder hat wahrscheinlich schon die beruhigende Wirkung dieser duftenden Pflanze kennengelernt. Aber nicht nur als Tee bei Übelkeit, sondern auch für Dampfbäder, Gesichtswässer und

Cremes eignet sich die Kamille. Ihre entzündungshemmende, antibakterielle Eigenschaft hilft bei Akne, Pickeln und Pusteln.

Lamécreme
Hierbei handelt es sich um eine Markenbezeichnung für einen hautfreundlichen Emulgator.

Mandelkleie
Die bei der Gewinnung von Mandelöl verbleibenden Rückstände des Kerns werden fein gemahlen. Das Ergebnis eignet sich gut als Peeling für jeden Hauttyp, besonders aber für fettige Haut. Ersatzweise können Sie auch ganz fein gemahlene Mandeln nehmen.

Mandelöl
Es wird durch die kalte Pressung von Süßmandeln gewonnen. Das Öl ist sehr mild und daher für empfindliche und spröde Haut bestens zu nutzen. Als Basis für selbstgemachte Cremes ist es sehr zu empfehlen.

Olivenöl
Das kaltgepreßte Olivenöl ist nicht nur geschmacklich unverwechselbar. Sein angenehmer Geruch und seine hautfreundlichen Eigenschaften machen es zu einer idealen öligen Cremebasis.

Panthenol
Dieses Provitamin B5 hat eine hautglättende und beruhigende Wirkung.

Ringelblume
Aus den Blättern dieser hübschen Blume kann man eine Tinktur herstellen, die fettige unreine Haut bestens reinigt.

Weil Ringelblume, auch unter dem Namen Calendula im Handel, die Gewebebildung fördert, kommt sie besonders in Produkten für reife Haut vor.

Shea-Butter
Aus dem zentralafrikanischen Sheanußbaum gewinnt man ein Fett, das ausgezeichnete Eigenschaften hat. Es pflegt vor allem trockene und sensible Haut und schützt vor UV-Strahlen. Sie können das gut haltbare Fett benutzen, um Ihren Cremes die richtige Konsistenz zu geben.

Tegomuls 90 S
Markenbezeichnung für einen Emulgator, also für einen Stoff, der dafür sorgt, daß sich Wasser und Öl verbinden.

Weizenkeimöl
Aus den Keimen des Getreides wird ein vitaminhaltiges hautfreundliches Öl gewonnen. Gerade spröde und trockene Haut können Sie damit geschmeidig machen. Leider ist Weizenkeimöl nicht sehr lange haltbar.

Weizenkleie
Bei der Herstellung von Weizenmehl bleibt die äußere Schale des Korns als Abfall zurück. Fein gemahlen entsteht Kleie, die als reinigendes Peeling für Akne-Haut genommen wird und die Durchblutung fördert.

Zitrone
Als wichtigen Vitamin-C-Spender kennen Sie die herrlich duftende gelbe Frucht sowieso. Benutzen Sie sie auch zur Schönheitspflege. Zur Reinigung und Behandlung fettiger Haut werden Sie nicht mehr darauf verzichten wollen.

Teebaumöl – das australische Naturtalent

Vielleicht haben Sie Teebaumöl schon in der Rohstoffliste vermißt. Im Grunde hätte man es dort mit vorstellen können. Seine Wirkungen und Einsatzmöglichkeiten sind jedoch so vielfältig, daß ich es hier gerne kurz gesondert behandeln möchte. Die Essenz wird schon seit Hunderten von Jahren von den Ureinwohnern des kleinsten Kontinents, den Aborigines, als Heilmittel benutzt. Das liegt in erster Linie daran, daß das Öl im Grunde alle Arten von Krankheitskeimen bekämpfen kann. Weder Bakterien noch Viren oder Pilze sind vor ihm sicher. Viele Menschen geben deshalb Teebaumöl in die Duftlampe. Das reinigt die Raumluft und schützt so gerade in der Grippezeit vor Ansteckung. Natürlich kann man die positiven Eigenschaften auch auf andere Art und Weise nutzen. Hier einige Beispiele:

- Akne, Pickel und Pusteln können mit Teebaumöl betupft werden.
- Bei Erkältungen helfen Einreibungen und Umschläge mit der Essenz.
- Inhalieren Sie damit, wenn Ihre Atemwege angegriffen sind.
- Bei Halsschmerzen kann man sogar mit einer Verdünnung aus Teebaumöl gurgeln. Hals und Rachen werden dadurch desinfiziert.
- Entzündetes Zahnfleisch wird durch eine Spülung oder Einreibung beruhigt.
- Gegen Sonnenbrand oder ähnliche Reizungen helfen Kompressen und Bäder.
- Auch in einem Massageöl kann man die Essenz prima verwenden. Gelenke und Muskeln profitieren davon, Spannungen lösen sich schneller.

In welcher Menge Sie Teebaumöl einsetzen sollten, entnehmen Sie bitte den entsprechenden Rezepten. Auf jeden Fall ist es besser, damit sehr sparsam umzugehen, als es in Mengen zu verwenden. Schließlich handelt es sich um eine Essenz und damit um einen hochkonzentrierten Stoff, der noch dazu äußerst stark wirkt. Allergiker sollten besonders vorsichtig sein. Es könnte möglicherweise zu Unverträglichkeitsreaktionen kommen. Achten Sie unbedingt darauf, daß Sie nur reines Öl von bester Qualität benutzen. Da sich Teebaumöl aus vermutlich 100 verschiedenen Wirkstoffen zusammensetzt, die bis heute noch längst nicht alle bekannt sind, können Sie mit „wilden Marken" böse Überraschungen erleben. Vor allem ist die Gefahr groß, daß man Ihnen ein synthetisch gestrecktes Produkt andrehen will.

Als Richtlinie sollten Sie sich merken, daß vor allem der Gehalt an Cineol und Terpinen-4-ol stimmen muß. Ich möchte Sie nicht mit Chemie langweilen und Ihnen hier ausführliche Erklärungen liefern, was sich hinter diesen Bezeichnungen genau verbirgt. Grob kann man sagen, daß Cineol bei zu hoher Dosierung als Reizstoff wirken kann. Mehr als 15% dürfen laut australischer Verordnung nicht enthalten sein. Terpinen-4-ol dagegen sollte in möglichst hoher Konzentration vorhanden sein. Es sorgt nämlich für die heilende Wirkung. Um die 40% kann der Anteil ruhig liegen. Wenn weniger als 30% angegeben sind, sollten Sie das Produkt nicht kaufen. Sie würden nur enttäuscht sein, weil die erwartete Heilwirkung nicht eintritt.

Wenn Sie ein hochwertiges Teebaumöl gekauft haben, sollten Sie es vor der Sonne schützen, und vor allem für Kinder unzugänglich aufbewahren. Benutzen Sie es, wie schon gesagt, sparsam, und achten Sie darauf, daß es nicht direkt mit den Schleimhäuten in Berührung kommt.

Im Rahmen dieses Buches ist die Essenz ausschließlich zur äußerlichen Anwendung gedacht. Wenn Sie damit auch

innere Beschwerden lindern wollen, was teilweise sicher möglich ist, sollten Sie sich von einem Fachmann beraten lassen. Teebaumöl als „Universal-Medikament" einzusetzen, halte ich für sehr bedenklich. Überhaupt sollten Sie niemals ausschließlich aufgrund einer selbst gestellten Diagnose eine Behandlung durchführen. Wenn Ihnen etwas fehlt, können natürliche Heilmittel die Genesung zwar unterstützen und beschleunigen. Den Gang zum Arzt oder Heilpraktiker ersetzen sie aber nicht.
Die australische Essenz eignet sich übrigens für jeden Hauttyp. Da sie aber eine stark austrocknende Wirkung hat, sollten Menschen mit ohnehin schon trockener Haut sie nur in Verbindung mit feuchtigkeitsspendenden Substanzen einsetzen. Das gilt für die Hände ganz besonders.

Indiens geheimnisvoller Neembaum

Die Inder nennen ihn ehrfürchtig den „Heiler allen Leidens". Und tatsächlich spielt der Baum mit seinen unzähligen Eigenschaften und Anwendungsmöglichkeiten in ihrer Kultur eine große Rolle. Sein botanischer Name lautet *Azadirachta indica*. Wenn man die Gebiete aufzählt, in denen die Pflanze eingesetzt werden kann, fühlt man sich zwangsläufig an das australische Teebaumöl erinnert. Denn auch der Neembaum eignet sich zur Behandlung von Muskeln und Gelenken, Haut, Haaren, von Zähnen und Zahnfleisch und diversen Frauenleiden.
Im Gegensatz zu seinem australischen „Kollegen" wird bei dem indischen Riesen (ein Baum kann bis zu 30 Meter hoch werden) allerdings nicht nur das Öl verwendet. Auch Samen, Blätter und Rinde spielen eine wichtige Rolle. Erkundigen Sie sich danach. Auch wenn der Neembaum noch lange nicht

so bekannt ist wie der Teebaum, bieten inzwischen doch schon einige Händler sein Öl und auch die Samen an. Während die Inder schon seit Jahren von der Wirkung wissen, und viele sozusagen als Notfallvorsorge ihren eigenen Baum hinter das Haus pflanzen, nutzen wir in Europa die großartigen Möglichkeiten noch viel zu wenig. Die indische „Wissenschaft vom Leben", die allmählich auch in Deutschland als Ayurveda bekannt wird, nutzt die wunderbare Pflanze bereits seit langer Zeit ganz selbstverständlich.

Professor Heinrich Schmutterer von der Universität Gießen verdanken wir, daß der wundersame Baum sich auch in Deutschland einen Namen gemacht hat. Er beschäftigte sich schon in ganz jungen Jahren mit der außergewöhnlichen Pflanze, die übrigens mit dem Mahagonibaum verwandt ist, und ihren fast unglaublichen Möglichkeiten. Machen Sie sich nun mit einer Auswahl der Anwendungsgebiete dieses Ausnahme-Baums vertraut.

- Die Zweige des Baums vertreiben Insekten. Wer in tropische Gebiete reist, sollte sich einige davon unter und neben das Bett legen.
- Eine Zahncreme aus Pflanzenextrakten stärkt das Zahnfleisch und verhindert Zahnfleischbluten. In Indien putzen sich die Menschen sogar teilweise mit den Zweigen die Zähne.
- Die zermahlenen Samen ergeben mit Wasser verdünnt ein hervorragendes Insektenmittel, das sowohl Nutzpflanzen als auch dekorative Zimmerpflanzen vor Schädlingen schützen kann. Das Tolle daran: Die vielen gefürchteten Käferarten werden nicht getötet, wie es bei der üblichen chemischen Keule der Fall ist, sondern vermehren sich einfach nicht. Das heißt, daß es keine Plage von deren gefräßigen Raupen gibt, die ja den eigentlichen Schaden anrichten.

- Nicht nur als Schädlingsbekämpfungsmittel sind einige der Neem-Wirkstoffe in der Landwirtschaft einsetzbar, auch zum Düngen eignen sie sich.
- Wer sein Immunsystem stärken will, sollte den Tee regelmäßig trinken. Er wird teilweise schon fertig in Apotheken oder Reformhäusern angeboten.
- In Malaria-Regionen wird der Tee übrigens auch getrunken, um die gefährliche Krankheit zu bekämpfen.
- Selbst als Verhütungsmittel sind die Extrakte des Baumes so zuverlässig, daß ernsthafte Wissenschaftler sie in diesem Bereich einsetzen möchten. Die Inder tun das schon seit langem. Sie brauchen keine Pharma-Verordnung, die zahlreiche – sicher zum größten Teil sinnvolle – Tests verlangt, bevor ein Präparat am Menschen ausprobiert werden darf. Indische Männer erreichen durch das Kauen der Rinde eine begrenzte Zeugungsunfähigkeit, die bis zu einem Monat anhalten kann. Frauen kauen die Blätter oder spritzen sich das Öl in die Vagina, um nicht schwanger zu werden.
- Für die Pflege der Hände ist interessant, daß die Wirkstoffe die Haut heilen und pflegen und gleichzeitig die Durchblutung fördern sowie das Gewebe stärken.
- Auch und besonders die Fingernägel profitieren von einer Kur mit Neembaum-Extrakten. Sie werden kräftig, gesund und bekommen einen natürlichen Glanz.

Bisher hat die Forschung zwar schon unzählige Wirkstoffe entdeckt, die vom Neembaum produziert werden und zum Wohle des Menschen einzusetzen sind, es wurden aber noch keinerlei Nebenwirkungen beobachtet. Es scheint, als seien die Substanzen für Mensch, Tier und Pflanzenwelt vollkommen unschädlich. Und noch eine gute Nachricht: Nach heutigen Erkenntnissen ist es offenbar noch nicht gelungen, den

Hauptwirkstoff Azadirachtin künstlich herzustellen. Sie können also sicher sein, ein wirklich natürliches Produkt zu erwerben.

Bedenken Sie aber bitte, daß es sich um einen Pflanzenwirkstoff handelt, der, wie so ziemlich alle Substanzen dieser Welt, theoretisch eine Allergie auslösen kann. Testen Sie deshalb vorsichtig, ob Sie ihn vertragen. Außerdem sollten Sie nie vergessen, daß auch der Neembaum keine Wunder vollbringt. Wenn Sie Ihre Hände und vor allem Fingernägel damit pflegen, sollten Sie daher Geduld aufbringen. Nur eine konsequente und vor allem längerfristige Anwendung bringt den gewünschten Erfolg. Wer von all den verschiedenen Nutzungsmöglichkeiten hört und dann erwartungsvoll nach einer Behandlung schaut, ob alle Beschwerden weg sind und die Haut widerstandsfähig und geschmeidig geworden ist, der wird sicher enttäuscht werden. Das gilt übrigens auch für das Teebaumöl.

Ätherische Öle von A bis Z

Sie haben nun bereits einen kleinen Einblick in mögliche Kosmetikzutaten. In diesem Kapitel geht es um ätherische Öle und die Dinge, die für den ungetrübten Umgang zu berücksichtigen sind. Wenn Sie auf den Geschmack kommen sollten, empfehle ich Ihnen, sich Fachliteratur anzuschaffen. Sie werden staunen, welche Qualitätsunterschiede von Liebhabern und Fachleuten festgestellt werden. So können Profis, ähnlich wie beim Wein, aufgrund des Duftes eines Öls Rückschlüsse auf das Anbaugebiet der Pflanze ziehen. Auch die Herstellung beeinflußt den Geruch erheblich. Man kann tatsächlich eine Differenz zwischen den Produkten einer Blüte bemerken, wenn das eine Erzeugnis kurz und heftig, das andere hingegen langsam und sanft destilliert wurde.
Aber auch für diejenigen, die ätherische Öle einfach nur benutzen möchten, ohne dafür eigens ein Studium zu absolvieren, gilt es, einige Kleinigkeiten zu beherzigen. Bedenken Sie zum Beispiel immer, daß die Essenzen hochkonzentrierte Stoffe sind. Sie sollten daher nicht in die Augen oder auf die Schleimhäute geraten. Außerdem sollten Sie damit sparsam umgehen. Einige wenige Tropfen (zwischen 3 und 7) reichen, um einen kompletten Raum zu beduften. Die genaue Menge hängt natürlich von der Sorte des Öls und nicht zuletzt von der Größe des Zimmers ab.
Wenn Sie in einem Fachgeschäft eingekauft haben, wird auf den Fläschchen stets ein Haltbarkeitsdatum angegeben sein. Die Haltbarkeit hängt allerdings ein wenig von der Behandlung ab. Wer das Fläschchen lange offen läßt oder einfach häufig öffnet, hat nicht so lange Freude daran wie jemand, der es sofort nach Gebrauch wieder schließt. Am empfindlichsten sind Zitrusdüfte. Diese sollten nicht länger als ein Jahr aufbewahrt werden. Überhaupt sollten Sie angegebene

Daten nicht überziehen. Unter Umständen werden Sie zwar noch keinen ungewöhnlichen Geruch feststellen, der Zerfall kann jedoch schon eingesetzt haben. Entstehende toxische Verbindungen, die Sie nicht wahrnehmen können, haben möglicherweise negative Eigenschaften. Beim Einatmen können Sie so statt der erhofften Wirkung plötzlich Kopfschmerzen, Übelkeit oder andere Beschwerden bekommen.
Weitere Tips für den korrekten Umgang:
- Bewahren Sie Ihre ätherischen Öle in dunklen Flaschen an kühlen, aber nicht eiskalten Orten auf.
- Wählen Sie stets verschließbare Gefäße, da Sauerstoff die Essenzen verändert.
- Benutzen Sie die Öle nicht unverdünnt. Sie können Stoff verfärben und Kunststoff angreifen.
- Vorsicht beim Umgang mit Feuer. Stellen Sie sicher, daß die Präparate nie in eine offene Flamme geraten. Auch bei der Benutzung in der Sauna ist Vorsicht geboten. Geben Sie auf keinen Fall ein Öl unverdünnt auf die Steine oder den Saunaofen.
- Bei Schwangeren und Kleinkindern sollten ohne fachliche Indikation keine ätherischen Öle angewendet werden. Eine Ausnahme bildet die Duftlampe, sofern man sich vorher über das entsprechende Öl umfassend informiert hat.
- Bewahren Sie ätherische Öle kindersicher auf!

Für den Anfang würde ich Ihnen raten, mit einem oder zwei Ölen zu beginnen. Probieren Sie jedes einzeln aus, und beobachten Sie seine Wirkung. Natürlich kann man die positiven Eigenschaften auch „nebenbei" genießen. Zunächst empfiehlt es sich jedoch, die Zeit bewußt zu verbringen, indem man sich entspannt oder auch seine Kreativität auslebt. Wenn Sie sich mit den unterschiedlichen Düften und deren Wirkungsweise etwas mehr auskennen, können Sie diese selbstverständlich auch miteinander kombinieren. Ich rate Ihnen jedoch davon ab, zu viele Sorten zusammenzugießen. Alle Bücher, die ich zu diesem Thema gelesen habe, und auch Hersteller, mit denen ich gesprochen habe, betrachten ätherische Öle mit einem gewissen Respekt. Der Begriff ätherisch in seiner Bedeutung als etwas Himmlisches scheint manchmal sogar als heilig angesehen zu werden.

Und das aus gutem Grund: Schließlich handelt es sich um ein äußerst kostbares Geschenk der Natur, das für uns von vielfältigem Nutzen ist. Der Gewinn, den man von der Benutzung hat, ist extrem hoch und unterscheidet sich von den meisten Dingen, die uns täglich umgeben, erheblich. Wie viele Luxusgüter, die wir für viel Geld kaufen, zerstreuen uns und bringen uns zwar Unterhaltung, lenken uns jedoch von unserer eigenen Persönlichkeit ab? Ätherische Öle dagegen helfen uns bei der Rückbesinnung. Sie vermögen die unglaublich großen Kräfte jedes Menschen zu aktivieren, die in so vielen Fällen jämmerlich verkümmern. Sie sehen also, es handelt sich nicht um eine Massenware, die man flaschenweise anschafft, sondern um einen kleinen Schatz, den es sorgfältig auszusuchen und ebenso sorgfältig einzusetzen und zu hüten gilt.

Ich stelle Ihnen nun wichtige und gebräuchliche Pflanzen vor, die ätherische Öle enthalten, die Sie im Handel erwerben können. Ich mache Sie mit dem lateinischen, also dem botanischen Namen vertraut, damit Sie auf jeden Fall das richtige Produkt erhalten. Außerdem nenne ich die Anwendungsmöglichkeiten und Wirkungsweisen, damit es Ihnen leichter fällt, bereits eine Vorauswahl zu treffen. Die letzte Entscheidung wird immer Ihre Nase treffen. Da jeder einen ganz individuellen Eindruck von Gerüchen hat, beschreibe ich diese nicht oder nur kurz. Schnuppern Sie sich selbst durch die riesige Auswahl, denn wenn man einen Duft nicht mag, wird man seine positiven Kräfte niemals nutzen können. Kaufen Sie

deshalb von einer Sorte zunächst nur eine winzige Probemenge. Selbst wenn Ihnen das Aroma im Laden zusagt, kann es sich in Ihren vier Wänden ganz anders darstellen.
Und noch ein letztes Wort zum Umgang. Wie bereits erwähnt, sind Essenzen konzentrierte Stoffe, die immer eine Wirkung auf den Organismus und die Psyche haben. Es kann vorkommen, daß ein bestimmter Duft auf ein Krankheitsbild einen ungünstigen Einfluß hat. Darauf im einzelnen einzugehen, ist hier nicht möglich. Sollten Sie also ganz bestimmte Beschwerden haben oder unangenehme Reaktionen beobachten, fragen Sie im Zweifelsfall Ihren Arzt oder Heilpraktiker. In einem guten Fachgeschäft wird man Ihnen auf Ihre Frage auch Antwort geben können.

Amyris (Amyris balsamifera)
Das dickflüssige gelbliche Öl verströmt einen warmen Duft, der in Richtung Sandelholz oder Zeder geht. Er eignet sich, um einen gemütlich-rustikalen Raum damit zu beduften. Angenehm: Das Aroma ist nicht sehr intensiv.
Wirkung: beruhigend, entspannend.

Angelika (Angelica archangelica / Angelica officinalis)
Die Pflanze ist sowohl in der Heilkunde als auch im kosmetischen Bereich bekannt. Sie kann kleine Wunden heilen und lindert rheumatische Beschwerden. Wer unter Verdauungsstörungen, Magenschmerzen oder Menstruationsproblemen leidet, sollte sich aus den Samenkörnern einen Tee zubereiten. Übrigens kann man auch aus 2 Tropfen des ätherischen Öls und einer Tasse heißem Wasser einen wunderbaren Tee machen.
Wirkung: Stärkt das Selbstvertrauen, baut Ängste und Spannungen ab, motiviert.

Anis (Pimpinella anisum)
Anis fördert die Verdauung und wird daher in einigen Ländern in Form von kleinem Gebäck als Abschluß einer Mahlzeit verzehrt. Auch viele Schnäpse, die man zur Anregung der Verdauung trinkt, enthalten Anis. In der Duftlampe verströmt Anis einen sehr intensiven süßlichen Geruch, der bei übertriebener Anwendung zu einem leichten Rausch, Schwindel und Kopfschmerzen führen kann.
Wirkung: beruhigend, entspannend. Schleimlösend bei Beschwerden der Atemwege.
In hohen Dosen giftig!

Basilikum (Ocimum basilicum)
Diese Pflanze ist Ihnen vermutlich als Gewürz der Mittelmeerküche bestens bekannt. Aber auch in unseren Breitengraden fand Basilikum längst Eingang in die Welt des Kochens. Es gibt viele verschiedene Sorten, die teilweise im eigenen Garten oder im Kasten auf dem Balkon angebaut werden können. Der Tee wirkt sich positiv auf den Magen-Darm-Trakt aus und regt den Appetit an. Auch Atemwegserkrankungen können damit gemildert werden.
Wirkung: Vertreibt Traurigkeit und Melancholie, hilft beim Einschlafen, löst Angst- und Streßzustände und regt geistig an. Hustenkrämpfe werden gelindert.

Benzoe (Styrax benzoin)
Das intensiv duftende Öl mit seiner gelblich-orangen Farbe wird aus dem Harz des asiatischen immergrünen Styraxbaumes gewonnen. Schon die Ernte des Harzes ist sehr mühsam und erfordert, daß die Baumrinde tief eingeschnitten wird. Meiner Meinung nach kann man auf andere Sorten ausweichen, die leichter zu gewinnen und deren Pflanzen in großer Menge zu kultivieren sind. Bei extrem nervösen Kindern

kann oft eine gute Wirkung erreicht werden. Sollten Sie sich entschließen, Benzoe zu verwenden, gehen Sie bitte sparsam mit dem kostbaren Duft um, und lassen Sie ihn nicht verderben.
Wirkung: Beruhigt gereizte Nerven, entspannt und stimmt friedlich. Fördert den Schlaf und stärkt das Herz.

Bergamotte (Citrus bergamia / Citrus aurantium)
Das Öl wird aus einer Frucht gewonnen, die zur Familie der Zitrusfrüchte gehört, aber nicht eßbar ist. Der blumige Duft ist weltberühmt und verträgt sich mit vielen anderen Gerüchen, so daß man ihn in der Parfümherstellung hervorragend verwenden kann. Meiden Sie direkte Sonneneinstrahlung, wenn Sie Bergamotte in einer Creme oder im Parfüm benutzen. Es kann die Haut verfärben.
Wirkung: Stimmt heiter und entspannt, fördert einen harmonisch-ausgeglichenen Gesamtzustand. Streß und Müdigkeit werden vertrieben, Konzentration und Kreativität gefördert.

Bohnenkraut (Satureja hortensis)
Die Staude ist vor allem in Mittelmeerländern zu Hause und braucht viel Sonne. Wenn sie diese bekommt, wächst und gedeiht sie ausgesprochen gut und verströmt einen intensiven, würzigen Duft. Als Gewürz wird die Pflanze hoch geschätzt.
Wirkung: sexuell anregend, fördert den Geist und lindert allgemeine Antriebsschwäche. Starke antibakterielle Wirkung.

Birke (Betula alba)
Die wunderschönen Birken sind in Deutschland weit verbreitet, ihr Anblick ist uns vertraut. Auch die therapeutische Anwendung in Form von Tee bei Nieren- oder Blasenleiden oder einfach zur Entwässerung ist vielen Menschen bekannt. Eine

weitere Möglichkeit, die positiven Eigenschaften zu nutzen, ist die Verwendung von Birkensaft als Haarwasser. Es reduziert Schuppen, kräftigt die Kopfhaut und fördert den Haarwuchs.
Wirkung: vor allem reinigend und wassertreibend.

Cajeput (Melaleuca leucadendron)
Der frische minzige Duft des klaren Öls macht sich angenehm in angegriffenen Atemwegen bemerkbar. Der Baum mit dem ungewöhnlichen Namen ist übrigens mit dem australischen Teebaum verwandt, dessen Öl sich seit einiger Zeit auch in Europa großer Beliebtheit erfreut.
Wirkung: Hervorragende antiseptische Eigenschaften; vertreibt innere Unruhe und regt die Geistestätigkeit an.

Cassia (Cinnamomum cassia)
Man gewinnt das dünnflüssige, sehr süß duftende Öl aus der Zimtblüte. Es erinnert stark an Weihnachten und hat einen äußerst intensiven Duft, weshalb es extrem sparsam verwendet werden sollte.
Wirkung: Stärkt die Nerven, regt an. Außerdem wird ihm eine potenzsteigernde und den Geschlechtstrieb fördernde Wirkung nachgesagt.

Cistrose (Cistus labdaniferus)
Hierbei handelt es sich um eine sehr teure Sorte, die ihren Preis allerdings auch wert ist. Der warme Duft wirkt sich auf Körper und Seele intensiv aus und wird schon durch die Benutzung kleinster Mengen erreicht. Der sparsame Umgang ist nicht nur aus Kostengründen ratsam, sondern auch, weil ein starker Cistrosegeruch die Sinne verwirren kann.
Wirkung: entspannend und motivierend; verströmt eine warme Atmosphäre, die auch auf seelische Zustände wie Ge-

fühlskälte übertragen wird. Es wirkt außerdem blutstillend und hautstraffend.

Citronella (Cymbopogon winterianus / Cymbopogon nardus)
Der Geruch des hellen Öls sagt einem instinktiv viel über seine Wirkung. Er ist frisch und sauber. Verwenden Sie nur kleine Mengen, da eine hohe Konzentration die Nerven angreifen kann.
Wirkung: antiseptisch; reinigt die Raumluft.

Dill (Anethum graveolens)
Für die Würze von Speisen ist dieses Kraut unverzichtbar. Sein schwacher süßlicher Duft wird von vielen Menschen als äußerst angenehm empfunden, das Öl wird in der Aromatherapie jedoch nur hin und wieder eingesetzt.
Wirkung: beruhigend, krampflösend.

Eichenmoos (Evernia prunastri / Evernia furfuracea)
Hierbei handelt es sich um einen typisch männlichen Duft, der sehr stark und schwer ist. Nehmen Sie nur wenig davon, wenn Sie vermeiden möchten, daß Ihre Wohnung auf der Stelle an eine Lasterhöhle erinnert.
Wirkung: Besonders Menschen, die mit der Realität Probleme haben oder orientierungslos sind, kann es helfen, zu Grundlegendem zurückzufinden. Außerdem wirkt es erotisierend.

Eisenkraut (Verbena officinalis)
In der Naturheilkunde setzt man die Pflanze gern zur Behandlung von Wunden ein. Auch als Zutat eines Massageöls bietet es sich an, wird aber von empfindlicher Haut nicht unbedingt vertragen.

Wirkung: erheiternd und aufbauend; vertreibt Desinteresse und Niedergeschlagenheit.

Estragon (Artemisia dracunculus)
Der etwas furchteinflößende botanische Name wird dem wohlschmeckenden Kraut nicht gerecht. Als Würze für Dressings und Soßen sucht es seinesgleichen. Es kräftigt den Magen und hilft der Verdauung auf die Sprünge. Deshalb sollte man es ruhig reichlich in der Küche verwenden.
Wirkung: beruhigend, harmonisierend; erinnert unweigerlich an Essen und paßt als Duft daher nur zu einer Mahlzeit oder deren Zubereitung.

Eukalyptus (Eucalyptus globulus)
Wer kennt nicht die wohltuende Wirkung, wenn man bei Atemwegsbeschwerden den Eukalyptusduft inhaliert? Keime werden abgetötet, Halsentzündungen gelindert. Geben Sie einen Tropfen Öl in heißes Wasser, und trinken Sie diesen Tee gegen starken Husten. Der frische, unaufdringliche Geruch ist sehr beliebt und reinigt außerdem noch die Luft.
Wirkung: anregend.

Fenchel (Foeniculum vulgare)
Diese Pflanze dürfte Ihnen sowohl als Heilmittel als auch als Gemüse ein Begriff sein. Aber auch in der Duftlampe findet sie durchaus Verwendung. Sie verströmt einen süßen Duft, der unwillkürlich an warme Mittelmeerländer erinnert.
Wirkung: Beruhigt und schenkt ein Gefühl von Geborgenheit, hilft gegen Gefühlskälte, gibt Selbstbewußtsein. Angenehm für die Atemwege.
In hohen Dosen giftig!

Fichte (Picea abies)
Sowohl die Nadeln als auch die Zapfen des schönen Baumes verströmen den frisch-würzigen Duft. Die wohl häufigste Verwendung findet er bei der Herstellung von Bade- und Saunazusätzen. Deshalb bringen viele Menschen den Geruch auch mit Badeanstalten, Saunalandschaften oder Hygiene im weitesten Sinne in Verbindung.
Wirkung: antiseptisch; gibt Kraft und verleiht Energie; atmungsanregend und entzündungshemmend.

Galbanum (Ferula galbanifera)
Aus der Wurzel einer Fenchelart wird das dünnflüssige helle Öl gewonnen. Im medizinischen Bereich schätzt man die positive Wirkung bei Frauenleiden.
Wirkung: Löst innere Spannungen und bekämpft die Auswirkungen von Streß und Ärger; bringt mit der Welt und der eigenen Person wieder in Einklang und eignet sich daher vorzüglich für Yoga, Meditation oder Autogenes Training.

Geranium (Pelargonium graveolens / Pelargonium odorantissimum)
Es gibt unzählige Geranienarten, die besonders für das Bild eines typisch bayerischen Balkons mit den entsprechenden Blumenkästen unverzichtbar sind. Dabei stammen die meisten Pflanzen, die kostbares Öl liefern, nicht aus Deutschland. Aufgrund der zahllosen Sorten kann man nichts zum Duft sagen – er kann von Typ zu Typ völlig verschieden sein. Einen Aspekt der äußeren Anwendung haben Sie bereits kennengelernt. Wegen ihrer stark zusammenziehenden Wirkung eignet sich die Essenz zur Bekämpfung von Orangenhaut.
Wirkung: Stärkt den Körper und wirkt Entzündungen entgegen; schafft eine friedvolle Atmosphäre, schenkt Energie und Lebensfreude, stärkt die Nerven und gibt Zuversicht.

Hopfen (Humulus lupulus)
Nicht nur Biertrinkern ist diese Pflanze vertraut. Ihr Öl wird eher selten in der Duftlampe benutzt, sollte Ihnen wegen der starken Eigenschaften dennoch kurz vorgestellt werden.
Wirkung: stark beruhigend und einschläfernd; der Effekt kann so stark sein, daß Hopfen wie eine Betäubung wirkt, daher auf keinen Fall während der Arbeit mit Maschinen oder beim Autofahren verwenden!

Hyazinthe (Haycinthus orientalis)
Wenn Sie ein Fläschchen mit dem ätherischen Öl der Hyazinthe kaufen wollen, stellen Sie sich auf einen hohen Preis ein. Für die Herstellung benötigt man eine riesige Menge frischer Blüten, was dazu führt, daß es sich um eine der kostbarsten Essenzen handelt. Die Ausgabe lohnt sich jedoch, denn der süße schwere Duft wirkt selbst in geringer Dosierung hervorragend.
Wirkung: beruhigend und entspannend; schenkt Harmonie und eine sinnliche Atmosphäre; fördert Kreativität und Phantasie; bei hoher Dosierung nervenreizend.

Immortelle (Helichrysum angustifolium)
Die Pflanze, auch italienische Strohblume genannt, stammt aus dem Mittelmeerraum. In der Heilkunde setzt man sie gern für Waschungen bzw. Kompressen ein. Sie hilft bei unreiner Haut und regt den Lymphfluß an.
Wirkung: bei Erkältung schleimlösend; löst geistige Blockaden und fördert den Realitätssinn; bei zu hoher Dosierung können rauschähnliche Zustände auftreten.

Ingwer (Zingiber officinalis)
In Asien kennt man dieses Gewürz als Heilmittel, während es für uns eher in der exotischen Küche oder als Süßware ein

Begriff ist. Außerdem sagt man ihm seit jeher eine potenzsteigernde Wirkung nach. In Indien und Sri Lanka trinkt man mit Ingwer versetzten Tee oder auch Kaltgetränke wie Ginger Ale und Ginger Beer bei Erkältungen.
Wirkung: Vertreibt Gefühlskälte und sorgt für positive Atmosphäre.

Iris (Iris florentina)
Einige Jahrhunderte, bevor die beliebte Gartenblume in unseren Breitengraden bekannt wurde, wußten die Indianer Nordamerikas bereits von ihrer heilenden Wirkung. Man sagt dieser Pflanze einen himmlischen Duft nach, weshalb sie sozusagen das klassische ätherische Öl liefert. Vielleicht ist das auch der Grund, warum die Iris häufig in Parfümkreationen vorkommt.
Wirkung: Die Wurzel bekämpft Migräne und findet Anwendung in der Behandlung von Bauchspeicheldrüsenbeschwerden; inspiriert den Geist, löst Spannungen und vertreibt Schwermut.

Jasmin (Jasminum officinale / Jasminum grandiflorum / Jasminum sambac)
Jasmin, die Königin der Nacht, wie die Inder diese Pflanze nennen, ist im asiatischen Raum die meistgeschätzte Blume überhaupt. Besonders in China und Arabien steht der Duft für sinnliche Liebe und Lebendigkeit. Man benutzt die Blüten, um heilige Orte damit zu schmücken. Außerdem schwören die Asiaten auf ihre heilende Wirkung bei Impotenz und Frigidität. Jasminöl gehört zu den teuersten Ölen, weil seine Gewinnung sehr aufwendig ist. Für 1 Kilo davon benötigt man ca. 1000 Kilo frische Blüten.
Wirkung: Lockert verhärtete Muskeln und Krämpfe; entspannt, belebt und fördert den Liebestrieb.

Kamille (Matricaria chamomilla)
Sie gehört zu den meistverbreiteten und bekanntesten Heilpflanzen Europas. Sicher kennen Sie schon von Kindesbeinen an die wohltuende und krampflösende Wirkung des Kamillentees. Die entzündungshemmende Heilkraft der Pflanze ist vor allem auf einen Stoff, das tiefblaue Azulen, zurückzuführen.
Wirkung: fiebersenkend und lindernd bei Entzündungen, Verbrennungen, Augen- und Zahnfleischbeschwerden; im kosmetischen Bereich wird es unter anderem zum Aufhellen blonder Haare benutzt.

Kampfer (Camphora officinarum)
Der Geruch dieses Wirkstoffs wird Ihnen vielleicht von diversen Erkältungs- oder Gelenkmedikamenten bekannt sein. Gewonnen wird das Öl aus einem in Asien wachsenden Baum, der bis zu 25 Meter hoch wird. Es dauert mindestens 50 Jahre, bis ein Baum für die Kampfergewinnung bereit ist.
Wirkung: antiseptisch, krampf- und schleimlösend; wärmt und stärkt Menschen, die sich häufig schwach und antriebslos fühlen.
Zu hohe Dosierungen können Krämpfe auslösen.
Nicht geeignet für Epileptiker.

Kiefer (Pinus silvestris)
Der in Europa weitverbreitete, eher gewöhnliche Baum gilt in China als Kultpflanze. Dort wird sein Holz zum Ausräuchern von Wohnräumen verwendet, um damit Kontakt zu den Geistern Verstorbener aufzunehmen. Der waldig-harzige Duft ist Ihnen vermutlich aus der Sauna bekannt, wo er gern für Aufgüsse genommen wird. Bei Erkrankungen der Atemwege haben Sie vielleicht schon Kieferntee kennengelernt, der wegen seines hohen Vitamin-C-Gehalts sehr wirksam ist.

Wirkung: Fördert die Durchblutung und regt den Kreislauf an; vertreibt Müdigkeit und Erschöpfung.

Lavendel (Lavandula officinalis)
Wenn Sie jemals einen Urlaub in der Provence oder an der Côte d'Azur verbracht haben, werden Sie den blumig-herben Geruch wohl nie vergessen. Lavendel gehört durch seine vielfältigen Anwendungsmöglichkeiten zu den wertvollsten Heilpflanzen überhaupt. Früher war er als solche zwar auch schon bekannt, hatte allerdings als Bestandteil der Hygiene eine größere Bedeutung. Ein weiterer Nutzen des Alleskönners Lavendel: Der Duft vertreibt Motten aus dem Kleiderschrank.
Wirkung: Hemmt Entzündungen im Bereich der Atemwege; beruhigt und stimmt heiter.

Lemongras (Cymbopogon citratus)
Lemongras, das zu der Familie der Süßpflanzen gehört, finden Sie häufig in Haushaltsprodukten wieder. Es wird oft als Duftstoff für Seifen, Spülmittel etc. verwendet. Das in Asien wachsende Gras erfreut sich hier immer größerer Beliebtheit. Wahrscheinlich macht der erfrischende, zitronenartige Geruch dieses Öl zum Renner. 1 bis 2 Tropfen, in einer Tasse Wasser getrunken, helfen übrigens bei Blähungen und Verdauungsschwierigkeiten.
Wirkung: Erfrischt und regt an, gibt neue Energie.

Limette (Citrus aurantifolia 'Swingle')
Den frischen Geruch haben Sie bestimmt schon oft wahrgenommen, ohne sich der Herkunft bewußt zu sein. Er wird nämlich gern für Körperöle, Deos oder Duschgels benutzt.
Wirkung: desodorierend und luftreinigend, fördert die Kreativität und bekämpft Lustlosigkeit und Trübsal.

Majoran (Origanum majorana)
Dieses Gewürz bringen viele ausschließlich mit der Küche in Verbindung, vor allem mit der italienischen. Doch das Kraut kann noch mehr. Gliederschmerzen und Krampfadern lassen sich damit lindern. Auch schwört manch einer nach einer durchfeierten Nacht auf Majorantee, der den Brummschädel wieder klar werden läßt.
Wirkung: mild wärmend, beruhigend, läßt Trauer und Depressionen verschwinden.

Mandarine (Citrus madurensis)
Die Menschen verbinden mit dem Weihnachtsfest ganz besondere Gerüche. Dazu gehört auch der Duft der Mandarine. Ist Ihnen schon aufgefallen, daß sich beim Schälen der Frucht meist eine heitere Stimmung entwickelt?
Wirkung: appetitanregend, regt Kreativität und Phantasie an.

Melisse (Melissa officinalis)
Die Melisse ist eine der sanftesten Heilpflanzen überhaupt und eines der ältesten und bekanntesten Hausmittel gegen Kopf-, Zahn- und Regelschmerzen. Außerdem stärkt sie Herz und Nerven und senkt den Blutdruck. Diese Eigenschaften waren schon im alten Arabien bekannt. In Deutschland tauchte der Melissengeist erst im 17. Jahrhundert auf. Übrigens, heutige handelsübliche Kaufprodukte haben lediglich den Namen des damaligen Heilmittels übernommen, sonst aber nichts mit ihm gemeinsam.
Wirkung: Beruhigt, verjagt Traurigkeit und Streßsymptome.

Mimose (Acacia decurrens)
Dieser Duft ist ausgesprochen teuer und wird nur als Absolue angeboten. Das heißt, die alkohollöslichen Anteile des gewonnenen Blütenöls, die zur Herstellung von Duftstoffen

dienen, werden verkauft. Das Ergebnis ist ein intensiver Geruch, der möglichst mit anderen ätherischen Ölen gemischt werden sollte.
Wirkung: Beruhigt die Nerven, reduziert die Folgen von Streß.

Moschus (Hibiskus abelmoschus)
Die Pflanze gehört zur Familie der Malvengewächse. Sie gilt als Ersatz für den Duft des Moschushirsches und ist in der Parfümherstellung ein äußerst begehrter Stoff. Sie benötigen nur eine sehr kleine Menge, um den süßlichen Geruch zu erzeugen.
Wirkung: Hilft gegen Gefühlskälte und stimuliert den Liebestrieb.

Muskatellersalbei (Savia sclarea)
Diese bereits seit dem Mittelalter bekannte Pflanze wurde früher häufig als Rauschmittel eingesetzt. Der Duft ist voller Gegensätze: süß und herb zugleich, beruhigend und doch stimulierend. Für sinnliche Stunden zu zweit sagt man einer Massage mit Muskatellersalbei sehr erotische Wirkungen nach.
Wirkung: beruhigend bei Atemwegerkrankungen, nervenstärkend, antidepressiv, fördert positive Einstellung und regt die Phantasie an.

Myrrhe (Commiphora myrrha)
Wer kennt nicht den Geruch von Weihrauch in der Kirche? Myrrhe ist ein unverzichtbarer Bestandteil davon. Dieser Duft strahlt eine mystische und zugleich meditative Atmosphäre aus, die stets mit der Religion in Verbindung gebracht wird. Im alten Ägypten hatte die Pflanze freilich eine ganz andere Bedeutung. Man balsamierte damit Leichname ein.

Wirkung: entzündungshemmend bei Bronchitis und Heiserkeit, hautkühlend, anregend in der Meditation.

Myrte (Myrtus communis)
Wer sich gerne in Meditation und Stille zurückzieht, wird den krautigen Geruch von Myrte schätzen. Die Pflanze reinigt nicht nur die Luft, sondern inspiriert auch die Gedanken. Auch die heilenden Eigenschaften der Myrte sind nicht außer acht zu lassen. Atmen Sie den Duft ein, wenn Sie unter Stirnhöhlen- und Halsentzündungen leiden. Er wird Ihnen Erleichterung bringen.
Wirkung: antiseptisch, schleimlösend, inspirierend, meditativ anregend.

Nelke (Eugenia caryophyllata)
Nelken sind Ihnen vielleicht eher als Gewürz in der Küche oder für den leckeren Punsch im Winter bekannt. Doch diese Pflanze kann viel mehr. So ist sie zum Beispiel aus der Medizin nicht wegzudenken. Cholera, Diphtherie und Tuberkulose, um nur einige Krankheiten zu nennen, werden bereits seit langer Zeit erfolgreich mit Nelken bekämpft. Nelke ist ein hervorragendes Desinfektionsmittel und bietet im Sommer Schutz vor lästigen Insekten.
Wirkung: Desinfizierend, löst Krämpfe im Magen-Darm-Bereich und kräftigt bei körperlicher Schwäche.

Neroli (Citrus bigaradia)
Neroli wird aus den Blüten der Bitterorangen, auch Pomeranzen genannt, gewonnen. Der süße Duft paßt gut zu Weiblichkeit und Sinnlichkeit. Schauspieler verwenden ihn gern, um ihr Lampenfieber zu bekämpfen.
Wirkung: Stärkt Herz und Kreislauf, lindert Kopfschmerzen, beruhigt und vertreibt Streßsymptome, erheitert.

Orange (Citrus aurantium)
Eines der beliebtesten ätherischen Öle. Im Handel wird es oft als Blutorange angeboten. Der süße Duft findet häufig Anwendung in der Duftlampe. Doch auch zum Backen und Gurgeln eignet sich die Essenz.
Wirkung: fiebersenkend, löst Streß, entspannt, sorgt für eine heitere, positive Stimmung.

Pampelmuse (Citrus deucumana)
Das Öl mit dem erfrischenden Duft wird durch Kaltpressung der Schalen gewonnen. Eine körperlich heilende Wirkung ist zwar nicht bekannt, doch wird die Essenz mit dem wunderbaren Duft gern als Stimmungsöl verwendet. Die positiven Eigenschaften können sicher als heilend für die Seele bezeichnet werden.
Wirkung: angstlösend und antidepressiv, stimmungsfördernd bis zur Euphorie.

Patchouli (Pogostemon patchouli)
Patchouli ist der Duft der 70er Jahre und der Hippie-Bewegung. Auch heute noch wird das Öl in der Parfümindustrie häufig verwendet. In der Zahnmedizin setzt man es als Zusatz für Gurgelwasser ein.
Wirkung: Entzündungshemmend im Mund- und Rachenbereich, verjagt Depressionen und belebt die erotischen Sinne.

Pfefferminze (Mentha piperita)
Es gibt viele Unterarten dieser Pflanze, deren Unterscheidung im medizinischen Bereich sicher Sinn macht. Überraschenderweise liegt die heilende Wirkung in erster Linie im Bereich der Verdauung. Menschen mit saurem Magen werden die Eigenschaften der Minze schätzen lernen. Aber selbstverständlich muß auch die besser bekannte Anwen-

dung bei Erkältungen oder Beschwerden der Atemwege genannt werden.
Wirkung: Löst Schleim in den Atemwegen, hemmt Entzündungen, stärkt die Konzentration und den Geist.

Rose (Rosa damascena)
Liebhaber dieser majestätischen Blume gibt es überall auf der Welt. In Ausstellungen werden neue Züchtungen präsentiert und prämiert. 3000 bis 5000 kg Blüten braucht man, um nur ein einziges Kilo Essenz herzustellen. Wenn man das Gewicht einer Blüte bedenkt, kann man sich vorstellen, um welche riesige Menge es sich handelt. Der Duft ist sehr intensiv. Geben Sie nur eine Handvoll frischer Rosenblüten und -blätter in ein Vollbad, und Ihre Haut wird nach dem Abtrocknen noch lange danach duften.
Wirkung: Spendet neuen Mut bei starker Niedergeschlagenheit, entspannt und fördert sinnliche Emotionen.

Rosenholz (Aniba rosaedora)
Die Essenz wird nicht etwa aus einem Pflanzenteil der Rose, sondern aus der Rinde eines im Amazonasgebiet beheimateten Baumes gewonnen. Der warme Duft reinigt die Luft und vertreibt Kopfschmerzen.
Wirkung: nervenstärkend, beruhigend und motivierend bei Lustlosigkeit, Ängste und innere Kälte werden vertrieben und weichen Sinnlichkeit.

Rosmarin (Rosmarinus officinalis)
Wer gerne kocht, hat mit Sicherheit Rosmarin im Haus, denn dieses Gewürz ist für einige Rezepte ein Muß. Der Tee stärkt das Herz, die Leber und die Galle und hilft bei der Verdauung. Selbst furchtbare Epidemien wie die Pest sollen damit in Schach gehalten worden sein.

Wirkung: entzündungshemmend bei Beschwerden der Atemwege, zentriert den Geist und vertreibt Ungeduld und Gereiztheit.

Salbei (Salvia officinalis)
Auch dieses Gewürz gehört nicht ausschließlich in die Küche. Schauspieler schätzen und nutzen schon lange seine heilende Wirkung, wenn ihre Stimme zu versagen droht. Auch Wunden, Geschwüre und Entzündungen werden damit behandelt.
Wirkung: Hemmt Entzündungen der Atemwege, hilft dem Körper, mit sich ins reine zu kommen.
Salbei sollte nur hin und wieder, aber keinesfalls häufig und intensiv genommen werden. Epileptiker müssen ganz darauf verzichten.

Sandelholz (Santalum album)
Der stets blühende Baum wird gern als Baumaterial benutzt und ist daher äußerst gefragt. Entsprechend teuer ist die daraus gewonnene Essenz. Im medizinischen Bereich setzt man Sandelholz zur Linderung von Harnwegerkrankungen ein.
Wirkung: schleimlösend bei Husten und weiteren Atemwegbeschwerden, beruhigend und nervenstärkend, erhöht sexuelles Empfinden.

Thymian (Thymus vulgaris)
Das köstliche Gewürz, das vor allem aus den warmen Mittelmeerländern bekannt ist, hat eine extrem starke antiseptische Wirkung. Es wird zur Heilung des Magens, Darms und der Blase eingesetzt. Tee aus getrocknetem Thymian bewirkt bei diesen Beschwerden häufig gute Reaktionen.
Wirkung: Löst Schleim und lindert Entzündungen im Bereich der Atemwege, hilft bei geistiger Anstrengung und gibt neuen Antrieb.

Da es sich um einen sehr starken Wirkstoff handelt, sollten Sie damit extrem sparsam umgehen. Schwangere und Epileptiker sollten ganz darauf verzichten.

Tuberose (Polianthes tuberosa)
Auch wenn Ihnen diese Essenz nur selten begegnen wird, weil sie nur in extrem kleiner Menge gewonnen werden kann, möchte ich Sie Ihnen kurz vorstellen. Ihr intensiver, immer gestreckter Duft versetzt in Hochstimmung. Über innerliche Anwendungen ist nichts bekannt.
Wirkung: Stimuliert den Sexualtrieb und schenkt Leichtigkeit und Heiterkeit bis hin zur Euphorie.

Wacholder (Juniperus communis)
Der Strauch ist seit jeher mit einer gewissen Mystik umgeben. Um negative Schwingungen zu vertreiben, verbrannte man früher die Sträucher massenweise. Die Essenz der Wacholderbeere wird auch heute noch wegen ihrer kreislaufanregenden und blutreinigenden Eigenschaften genutzt.
Wirkung: Löst Verspannungskopfschmerzen und lindert Husten sowie andere Erkältungssymptome, vertreibt Angstzustände und gibt neuen Antrieb, fördert die Konzentration.

Weihrauch (Boswellia thurifera)
Die Essenz wird aus einem kleinen Baum gewonnen, der in Afrika und Asien heimisch ist. Verwechseln Sie nicht das reine ätherische Öl mit der Mischung, die im Handel üblicherweise unter diesem Namen angeboten wird. Darin sind weitere Essenzen wie zum Beispiel Myrrhe enthalten.
Wirkung: desinfizierend, wohltuend bei Atemwegsbeschwerden, erweitert das Bewußtsein, meditativ.

Ylang Ylang (Cananga odorata)
Der blumig-exotische Duft sollte stets sparsam verwendet oder mit anderen Essenzen gestreckt werden. Seine positiven Eigenschaften können sonst ins negative umschlagen und zur Reizung der Nerven führen.
Wirkung: Besänftigt und beruhigt, steigert den Liebestrieb, verführt zum Tagträumen.

Zimt (Cinnamomum ceylanicum)
Der botanische Name läßt seine Herkunft bereits ahnen. Es handelt sich um Sri Lanka (ehemals Ceylon), das südlich von Indien liegt. Es ist kein Zufall, daß Zimt im Winter gern als Zutat für Punsch verwendet wird, denn er wärmt den Körper wie kaum eine andere Pflanze. Das Öl der Rinde wird außerdem zur Behandlung von Verdauungsschwierigkeiten eingesetzt.
Wirkung: Löst Herzkrämpfe, ist antiseptisch, erwärmt Körper und Geist, entspannt und stärkt die Psyche.
Dosieren Sie das Öl sparsam, da es sonst zu Unwohlsein und Abgeschlagenheit führen kann.

Zitrone (Citrus limonum)
Zur Bekämpfung von Entzündungen ist sowohl die innerliche als auch die äußerliche Anwendung geeignet. Trinken Sie Zitronensaft gegen Magenbeschwerden. Schließlich bleibt noch der hohe Vitamin-C-Gehalt, der Erkältungen vorzubeugen hilft. Das ätherische Öl sollte auf der Haut nicht angewendet werden, da in Verbindung mit Sonnenlicht Hautreizungen auftreten können. Erfreulich: Die Essenz wird meist sehr günstig angeboten.
Wirkung: luftreinigend, stark antiseptisch, fördert die Konzentration und geistige Fitneß, stärkt und macht fröhlich.

Das Arbeitsmaterial

Glasbecher
Sie sollten darauf achten, daß die von Ihnen gewählten Gläser feuerfest sind. Sie sparen sich damit das etwas aufwendige Arbeiten mit heißem Wasserbad. Empfehlenswert ist mindestens ein Gefäß mit einer Skala von 100 ml und eines mit einer 200 ml-Skala.

Drahtuntersatz
In der Haushaltswarenabteilung der meisten Kaufhäuser finden Sie solche Untersätze, die dafür gedacht sind, heiße Töpfe und Schüsseln auf den Tisch zu stellen. Die können Sie benutzen, falls Sie die Glasgefäße nicht gern direkt auf die Herdplatte stellen mögen. Denken Sie aber unbedingt daran, Topflappen zu benutzen, wenn Sie den Untersatz vom Herd nehmen!

Waage
Wenn Sie etwas Übung und Erfahrung gesammelt haben, werden Sie bei der Kosmetikherstellung vermutlich genauso selbstbewußt wie beim Kochen die Zutaten „nach Gefühl" abmessen. Gerade am Anfang ist es allerdings wichtig, daß Sie die in den Rezepten angegebenen Mengen genau einhalten. Eine einfache Brief- oder Diätwaage hilft Ihnen dabei.

Meßzylinder
Um kleine Mengen Flüssigkeit exakt abzufüllen, sollten Sie Meßzylinder aus Glas verwenden. Mit Ihren bereits vorhandenen Gefäßen werden Sie vermutlich nicht auskommen, da die Skala zu ungenau ist. Ich würde Ihnen also ein bis zwei kleine Größen empfehlen.

Löffel, Spatel, Glasstab
Verzichten Sie auf die Benutzung eines elektrischen Rührgeräts. Statt dessen sollten Sie Löffel oder besser noch einen Glasstab verwenden. Damit läßt es sich besonders angenehm arbeiten. Ein Spatel ist mehrfach einsetzbar. Er hilft Ihnen, kleine Mengen von pulverförmigen Stoffen zu entnehmen, ohne daß Sie Ihre Arbeitsfläche damit bestreuen. Außerdem empfehle ich, einen Spatel zum Entnehmen der fertigen Creme im Badezimmer bereitzulegen. Sie vermeiden dadurch, daß Bakterien von Ihrer Haut in das frische, meist ohnehin nicht lange haltbare Produkt gelangen. Meßlöffel sind sinnvoll, wenn Sie zwei verschiedene Stoffe zu gleichen Teilen abmessen möchten.

Thermometer
Sie werden bei einigen Rezepten Temperaturangaben finden, die Sie einhalten sollten. Sie benötigen dazu ein Thermometer mit einer Skala bis 100 Grad.

Mörser
Wenn Sie es mit der eigenen Herstellung ganz genau nehmen, müssen Sie hin und wieder Blüten, Rinde oder Blätter bestimmter Pflanzen zerkleinern. Benutzen Sie dazu einen Mörser, der möglichst aus Porzellan bestehen sollte. Auf jeden Fall muß die Innenseite rauh sein, damit die Zutaten nicht wegrutschen können.

Verschließbare Gläser und Flaschen
Bei der Aufbewahrung Ihrer Kosmetika kommt es nicht sosehr auf Schönheit an. Viel wichtiger ist, daß die Präparate kühl und dunkel gelagert werden. Wählen Sie deshalb getönte Glasbehälter. Auch Porzellan ist natürlich möglich. Ich habe für die Produkte einen kleinen Schrank im Keller ste-

hen. Dort halten sie sich länger frisch als im warmen Badezimmer. Auf Flohmärkten können Sie oft günstig alte Apothekerfläschchen kaufen, die sich hervorragend eignen. Selbstverständlich können Sie auch Gefäße von bereits verbrauchten Kaufprodukten verwenden. Achten Sie dann aber peinlich darauf, daß keine Rückstände mehr vorhanden sind.

Küchentücher
Legen Sie sich ein paar Küchentücher bereit, falls Sie rasch Öl oder sonstige Zutaten wegwischen müssen. Es ist auch ratsam, die Verpackungen der Zutaten zwischendurch immer mal von außen zu reinigen.

Mit den hier genannten Materialien kommen Sie vermutlich aus. Was Sie nicht im Haushaltswarengeschäft finden können, bekommen Sie sicher im Laborbedarf oder bei den im Anhang aufgeführten Firmen. Zum Schluß sollten Sie noch einige Etiketten und einen Stift bereitlegen, damit Sie Ihre Produktion beschriften können.
Neben dem Namen des Mittels sollte das Herstellungsdatum notiert sein, damit Sie den Überblick über die voraussichtliche Haltbarkeitsdauer behalten. Auch hier werden Sie im Laufe der Zeit ein Gefühl dafür entwickeln, welche Zeit ein Präparat problemlos übersteht. Ein paar Regeln für den Anfang:
- Kräuteraufgüsse und Gesichtsmasken sind normalerweise für den sofortigen Gebrauch bestimmt.
- Cremes und Lotionen sollten drei bis vier Wochen überstehen. Ich bevorzuge möglichst frische Schönheitsmittel und stelle deshalb nur kleine Mengen für etwa zwei Wochen her.
- Ölige Badezusätze und Körperöle, in denen keine Wasserphase enthalten ist, halten sich ohne weiteres drei Monate.

Um in puncto Haltbarkeit optimale Ergebnisse zu erreichen, sollten Sie alle Arbeitsmaterialien vor der Benutzung gründlich mit heißem Wasser und Spülmittel säubern und hinterher sorgfältig nachspülen. Sie vermeiden so Rückstände von Reinigern, die eine Allergie auslösen könnten. Zur Sicherheit können Sie auch alle Gefäße und Hilfsmittel vor dem Start etwa zehn Minuten auskochen.

Rezepte, Rezepte

Jetzt geht es endlich richtig los. In den folgenden Kapiteln stelle ich Ihnen Rezepte zum Nachmachen vor. An erster Stelle stehen dabei diejenigen, die mit wenig Aufwand und speziellen Zutaten umgesetzt werden können.
Wenn man sich mit dem Begriff Naturkosmetik beschäftigt, wird schnell klar, wie schwierig die genaue Definition ist. Deshalb versuche ich mich auf die Kosmetikprodukte zu beschränken, die hauptsächlich aus Lebensmitteln im weitesten Sinne und Stoffen wie Heilerde hergestellt werden. Sie sollen nicht erst ein Studium absolvieren müssen, um dann die ersten zufriedenstellenden Ergebnisse zu bekommen. Trotzdem wird das eine oder andere Rezept auch mal etwas aufwendiger sein oder Übung erfordern. Sie sehen das jeweils an den Sternchen. Ein Stern bedeutet, daß es sich um eine einfache Rezeptur handelt. Zwei Sterne weisen auf etwas mehr Aufwand hin.

* = für Anfänger geeignet
** = ein wenig Übung erforderlich

Falls Sie eine sehr empfindliche Haut haben, sollten Sie alle Produkte vorsichtig in der Armbeuge ausprobieren.

Reinigung der Haut

Wer einen reinen Teint haben will, muß auf die Reinigung der Haut besonderen Wert legen. Talg und abgestorbene Hautschüppchen, die nicht von selbst abfallen, müssen regelmäßig entfernt werden. Da die Neubildung von Zellen nachts intensiver vor sich geht als am Tage, muß am Morgen auch ein eigentlich sauberes Gesicht gereinigt werden. Wenn Sie unter fettiger und unreiner Haut leiden, gilt das für Sie ganz besonders. Aber auch jeder andere sollte die Reinlichkeit sehr ernst nehmen.
Machen Sie mal einen einfachen Test: Säubern Sie Ihr Gesicht gründlich, tragen Sie danach keine Pflegeprodukte und vor allem kein Make-up auf. Bummeln Sie anschließend zwei Stunden durch die Stadt. Wenn Sie nun mit einem in Gesichtswasser getränkten Wattepad über Ihr Gesicht streichen, werden Sie feststellen, daß sich die Watte dunkel färbt. Was Sie da sehen, ist der Dreck, der in der Luft hängt. Dem sind wir ständig ausgesetzt. Helfen Sie Ihrer Haut, damit fertig zu werden.

Grundregeln für die Gesichtsreinigung
- Verwenden Sie möglichst heißes Wasser. Die Poren öffnen sich und geben überschüssigen Talg frei.
- Am Schluß des Reinigungsprozesses mit sehr kaltem Wasser gründlich nachspülen. Alle Reste von Waschcreme oder Seife müssen entfernt werden. Durch die Kälte ziehen sich die Poren zusammen und nehmen Schmutzpartikel nicht so schnell auf.
- Der letzte Schritt sollte immer das Abreiben mit einem Gesichtswasser sein. Sie erhöhen damit die Sicherheit, daß wirklich keine Seife oder Ähnliches zurückbleibt. Außerdem entfernen Sie so etwaige Kalkrückstände aus dem Wasser.

Reinigungspaste

> *Grundrezept*
>
> 100 g Seife bzw. Waschstück (ph-Wert zwischen 5 und 6), 300 ml destilliertes Wasser, 70 ml Jojobaöl, 2 EL Honig

Raspeln Sie die Seife in das erhitzte Wasser. Rühren Sie, bis die Seife vollständig aufgelöst ist. Während die Mischung leicht abkühlt, können Sie den Honig erwärmen, falls dieser hart sein sollte. Fügen Sie das Jojobaöl und den Honig der Flüssigkeit hinzu. Die Mischung nochmals rühren.

Variationen für trockene Haut

▷ Verwenden Sie nur 40 ml Jojobaöl und ergänzen Sie mit 30 ml Aprikosenkernöl.

▷ Sie können auch 30 ml Jojoba- und 40 ml Avocadoöl nehmen. Diese Mischung ist besonders lange haltbar.

Variationen für fettige Haut

▷ Statt des Wassers können Sie einen Kresse-Absud (Kresse 5 Minuten im Wasser kochen lassen, dann Flüssigkeit abschöpfen) oder auch Kamillenaufguß (Zubereitung wie Tee; 10 Minuten ziehen lassen) verwenden. Bereiten Sie dann aber nur eine kleine Menge der Paste zu, da sie nicht sehr lange haltbar ist. Alternativ zum Kamillenaufguß bietet sich

▷ Bisabolol, der Wirkstoff der Kamille, an. Einfach davon ein wenig unterrühren.

▷ Gerade bei großporiger Haut empfehle ich, dem destillierten Wasser Hamamelis zuzufügen. Wenn Sie den Absud nicht selbst zubereiten können oder wollen, nehmen Sie fertiges Hamameliswasser.

▷ Ein kleiner Meßlöffel voll Allantoin heilt Entzündungen und macht die Haut zart.

▷ Wenn Sie in der Paste gleichzeitig einen leichten Peelingeffekt haben wollen, fügen Sie 2 EL Weizenkleie hinzu.

Reinigungsmilch

> *Grundrezept*
>
> 25 ml Distelöl, 4 g Bienenwachs, 60 ml destilliertes Wasser, 10 Tropfen Zitronenöl

Erhitzen Sie Distelöl und Wachs in einem und das Wasser in einem anderen Gefäß. Bei etwa 60 Grad schmilzt das Wachs und löst sich im Öl. Nehmen Sie beide Gefäße aus dem Wasserbad oder von der Heizplatte und rühren Sie die Fettphase (Öl und Wachs) etwa eine Minute durch. Gießen Sie dann langsam das Wasser hinzu und rühren Sie etwa 10 Minuten weiter. Die Mischung sollte nun schon die gewünschte Konsistenz haben. Solange die Reinigungsmilch noch handwarm ist, träufeln Sie das Zitronenöl dazu und rühren nochmals kurz durch.

Variationen für jeden Hauttyp

▷ Nehmen Sie statt des Distelöls ruhig jedes beliebige Speiseöl, das Sie gerade im Haus haben. Besonders angenehm ist eine Mischung aus Traubenkern- und Mandelöl. Auch mit Olivenöl als Basis habe ich gute Erfahrungen gemacht.

Variationen für trockene Haut

▷ Fügen Sie der Fettphase 4 g Sheabutter hinzu. Ihr Teint wird so sanft gepflegt. Sollte die Milch dadurch zu fest werden, erwärmen Sie sie nochmals und gießen Sie vorsichtig leicht erhitztes Mandel- oder Distelöl hinein.

▷ Wenn Sie unter spröder Haut leiden, sollten Sie statt des Distelöls Weizenkeimöl wählen. Beachten Sie aber, daß diese Mischung nicht sehr lange haltbar ist.

Variationen für fettige Haut

▷ Verwenden Sie statt des puren Wassers je 30 ml Kamillen- und Zinnkrautaufguß. Beides stellen Sie einfach wie Tee her.

▷ Sie können im Grundrezept auch destilliertes Wasser durch Hamameliswasser ersetzen. Geben Sie der Reinigungsmilch zusätzlich eine Messerspitze Harnstoff hinzu. Diese Mischung ist besonders bei Unreinheiten sehr effektiv.

Gesichtswasser

Wie bereits erwähnt, sollten Sie die Reinigung Ihres Gesichts immer mit einem Gesichtswasser beenden. Im Grunde sind Gesichtswässer sehr einfach herzustellen. Ich empfehle Ihnen deshalb, nur die Menge für ca. zwei Wochen zu mixen. So haben Sie stets ein frisches Produkt. Wenn es einmal richtig schnell gehen muß, können Sie fertige naturbelassene Fruchtsäfte oder auch Buttermilch nehmen. Fügen Sie jeweils einen Spritzer Zitrone hinzu. Selbstverständlich können Sie aber auch Ihr Gesichtswasser aus mehreren Zutaten nach Lust und Laune selbst mischen. Verwenden Sie Alkohol nur, wenn Sie sehr fettige Haut haben!

Für jeden Hauttyp

> *Orangen-Rosen-Mix**
>
> 50 ml Orangenblütenwasser, 50 ml Rosenwasser, 1 TL Honig, 5 Tropfen Rosenöl

Orangenblüten- und Rosenwasser zusammen erwärmen. Lösen Sie den Honig darin auf, und geben Sie die Mischung in eine dunkle Flasche. Zum Schluß fügen Sie das Rosenöl hinzu und schütteln kräftig durch. Probieren Sie statt des Orangenblütenwassers doch einmal Holunderblütenwasser (Sie können es selbst als Aufguß herstellen). Es duftet angenehm und ist sanft zur Haut.

> *Honigwasser**
>
> 80 ml destilliertes Wasser, 1 TL Honig, 20 ml Zitronensaft

Sie können alle Zutaten zusammen erwärmen und dann abfüllen. Um ein länger haltbares Gesichtswasser zu erhalten, sollten Sie auf Zitronenöl zurückgreifen. Fügen Sie das dann erst zu, wenn der Honig in 100 ml Wasser gelöst ist. 5 Tropfen Öl genügen.

Für trockene Haut

> *Kamillen-Ringelblumen-Mix**
>
> 50 ml Kamillenaufguß, 50 ml Ringelblumenaufguß, 5 Tropfen Aloe Vera-Öl

Nach dem Erwärmen fügen Sie das Öl hinzu. Abfüllen und schütteln.

---

*Mandelöl-Mix**

50 ml Kamillenaufguß, 50 ml Ringelblumentinktur, 5 Tropfen Mandelöl

---

Um die Tinktur herzustellen, geben Sie 5 g Ringelblumenblüten in ein Gefäß mit 50 ml Alkohol (70 %). Nach etwa vier Wochen filtern Sie die Flüssigkeit ab. Nun können Sie die gewonnene Tinktur mit dem Kamillenaufguß erwärmen und wie im Rezept davor das Öl zufügen.

---

*Trio**

40 ml Rosenwasser, 30 ml Orangenblütenwasser, 30 ml Fenchelaufguß, 5 Tropfen Mandelöl

---

Herstellung wie oben.

Für fettige Haut

---

*Hamamelis-Kamillen-Mix**

50 ml Hamameliswasser, 40 ml Kamillenaufguß, 10 ml Alkohol (70 %), eine Messerspitze Allantoin

---

Alle Zutaten werden in eine dunkle Flasche gegeben und gut geschüttelt.

> *Petersilienwasser**
>
> 40 ml Petersilientinktur, 60 ml destilliertes Wasser, 1 TL Honig

Übergießen Sie eine Handvoll frischer Petersilie mit 40 ml Alkohol (70 %). Nach ca. 3 Wochen können Sie die Tinktur abgießen. Vermischen Sie sie mit dem Wasser und lösen Sie den Honig darin auf.

> *Hamamelis-Zinnkraut-Mix**
>
> 40 ml Hamameliswasser, 40 ml Zinnkrautaufguß, 10 ml Alkohol (70 %), 10 ml Zitronensaft

Alle Zutaten gut vermischen. Wegen des Zitronensafts nicht lange haltbar.

Reinigungsöl

Die Verwendung eines Öls zur Gesichtsreinigung ist besonders abends zu empfehlen. Sollten Sie am Tage ein leichtes Make-up verwenden, können Sie das mit einem solchen Öl wunderbar entfernen. Wenn Sie mögen, greifen Sie ruhig zu einem puren Präparat. Avocado-, Aprikosenkern-, Distel- und Weizenkeimöl eignen sich besonders gut.

> 60 ml Avocadoöl, 20 ml Ringelblumenöl, 10 ml Aloe Vera-Öl, 10 ml Zitronenöl, 1 TL Honig

Erwärmen Sie das Öl und lösen Sie den Honig darin auf. Die Mischung in eine dunkle Flasche füllen und abkühlen lassen.

▷ Je nach eigenem Geschmack können Sie die Sorten des verwendeten Öls variieren. Bei sehr unreiner Haut ist ein Anteil von 10 ml Teebaumöl zu empfehlen. Zusätzlich können Sie ein paar Tropfen Pfefferminzöl zufügen. Das duftet herrlich und erfrischt.

Auf jeden Fall sollten Sie nach der Anwendung des Öls das Gesicht mit Ihrem gewohnten Reinigungsprodukt und warmem Wasser waschen. Den Abschluß bildet ein Gesichtswasser.

Peeling

Ein Peeling ist eine ganz besonders gründliche Art der Reinigung, weil abgestorbene Hautzellen, die auf der Oberfläche liegen, abgerubbelt werden. Zusätzlich wird die Durchblutung angeregt. Alle Rezepte sind für jeden Hauttyp geeignet. Wenn Sie zu trockener Haut neigen, sollten Sie nach dem Peeling eine fetthaltige Creme auftragen.

Alle Peelings Schwierigkeitsgrad*

Weizenkleie-Peeling*

100 ml Buttermilch, 1 Tasse Weizenkleie, 10 ml Weizenkeimöl

Schütten Sie die Kleie langsam in die Buttermilch und verrühren Sie beides zu einer Paste. In den festen Brei gießen Sie nun das Öl und rühren nochmals.

> ### Mandelkleie-Peeling*
> 100 ml Buttermilch, 1 Tasse Mandelkleie, 10 ml Mandelöl

Herstellung wie oben.

> ### Walnuß-Peeling*
> 100 ml Buttermilch, 1 Tasse gemahlene Walnüsse mit Schalen, 10 ml Bürzeldrüsenöl

Herstellung wie oben.

> ### Algen-Peeling*
> 50 ml Buttermilch, 50 ml Wasser, 1 Handvoll Algen (Pulver)

Alle Zutaten verrühren.

> ### Quark-Peeling*
> 100 g Quark, 3 EL Meersalz

Beides gut vermischen und nach dem Einmassieren ruhig ein paar Minuten einwirken lassen.

Alle Peelings werden sofort auf das feuchte Gesicht aufgetragen und gut einmassiert. Benutzen Sie doch einmal eine weiche Gesichtsbürste oder einen Luffa-Handschuh. Das verstärkt den Effekt und macht munter. Arbeiten Sie immer in kreisförmigen Bewegungen.

Pflegende Cremes und Lotionen

Bei der Herstellung arbeiten Sie stets mit drei Bestandteilen, nämlich einer Fettphase, einer Wasserphase und dem verbindenden Emulgator. Dieses „System" haben Sie ja bereits bei der Reinigungsmilch kennengelernt. Zunächst ist es nicht ganz einfach, die richtige Konsistenz hinzukriegen. Doch mit ein wenig Übung werden Ihnen Produkte gelingen, die von der Fertigware aus der Drogerie nicht mehr zu unterscheiden sind.
Sollte ein Versuch danebengehen, haben Sie immer die Möglichkeit, nach erneutem Erwärmen mehr Öl oder Emulgator zuzufügen. Sie müssen keinesfalls sofort die Flinte ins Korn werfen. Bedenken Sie bitte auch, daß eine etwas krümelige Creme zwar vielleicht nicht besonders hübsch aussieht. Sie wissen jedoch, welche wunderbaren Stoffe darin enthalten sind, die nichts von ihrer Wirkung einbüßen. Lassen Sie sich also nicht von der Optik abschrecken, sondern genießen Sie die Wohltat selbstgemachter und wirklich natürlicher Produkte auf Ihrer Haut.

Grundrezept
15 g Kakaobutter, 10 g Bienenwachs oder Lamécreme, 100 ml Jojobaöl, 40 ml destilliertes Wasser

---

Statt des destillierten Wassers können Sie auch Aqua conservans verwenden. Es ist bei den im Anhang genannten Firmen erhältlich. Gegenüber dem einfachen Wasser hat es den Vorteil, daß es Ihre Creme länger haltbar macht. Meiner Meinung nach ist dies eine vertretbare Möglichkeit der Konservierung. Ich gebe trotzdem in den Rezepten die Variante mit klarem Wasser an, da für mich frische Produkte immer am schönsten sind.

Kakaobutter, Wachs oder Lamécreme und Öl werden auf etwa 60 Grad erhitzt. Wenn diese Temperatur erreicht ist, rühren Sie gut um, bis alle Zutaten aufgelöst und miteinander verschmolzen sind. Anschließend geben Sie das ebenfalls erhitzte Wasser schluckweise hinzu. Rühren Sie weiter und gießen Sie erst dann Wasser nach, wenn der bereits hinzugegebene Teil völlig mit der Fettphase verbunden ist. Sobald die von Ihnen gewünschte Konsistenz erreicht ist, beenden Sie die Wasserzufuhr. Die Mengenangabe ist also nur ein Richtwert. Letztendlich entscheiden Sie, ob Sie eine dünne Lotion oder dicke Creme lieber mögen.
Rühren Sie die Masse nun weiter, bis sie handwarm ist. Möglicherweise dauert dieser Vorgang bis zu zehn Minuten, je nach der Menge, die Sie gerade herstellen. Hören Sie nicht zu früh auf und stellen Sie das fertige Produkt auf keinen Fall in den Kühlschrank, bevor es ganz kalt ist. Solange die Creme noch handwarm ist, können Sie zusätzliche Pflegestoffe zufügen, die auf Ihren Hauttyp abgestimmt sind.

Normale Haut

Orangencreme**

15 g Kakaobutter, 10 g Bienenwachs oder Lamécreme, 50 ml Jojobaöl, 50 ml Traubenkernöl, 40 ml Orangenblütenwasser, 5 Tropfen Orangenöl

Mandelcreme**

15 g Kakaobutter, 10 g Bienenwachs oder Lamécreme, 60 ml Mandelöl, 40 ml Distelöl, 40 ml destilliertes Wasser, 5 Tropfen Rosenöl

Avocadocreme**

15 g Kakaobutter, 10 g Bienenwachs oder Lamécreme, 70 ml Avocadoöl, 30 ml Olivenöl, 40 ml destilliertes Wasser, 5 Tropfen Pfefferminzöl

Trockene Haut:

Fettcreme

10 g Bienenwachs oder Lamécreme, 10 g Shea-Butter, 80 ml Aprikosenkernöl

Dieses Rezept ist für extrem trockene Haut gut geeignet. Gerade im Winter erhalten Sie Ihr Gesicht damit geschmeidig und weich und bewahren es davor, spröde und rissig zu werden. Zusätzlich ist Ihre Haut leicht vor den UV-Strahlen der Sonne geschützt.

Ringelblumencreme*

15 g Kakaobutter, 10 g Bienenwachs oder Lamécreme, 100 ml Aprikosenkernöl, 40 ml Ringelblumenblütenaufguß

Aloe Vera-Creme*

15 g Kakaobutter, 10 g Bienenwachs oder Lamécreme, 50 ml Jojobaöl, 50 ml Aloe Vera-Öl, 1 TL Honig, 10 g Aloe Vera-Gel, 40 ml destilliertes Wasser

Wenn Ihre Haut nicht nur trocken, sondern auch müde und schlaff ist, können Sie jeder Creme auch 5 g Gelee Royale hinzufügen. Sie bekommen es als Pulver. Verrühren Sie das Gelee Royale erst mit einem Öl, bevor Sie die Zutaten erhitzen.

Fettige Haut:

Pfefferminzcreme*

15 g Kakaobutter, 10 g Bienenwachs oder Lamécreme, 50 ml Traubenkernöl, 50 ml Distelöl, 40 ml Pfefferminzwasser, 3 Tropfen Pfefferminzöl

Hamameliscreme*

15 g Kakaobutter, 10 g Bienenwachs oder Lamécreme, 100 ml Sojaöl, 40 ml Hamameliswasser

Gewürzcreme*

15 g Kakaobutter, 10 g Bienenwachs oder Lamécreme, 30 ml Thymianölauszug, 30 ml Rosmarinölauszug, 40 ml Sojaöl, 20 ml Hamameliswasser, 20 ml Pfefferminzwasser, 1 TL Honig

Sie erhalten Ölauszüge, indem Sie ca. 5 g Rosmarin und 5 g Thymian in jeweils 30 ml Weizenkeimöl geben und die Mischungen etwa 14 Tage an einem warmen Platz stehen lassen.

Unreine Haut:

Hamameliscreme*

15 g Kakaobutter, 10 g Bienenwachs oder Lamécreme, 50 ml Bürzeldrüsenöl, 40 ml Jojobaöl, 10 ml Teebaumöl, 40 ml Hamameliswasser

Arnikacreme*

15 g Kakaobutter, 10 g Bienenwachs oder Lamécreme, 60 ml Avocadoöl, 40 ml Bürzeldrüsenöl, 40 ml Arnikatinktur

Alternativ zum Hamameliswasser können Sie auch 40 ml Kamillenaufguß oder Kamillentinktur verwenden. Wenn Sie extreme Hautunreinheiten haben sollten, fügen Sie Ihrer Creme eine Messerspitze Allantoin zu.

Ich habe Ihnen bereits eine Fettcreme vorgestellt, die Ihre Haut vor Wind und Wetter schützt. Ein weiteres Rezept auf Vaseline-Basis ist für jeden Hauttyp geeignet. Für einen strengen Winter oder den Aufenthalt im Reizklima – beispielsweise an der Nordsee – empfehle ich diese Creme sehr. Sie müssen aber wissen, daß Vaseline die Haut deshalb so gut vor Kälte schützt, weil sie sie abdichtet. Sie legen also sozusagen einen hautnahen Schutzfilm an, der die Poren entsprechend verschließt und die Hautatmung einschränkt.

Nach dem Aufenthalt im Freien sollten Sie das Gesicht deshalb gründlich reinigen. Übrigens: Auch für Filmaufnahmen wird Vaseline häufig benutzt. Wenn Sommer-Szenen im Winter aufgenommen werden und die Schauspieler kurzärmelig am Drehort erscheinen müssen, schmiert man nicht selten Vaseline oder eine Wind-und-Wetter-Creme auf die Arme, um sie vor Kälte zu schützen und die Gänsehaut vor dem Zuschauer zu verbergen.

Wind-und-Wetter-Creme*

10 g Shea-Butter, 10 g Bienenwachs oder Lamécreme, 70 g Vaseline, 30 ml Jojobaöl, 40 ml destilliertes Wasser

---

Pickelsalbe*

25 g Zinkpaste, 10 g Heilerde, eine Messerspitze Allantoin, 2 Tropfen Teebaumöl, 2 Tropfen Pfefferminzöl

---

Die Zinkpaste auf ca. 60 Grad erhitzen. Wenn sie ganz geschmolzen ist, nehmen Sie das Gefäß aus dem Wasserbad oder von der Wärmequelle und fügen Sie die Heilerde hinzu. Verrühren Sie die Mischung zu einer Salbe. Rühren Sie etwa zehn Minuten, bis die Mixtur handwarm ist. Geben Sie dann Allantoin und die beiden Öle hinzu und rühren Sie bis zum völligen Erkalten weiter.
Die Salbe können Sie tagsüber unter Ihrem Make-up benutzen. Besonders gut kommt die Wirkung zur Geltung, wenn Sie die Salbe abends nach der gründlichen Gesichtsreinigung auftragen. Tupfen Sie die Pickelsalbe nur auf entzün-

dete Hautstellen und Pickel. Bei großflächiger Anwendung besteht die Gefahr, daß Ihre Haut zu sehr austrocknet. Sollten Sie unter einer Vielzahl von Pusteln leiden, die über das ganze Gesicht verteilt sind, können Sie die Haut vor der Benutzung komplett dünn mit Avocadoöl oder Aloe Vera-Creme für trockene Haut einreiben. Alternativ haben Sie die Möglichkeit, 10 ml Avocadoöl in die geschmolzene Zinkpaste zu träufeln und beides gut miteinander zu verrühren. Anschließend geben Sie die Heilerde zu und verfahren dann wie beschrieben.

Reife Haut

Zum Schluß biete ich Ihnen noch ein paar Rezepte für die alternde Haut an. Diese Cremes versorgen Ihr Gesicht ausreichend mit Nährstoffen und sollen den Teint frisch und rosig machen. Die Zutaten haben eine leicht glättende Wirkung. Ich bin jedoch nicht der Meinung, daß man die Produkte deshalb als Anti-Falten-Cremes bezeichnen kann. Falls Sie auf der Suche danach sein sollten, werden Sie wahrscheinlich enttäuscht sein. Glauben Sie keinen falschen Versprechungen. Ein Präparat, das Ihre Haut wieder jung macht und Falten verschwinden läßt, gibt es nicht. Das beste Rezept ist ein gesunder Lebenswandel mit der entsprechenden Ernährung, viel Schlaf und in jungen Jahren nicht zuviel Sonne. Selbstverständlich unterstützen die richtigen Pflegecremes die Vitalität Ihrer Haut. Folgende Rezepte sind geeignet:

Panthenol-Creme**

15 g Kakaobutter, 10 g Bienenwachs oder Lamécreme, 100 ml Olivenöl, 40 ml destilliertes Wasser, ein kleiner Meßlöffel D-Panthenol

Das dickflüssige Panthenol sollten Sie erst zugeben, wenn die schon fertige Mischung auf etwa 45 Grad abgekühlt ist.

Rosen-Creme**

15 g Kakaobutter, 10 g Bienenwachs oder Lamécreme, 60 ml Olivenöl, 40 ml Jojobaöl, 40 ml Rosenwasser, eine Messerspitze Agar-Agar

---

Erhitzen Sie wie gewohnt die Fett- und die Wasserphase und rühren Sie, bis die Creme handwarm ist. Erst dann geben Sie das Agar-Agar-Pulver zu. Nehmen Sie auf jeden Fall die ganze Menge Rosenwasser. Eventuell können Sie sogar noch mit destilliertem Wasser nachhelfen, falls die Creme nicht sehr weich sein sollte. Bedenken Sie, daß Agar-Agar geliert, also die Konsistenz erheblich beeinflußt.

Efeu-Creme**

15 g Kakaobutter, 10 g Bienenwachs oder Lamécreme, 90 ml Jojobaöl, 10 ml Efeuöl, 40 ml Hamameliswasser

---

Die Herstellung entspricht der des Grundrezepts. Sollten Sie kein Efeuöl bekommen, können Sie einen Ölauszug herstellen, indem Sie eine Handvoll Efeublätter in Weizenkeimöl 14 Tage stehen lassen.

▷ Und noch ein Tip „gegen Fältchen": Zitronenöl glättet die Haut. Reinigen Sie das Gesicht gründlich, spülen Sie zum Schluß ausnahmsweise mit heißem Wasser nach. Reiben Sie dann einfach die entsprechenden Partien damit ein.

Dampfbäder, Masken und Packungen

Um die Rezepte und Tips des folgenden Kapitels auszuprobieren, sollten Sie sich etwas Zeit nehmen. Denn Masken und Packungen haben zwar auch etwas mit gründlicher Reinigung und intensiver Pflege zu tun, sie dienen darüber hinaus aber auch der Entspannung. Wie wichtig die ist, habe ich bereits erwähnt. Ein ausgelaugter Körper, dem alles abverlangt, aber nie Ruhe gegönnt wird, kann nie wirklich schön sein. Natürlich sollte Körperpflege nicht zu sehr aufhalten. Es wäre schlimm, wenn man unter Zeitdruck geriete, weil man sich zu lange wäscht, cremt etc.
Doch bei schneller Reinigung und eiligem Einreiben bleibt eins auf der Strecke: die Seele. Körperpflege kann ein durchaus sinnliches Erlebnis sein, das in der heutigen Zeit allerdings häufig unterdrückt wird. Dabei haben gerade wir modernen Menschen sinnliches Erleben dringend nötig. Durch eine immer größere Reizüberflutung stumpfen wir ab und verlernen, uns wirklich von Düften, Gefühlen und Temperaturen animieren, anrühren und umschmeicheln zu lassen.
Wenn Sie nun also eine Maske oder Gesichtspackung ausprobieren, rate ich Ihnen, dies in einer passenden Atmosphäre zu tun. Legen Sie sich, wenn Sie mögen, schöne Musik auf. Eine Duftlampe kann zusätzlich das Ambiente verbessern, ist aber nicht unbedingt nötig, da das gewählte Pflegemittel seinen eigenen Duft verströmt.
Gönnen Sie sich eins der kostbaren Güter, die wir heutzutage haben, oder besser gesagt niemals haben: Zeit! Mindestens einmal pro Woche sollte es möglich sein, daß Sie sich eine Stunde nur für sich und Ihre Pflege nehmen. Diese 60 Minuten sind übrigens zusätzlich. Sie schummeln, wenn Sie in der Zeit Ihre Haare waschen und das Gesicht wie üblich reinigen. Nutzen Sie die Minuten für die wirklich besonderen Dinge.

Sie werden sehen, wie schnell Ihre Pflegestunde ohnehin vorbei ist.

Dampfbäder

Bevor Sie beginnen, sollte das Gesicht mit Ihren üblichen Produkten gereinigt werden. Dann geht es mit einem Dampfbad los. Sinn eines solchen Bades ist es, die Poren zu öffnen, damit sie besonders viel Wirkstoffe der nachfolgenden Maske aufnehmen können. Außerdem wird die Haut dadurch weich und geschmeidig. Je nach Zusatz können Sie weitere Effekte erzielen. Entzündungen werden gehemmt, die Durchblutung wird angeregt. Wenn Sie sich gerade mit einer Erkältung herumärgern, hilft Ihnen ein Dampfbad mit Kamille oder einem Tropfen Pfefferminzöl, die Nase frei zu kriegen.
Wenn Sie Ihr Gesicht 5 bis 10 Minuten bedampft haben, tragen Sie die frisch zubereitete Maske auf. Legen Sie sich ein wenig hin, während die Wirkstoffe Ihre Haut verwöhnen. Machen Sie es sich richtig gemütlich, denn eine halbe Stunde sollte die Packung schon auf dem Gesicht bleiben. Entspannen Sie sich in dieser Zeit bei schöner Musik, oder probieren Sie es mal mit Autogenem Training. Nur das, wozu Sie Lust haben, zählt. Sie wollen gar nichts tun? Oder vielleicht den Fernseher einschalten? In Ordnung! Körper und Seele gehören schließlich zusammen. Solange die Pflege für Sie eine Marter ist, werden Sie kaum optimale Ergebnisse erzielen.
Natürlich können Sie auch eine Maske auflegen, wenn Sie keine Zeit zum Hinlegen haben. Wenn es vor einem wichtigen Termin schnell gehen muß, sind Gesichtspackungen ebenfalls zuverlässige Helfer für einen schönen Teint. Frauen, die gehetzt, sozusagen zwischen Tür und Angel, mit einer

Maske herumlaufen und tausend Dinge erledigen, während sie einwirkt, müssen allerdings mit einem etwas verringerten Resultat und unter Umständen sogar mit hektischen Rötungen rechnen. Versuchen Sie also, wenigstens für ein paar Minuten abzuschalten. Weiter geht's mit Rezepten für Dampfbäder.

> *Klassisches Kamillen-Dampfbad**
> 1 Handvoll Kamillenblüten, 1 Liter Wasser

Geben Sie die Blüten in eine große Schüssel und übergießen Sie sie mit dem kochenden Wasser. Beugen Sie sich nun über die Schüssel und decken Sie Kopf und Behälter mit einem Handtuch zu. So kann möglichst wenig Dampf entweichen.

Spüren Sie, wie die Feuchtigkeit sich auf Ihr Gesicht setzt. Ein Dampfbad sollte immer möglichst heiß sein. Entscheidend ist aber auch hierbei Ihr Wohlbefinden. Wenn Sie zu große Hitze nicht ertragen, können Sie das Tuch weglassen oder zumindest den Abstand Ihres Gesichts zur Schüssel vergrößern. Unterschätzen Sie den Dampf von kochendem Wasser auf keinen Fall. Sie handeln sich sonst womöglich zusätzliche Irritationen ein. Lassen Sie dem Dampf 5 bis 10 Minuten, um Ihre Poren zu öffnen.

Unreine Haut

> *Rosmarin-Dampfbad*
> 5 Tropfen Rosmarinöl, 1 Liter Wasser

Herstellung, Anwendung und Schwierigkeitsgrad wie beschrieben.

Salbei-Dampfbad

1 EL Salbei, 1 Liter Wasser

Herstellung, Anwendung und Schwierigkeitsgrad wie beschrieben.

Blumen-Dampfbad

1 Handvoll Stiefmütterchenblüten, 5 Tropfen Bisabolol, 1 Liter Wasser

---

Herstellung, Anwendung und Schwierigkeitsgrad wie beschrieben.

Borretsch-Dampfbad

1 Handvoll Borretschblätter und -blüten, 1 Liter Wasser

Herstellung, Anwendung und Schwierigkeitsgrad wie beschrieben. Die Borretschblätter sorgen für gute Durchblutung und geben der Haut einen Frische-Kick.

Petersilien-Dampfbad

1 Handvoll Kamillenblüten, $1/2$ Tasse Petersilie, 1 Liter Wasser

---

Herstellung, Anwendung und Schwierigkeitsgrad wie beschrieben.

Und wenn es schnell gehen muß: Überbrühen Sie einfach losen schwarzen Tee mit einem Liter Wasser. Der Dampf wirkt reinigend und sogar desinfizierend.

Masken und Packungen

Sie werden feststellen, daß Ihre Haut jetzt weich und zart ist. Wahrscheinlich spüren Sie auch, wie die Hektik des Tages langsam abklingt und Sie zur Ruhe kommen. Das ist die optimale Voraussetzung für Ihr weiteres Verwöhnprogramm, nämlich die Maske. Alle vorgeschlagenen Gesichtspackungen werden gleichmäßig und großzügig aufgetragen. Sparen Sie die Partie um die Augen und den Mund aus.
Falls Sie lange Haare haben, sollten Sie die vorher hochstecken. Es ist nicht besonders angenehm, wenn ein Haar sich in der Maske verklebt und Sie während der Einwirkzeit permanent kitzelt.
Nach etwa einer halben Stunde wird das Produkt vorsichtig abgenommen. Sie können einfach mit warmem Wasser spülen oder auch ein Leinentuch in warmem Wasser tränken. Benutzen Sie reichlich Wasser, damit Sie die Masken, die zum Teil sehr fest antrocknen, ohne Gewalt entfernen können.

Am einfachsten und für fast alle Hauttypen geeignet ist die

Heilerde-Maske

2 EL Heilerde, 5 Tropfen Weizenkeimöl, warmes Wasser

Träufeln Sie das Öl auf die Heilerde und verrühren Sie beides zu einem zähen Brei. Geben Sie sehr vorsichtig so viel warmes Wasser dazu, daß eine gut streichfähige Paste entsteht.

Alle Masken Schwierigkeitsgrad: *

Heilerde-Buttermilch-Maske

2 EL Heilerde, 1 Spritzer Zitrone, Buttermilch

Verrühren Sie die Milch mit der Heilerde zu einem dicken Brei. Geben Sie zum Schluß einen Spritzer Zitrone hinzu. Falls Sie aufgrund Ihrer Allergie auf Buttermilch verzichten müssen, probieren Sie es doch mit Ziegenmilch. Wenn Sie auf Zitrusfrüchte reagieren, lassen Sie die Zitrone einfach weg oder nehmen Sie statt dessen etwas Rosenöl.

Lava-Erde-Maske

3 EL Lava-Erde, 5 Tropfen Lavendelöl, warmes Wasser

Herstellung und Schwierigkeitsgrad wie beschrieben.

Möhren-Maske

1 Möhre, 1 Eigelb, 1 EL Olivenöl

Raspeln Sie die Möhre ganz fein und vermischen Sie dann alle Zutaten miteinander.

Möhren-Gurken-Maske

1 Möhre, 1 Handvoll Schalen einer Salatgurke, 1 EL Lava-Erde, 1 TL Jojobaöl

Die Möhre wird fein geraspelt und anschließend mit der Lava-Erde und dem Öl vermischt. Tragen Sie die Maske auf und legen Sie die Gurkenschalen darüber.

Sonnenblumen-Hefe-Maske

4 EL Sonnenblumenkerne, 2 EL Bäckerhefe, 1 TL Honig, 1 $^1/_2$ EL Avocadoöl

Die Sonnenblumenkerne müssen sehr fein gemahlen werden, bis sie möglichst pulverisiert sind. Mischen Sie sie dann mit der Hefe. Erwärmen Sie das Avocadoöl leicht, um den Honig darin zu lösen, und rühren Sie dann alle Zutaten zu einem Brei zusammen. Wenn Sie den Honig lieber weglassen möchten, so ist das kein Problem. Ich würde Ihnen trotzdem empfehlen, das Öl vor der Anwendung kurz zu erwärmen.

> *Mandelkleie-Maske*
>
> $1/2$ Tasse Mandelkleie, 1 EL Mandelöl, 5 Tropfen Rosenöl

Alle Zutaten gut miteinander mischen.

Trockene Haut

> *Avocado-Maske:*
>
> $1/2$ möglichst weiche Avocado, 2 EL warmes Wasser, 1 TL Honig, 1 EL Shea-Butter

Zerdrücken Sie die Avocado mit einer Gabel. Leichter geht's natürlich, wenn Sie die Frucht im Küchengerät pürieren können. Wenn Sie Honig verwenden, sollten Sie ihn erst im Wasser lösen, bevor Sie ihn mit der Shea-Butter zu der Avocado geben.

> *Avocado-Banane-Maske*
>
> $1/2$ möglichst weiche Avocado, $1/2$ Banane, 1 Eigelb, 5 Tropfen Aprikosenkernöl

Alle Zutaten werden gründlich miteinander vermischt.

> *Banane-Rosmarin-Maske*
>
> $1/2$ Banane, 4 EL Heilerde, 100 ml Rosmarinaufguß

Bereiten Sie 100 ml Rosmarintee zu. Lassen Sie ihn auf eine Ihnen angenehme Temperatur abkühlen. Geben Sie dann die Heilerde und zum Schluß die Banane hinzu. Rühren Sie alles gut durch und tragen Sie die Maske auf.

Haferflocken-Maske
4 EL Haferflocken, 3 EL Jojobaöl

Erwärmen Sie das Öl und geben Sie es über die Flocken. Vermengen Sie beides zu einem festen Brei. Wenn Sie eine elektrische Kaffeemühle haben, können Sie die Haferflocken darin auch pulverfein mahlen. Lassen Sie die Haferflocken etwas quellen und tragen Sie die Packung dann erst auf.

Fettige und unreine Haut

Tomaten-Maske
1 geschälte Tomate, 1 EL Tomatensaft, 4 EL Heilerde

Verrühren Sie die zerdrückte Tomate mit dem Saft und schütten Sie dann die Heilerde dazu.

Kleie-Maske
2 EL Weizenkleie, 2 EL Mandelkleie, 2 EL Olivenöl, 1 EL Distelöl

Alle Zutaten gut miteinander verrühren.

> *Eibisch-Petersilien-Maske*
> $1/2$ Bund Petersilie, 3 EL Eibischwurzel, 3 EL Lava-Erde, 1 TL Honig

Kochen Sie aus der Eibischwurzel einen Aufguß. Verrühren Sie 3 EL davon mit Honig und Petersilie und geben Sie die Lava-Erde dazu.
Wenn Sie besonders unreine Haut haben, können Sie den Rezepten eine Spatelspitze Allantoin oder Harnstoff zugeben. Probieren Sie doch alternativ einmal, unter die fertigen Masken einen TL von der Pickelsalbe zu rühren.
Wenn Sie die Wirkung Ihrer Gesichtspackung verstärken möchten, können Sie ein Leinentuch in schwarzem Tee tränken und über die jeweilige Maske legen. Wahlweise ist auch Rosmarin- oder grüner Tee geeignet. Viele Frauen mögen es nicht, wenn eine halbe Stunde lang ihr Mund von einem Tuch bedeckt ist. Sie bekommen das Gefühl, nicht atmen zu können. Falls es Ihnen auch so geht, sollten Sie sich ein Leinentuch präparieren, indem Sie für den Mund eine Öffnung ausschneiden.
Nach dem gründlichen Entfernen der Maske brauchen Sie kein Gesichtswasser zu verwenden. Es ist aber ratsam, mit sehr kaltem Wasser nachzuspülen, damit sich die Poren schließen. Ich ziehe es vor, nach dem Genuß einer Gesichtsmaske keine weiteren Kosmetika zu benutzen. Ich möchte mir das Gefühl erhalten, die Haut gründlich gereinigt und mit Nährstoffen versorgt zu haben. Besonders ein Make-up würde nur stören. Aber natürlich ist das eine ganz individuelle Ansicht. Gerade vor wichtigen Verabredungen oder Terminen legen viele Frauen gern eine Packung auf, um hinterher besonders gut auszusehen.

Sonnenschutz und After Sun

Um das richtige Sonnenschutzprodukt zu wählen, müssen Sie wissen, zu welchem Hauttyp Sie zählen. Meiner Meinung nach sollten Sie je nach Typ nur die Dauer Ihres Sonnenbades verändern. Mit empfindlicher Haut zu einem Mittel mit hohem Sonnenschutzfaktor zu greifen, mag zwar den gewünschten Effekt haben, nämlich die Verlängerung der Eigenschutzzeit. Dafür müssen Sie dann aber auch akzeptieren, daß Sie eben keine Naturkosmetik mehr benutzen. Die Natur schützt uns nicht vor der Strahlung. Zwar gibt es Öle, die eine leichte Schutzwirkung haben, diese reicht jedoch nicht aus. Um Ihnen wenigstens ein paar Rezepte anbieten zu können, habe ich auf einen Stoff zurückgegriffen, den Sie in den entsprechenden Läden bekommen. Er geht auf die Naturkosmetik-Reihe der Hobbythek von Jean Pütz zurück. Ich habe bewußt nur ein einziges Präparat gewählt, das mit natürlichen Zutaten vermischt werden kann, um mit möglichst wenig Chemie auszukommen.

Ihren Hauttyp können Sie leicht bestimmen.

▷ Haben Sie eine helle sommersprossige Haut und rote oder rötlich-blonde Haare? Ist Ihre Augenfarbe Blau oder Grün? Dann gehören Sie zu Typ I. Das ist der extrem empfindliche Typ, der im Sommer selbst in unseren Gefilden höchstens 8 Minuten ohne entsprechende Produkte in der Sonne bleiben kann. In Äquatornähe dürfen Sie mit diesem Hauttyp keine 5 Minuten ungeschützt draußen sein.

▷ Haben Sie eine helle Haut und blonde bis hellbraune Haare? Ist die Farbe Ihrer Augen Blau, Grau oder Braun? Dann gehören Sie zu Typ II. Sie müssen sich ziemlich vorsehen. Im mittleren bis nördlichen Europa können Sie im Sommer immerhin ca. 15 Minuten ohne schützende Creme in der Sonne bleiben.

▷ Haben Sie stets einen bronze-schimmernden Teint? Sind Ihre Haare dunkelblond oder braun und Ihre Augen dunkel? Dann gehören Sie zu Typ III. Sie können sich ohne Sonnenschutz fast eine halbe Stunde draußen tummeln, ohne daß die Haut verbrennt. Selbst in Äquatornähe brauchen Sie keine schlimmen Folgen zu befürchten, wenn Sie 15 Minuten in der Sonne gestanden haben.

▷ Haben Sie generell dunkle Haut und dunkelbraune bis schwarze Haare? Ist Ihre Augenfarbe tiefes Dunkelbraun? Dann gehören Sie zu Typ IV. Die Eigenschutzzeit Ihrer Haut beträgt im Sommer in unseren Breiten etwa 45 Minuten.

Diese Angaben sind natürlich nur Richtwerte. Reizen Sie die Eigenschutzzeit nicht aus. Schließlich könnte Ihre Haut aus verschiedenen Gründen bereits angegriffen sein und nun weniger Sonne vertragen als gesunde. Ich wiederhole es noch einmal: Einen Sonnenbrand verzeiht Ihre Haut Ihnen nicht. Dieses Risiko sollten Sie also auf keinen Fall eingehen.

Hier nun die Rezepte für eigene Sonnencreme. Der verwendete Sonnenfilter heißt SoFiW 50 % und bietet den Sonnenschutzfaktor 4 - 6. Die Höhe variiert je nach Menge des zugefügten SoFiW 50 %. Bei 2 % liegt der Faktor bei 4, wenn Sie die Konzentration auf 5 % erhöhen, erreichen Sie den Faktor 5 - 6. Ich wähle in allen Rezepten den Mittelwert, nämlich 3,5 %.

Schwierigkeitsgrad für alle Sonnencremes**

Aloe Vera-Sonnencreme

10 g Shea-Butter, 10 g Bienenwachs oder Lamécreme, 40 ml Jojobaöl, 20 ml Aloe Vera-Öl, 20 ml Kamillenaufguß, 3,5 g SoFiW 50 %, 3 Tropfen Bisabolol

Die Zubereitung erfolgt genauso wie bei den normalen Tagescremes. Geben Sie die Kakaobutter, das Wachs oder die Lamécreme sowie das Öl in ein Gefäß und erhitzen Sie die Fettphase auf ca. 60 Grad. Rühren Sie gut um, damit sich alle Zutaten miteinander vermischen. SoFiW 50 % und Bisabolol im Kamillenaufguß auflösen. Auch die Wasserphase wird erhitzt und dann langsam in die Fettphase gegossen. Gießen Sie immer erst dann schluckweise nach, wenn der bereits zugegebene Teil der Flüssigkeit sich mit der Fettphase verbunden hat. Rühren Sie die Creme weiter, bis sie handwarm ist. Sollte die Konsistenz Ihnen nicht zusagen, können Sie die Sonnencreme nochmals erwärmen und vorsichtig mehr Kamillenaufguß oder destilliertes Wasser bzw. einzelne Wachs- oder Lamécremeplättchen zufügen.

Rosen-Sonnencreme

10 g Shea-Butter, 10 g Bienenwachs oder Lamécreme, 40 ml Jojobaöl, 10 ml Rosenöl, 30 ml Rosenwasser, 3 Tropfen D-Panthenol, 3,5 g SoFiW 50 %

Herstellung wie beschrieben. Lösen Sie das Panthenol nicht im Rosenwasser auf, sondern fügen Sie es der fertigen Creme erst zu, wenn diese auf ca. 45 Grad abgekühlt ist.

Mandel-Sonnencreme

10 g Shea-Butter, 10 g Bienenwachs oder Lamécreme, 20 ml Jojobaöl, 40 ml Mandelöl, 20 ml destilliertes Wasser, 3 Tropfen D-Panthenol, 3,5 g SoFiW 50 %

Herstellung wie bei der Rosen-Sonnencreme beschrieben.

Wenn Sie nach diesen Rezepturen Sonnenschutzprodukte hergestellt haben, genießen Sie einen gewissen Schutz. Es sei aber nochmals darauf hingewiesen, daß mehr als eine halbe Stunde direkte Sonnenbestrahlung täglich nicht ratsam und auch gar nicht nötig ist. Diese Zeit reicht nämlich aus, um die entsprechenden Hormone im Körper auszuschütten, die fröhlich und schön machen.

Noch ein Wort zum Sonnenschutzfaktor: Wenn Sie mit der angegebenen Dosis von 3,5 % SoFiW 50 % arbeiten, liegt der Faktor bei etwa 4 – 5. Das bedeutet, Sie können die Eigenschutzzeit mit 4 – 5 multiplizieren. Normalerweise halten Sie es mit Ihrem Hauttyp fast 30 Minuten ohne Creme aus, bevor Sie sich einen Sonnenbrand einhandeln. Dann dürfen Sie theoretisch mit Schutz 120 – 150 Minuten in der Sonne bleiben. Diese Zahl gibt die Zeit an, die man sich gerade noch nehmen darf, ohne zu verbrennen. Ob diese Dauer unbedingt ausgenutzt werden soll, muß jeder selbst entscheiden. Auf jeden Fall sollte man sich darüber klar sein, daß man seine Haut extrem strapaziert, wenn man sie so lang wie möglich der Sonne aussetzt. Vergessen Sie nicht: Die menschliche Haut ist zwar ein Multitalent, aber auch ein Sensibelchen.

Selbstverständlich müssen Sie sich nach dem Sonnenbad ganz besonders pflegen. Nur schnell duschen und dann uneingecremt anziehen ist nicht sinnvoll. Statt dessen sollten Sie sich von oben bis unten einreiben, damit Ihre Haut Fett und Feuchtigkeit zurückbekommt. Gleichzeitig können Sie mit entzündungshemmenden Stoffen Hautreizungen vorbeugen. Wiederholen Sie die Prozedur mit einem After-Sun-Produkt vor dem Schlafengehen. Dann bleibt die Bräune auch viel länger erhalten.

Wenn ein mehrwöchiger Zeitraum intensiven Sonnenbadens hinter Ihnen liegt, sollten Sie sich eine spezielle Kur gönnen. Denn während Sie erholt aus dem Sommerurlaub zurückkehren, gilt für die Haut genau das Gegenteil. Sie ist jetzt erst richtig erholungsbedürftig.

Hier kommt Ihr Pflegeplan für eine Vier-Wochen-Kur, die Sie direkt an Ihren Strandurlaub anschließen sollten:

▷ Beginnen Sie den Tag in der ersten Woche jeweils mit einer Buttermilch-Reinigung. *Mischen Sie dazu 300 ml frische Buttermilch mit 3 EL Zitronensaft.* Tauchen Sie einen Wattepad in die Flüssigkeit und massieren Sie sie in die Haut ein. Wenn Sie zur roten Nase neigen, die sich regelmäßig zu pellen droht, sollten Sie diese Waschung schon während des Urlaubs für das Gesicht anwenden. Nach etwa fünf Minuten Einwirkzeit können Sie lauwarm duschen. Benutzen Sie keine weiteren Reinigungsprodukte. Die Buttermilch-Reinigung ist ab der zweiten Woche nicht mehr nötig. Falls Sie sich aber an das angenehm frische Gefühl danach gewöhnt haben sollten, legen Sie einfach ein- oder zweimal wöchentlich eine solche Waschung ein.

▷ Anschließend wird das Gesicht mit einer *Tagescreme* eingerieben. Besonders gut eignen sich die Ringelblumen- und die Aloe-Vera-Creme. Nach der ersten Woche sollten Sie auf Ihre gewohnte Tagescreme umsteigen, die speziell auf Ihren Hauttyp abgestimmt ist.

▷ Verwöhnen Sie Ihr Gesicht regelmäßig mit einer Sahne-Maske. Diese versorgt die Haut mit Fett, Vitaminen, Mineralien und tierischem Eiweiß und beugt der Schüppchenbildung vor. *Schlagen Sie einen halben Becher süße Sahne steif und mischen Sie vorsichtig einen EL Weizenkleie darunter.* Diese Mischung streichen Sie dick auf das Gesicht und lassen sie ca. 20 Minuten einwirken. Anschließend mit viel warmem Wasser abnehmen. Spülen Sie mit sehr kaltem Wasser nach, damit die Poren sich wieder zusammenziehen. Die Sahne-Maske sollten Sie in der ersten Woche ruhig dreimal anwenden. In der zweiten und dritten Woche legen Sie sie nur noch zwei- und in der letzten Woche nur einmal auf.

▷ Nach der morgendlichen Reinigung wird der ganze Körper *mit einem Öl massiert.* Sie können ein pures Produkt verwenden oder eins, das Sie nach den entsprechenden Rezepten hergestellt haben. Besonders gut geeignet ist das reichhaltige Massageöl. In den ersten sieben Tagen ist es empfehlenswert, die Ganzkörpermassage vor dem Schlafengehen zu wiederholen. Ab der zweiten Wochen reicht es, wenn Sie sich einmal täglich gründlich einölen.

▷ Zweimal pro Woche eine Lotion mit grünem Tee mildert kleine Fältchen. Hier das Rezept:

Tee-Lotion

40 ml Macadamianußöl, 40 ml Olivenöl, 20 g Bienenwachs oder Lamécreme, 10 g Shea-Butter, 5 Tropfen Panthenol, 40 ml grüner Tee

---

Bereiten Sie die Fettphase wie üblich durch Erhitzen auf etwa 60 Grad zu. Füllen Sie das Öl-Wachs-Butter-Gemisch in eine dunkle Flasche und lassen es völlig erkalten. Kochen Sie den grünen Tee und gießen Sie ihn langsam zur Fettphase. Schütteln Sie alles gut durch. Wenn die so entstandene Lotion nicht mehr heißer als 45 Grad ist, fügen Sie auch das Panthenol hinzu und schütteln nochmals kräftig.

Ersetzen Sie in der ersten Woche das abendliche Einölen zweimal durch die Behandlung mit der Lotion. In den übrigen drei Wochen ölen Sie ohnehin nur morgens und verwenden an mindestens zwei Tagen wöchentlich wiederum die Lotion.

Gymnastik für das Gesicht

Wann immer Sie die Gelegenheit dazu haben, sollten Sie andere Menschen beobachten. Besonders interessant ist die Mimik, also der Gesichtsausdruck. Wir haben die Fähigkeit, Gefühle und Stimmungen ohne Worte auszudrücken. Allein die Körpersprache und unser Gesicht sind dazu nötig. Leider vernachlässigen wir diese Begabung heute allzuoft.
Statt dessen sind wir damit beschäftigt, die moderne High-Tech-Kommunikation immer mehr auf die Spitze zu treiben. Dazu kommt, daß wir schon sehr früh lernen, unsere Mimik zu beherrschen. Denken Sie nur einmal daran, daß Kinder, die genußvoll gähnen, sofort zu hören bekommen: „Laß das, das gehört sich nicht!" Stück für Stück gewöhnen wir uns an, die unzähligen Gesichtsmuskeln, die uns zur Verfügung stehen, zu vernachlässigen.
Beobachten Sie sich selbst, wenn Sie anderen etwas erzählen! Machen Sie den Mund richtig auf, oder kriegen Sie die Zähne nicht auseinander? Natürlich sollen Sie den Mund nicht künstlich aufreißen. Wenn Sie aber gezielt die Muskeln Ihres Gesichts trainieren, wird Ihre Mimik auf ganz natürliche Weise schöner und reicher. Zusätzlich wird die Haut durch diese Übungen straffer. Gönnen Sie sich das Vergnügen, das folgende Trainingsprogramm vor dem Spiegel zu absolvieren. Einige Grimassen sind ziemlich komisch. Sie werden also vermutlich eine Menge zu lachen haben.

▷ Beginnen Sie damit, den Mund weit zu öffnen. Halten Sie kurz und schließen Sie den Mund dann wieder. Beißen Sie die Zähne fest aufeinander und entspannen Sie kurz. Wiederholen Sie den Vorgang zehnmal. Öffnen Sie den Mund wieder und spielen Sie mit der Form. Wenn Sie beispielsweise die Wangen wie zu einem breiten Grinsen auseinanderziehen,

Übungen zehnmal ab. Zwischendurch immer wieder lockern. Nehmen Sie einen großen Schluck Wasser in den Mund und bewegen Sie ihn hin und her. Beobachten Sie, wo das Wasser überall zu sehen ist. Versuchen Sie, die Flüssigkeit wie eine Fontäne rauszupressen. Das trainiert die Wangen und macht Spaß. Zum Abschluß können Sie die gesamte Mundpartie bewegen, indem Sie kräftig kauen.

▷ Zwischendurch kommen ein paar leichte Übungen für die Nase an die Reihe. Blähen Sie die Nasenlöcher auf und ziehen Sie sie dann zusammen. Der Nasenrücken sollte dabei glatt bleiben. Danach die Nase krausen. Wiederholen Sie die drei Übungen abwechselnd zehnmal. Legen Sie einen Bleistift vor sich und probieren Sie, ihn zwischen Nase und Oberlippe zu bekommen. Sie haben fünf Versuche. Wenn Sie geübt sind, können Sie ja mal testen, ob Sie so vielleicht Ihren Namen schreiben können. Das ist zwar schwer, aber möglich!

▷ Zum Schluß ist die Augenpartie dran. Verkleinern Sie die Augen zu Schlitzen, ohne dabei die Stirn in Falten zu legen. Reißen Sie die Augen dann auf, als ob Sie gerade eine völlig unglaubliche Geschichte gehört hätten. Zehnmal abwechseln. Öffnen Sie nun das rechte Auge und schließen Sie das linke. Öffnen und schließen Sie die Augen im Wechsel. Wie schnell schaffen Sie das, ohne durcheinanderzukommen? Ziehen Sie anschließend die Augenbrauen so weit wie möglich zusammen. Machen Sie gleichzeitig große Augen. Dann recken Sie die Augenbrauen möglichst weit nach oben. Führen Sie die Übung zehnmal wechselnd durch. Können Sie auch eine Augenbraue alleine strecken, während die andere zusammengezogen ist? Probieren Sie's! Zum Schluß dürfen Sie alle erdenklichen Grimassen vor dem Spiegel versuchen. Machen Sie die Gesichtsgymnastik doch auch mal mit Ihrem Partner oder einer Freundin. Sie werden feststellen, daß Sie Spaß dabei haben. Und Lachen ist bekanntlich gesund.

Sie sehen, es ist weder aufwendig noch schweißtreibend, etwas für die Gesichtsmuskulatur zu tun. Wenn Sie zweimal im Monat trainieren, können Sie beobachten, daß Ihre Mimik lebendiger wird, ohne dabei unnatürlich zu wirken. Die Haut wird rosig und straff. Übrigens können Sie die Übungen auch gezielt dann ausführen, wenn Sie besonders blaß sind. Eine zusätzliche Klopfmassage und zartes Kneifen der Haut mit Daumen und Fingerspitzen zaubern Farbe auf Ihren Teint.

Glänzendes, volles Haar

Die Art, wie wir unsere Haare tragen, ist der Mode unterworfen. Ob lang und strähnig in der Hippie-Zeit oder kinnkurz mit frech ins Gesicht gezogenen Fransen während der Charleston-Ära – Haare drücken ein gewisses Lebensgefühl aus und können sogar zeigen, welcher gesellschaftlichen Schicht oder welcher politischen Richtung man angehört.

Nur gesundes Haar ist wirklich schön. In diesem Abschnitt möchte ich Ihnen die Anhanggebilde Ihrer Haut, denn rein biologisch gesehen handelt es sich um nichts anderes, näher vorstellen. Ich gebe Ihnen Rezepte, durch deren Anwendung Sie Ihr Haar auf natürliche Weise pflegen und schützen können. Sie werden sehen, es ist ganz einfach und viel schöner, wenn man Shampoo & Co selbst zubereitet. Für diejenigen, denen sogar die geringe Zeit dafür fehlt oder die einfach keine Lust zum Rühren und Mischen haben, gebe ich Hinweise auf Kaufprodukte. Sie können also stets sicher sein, sich mit wirklicher Naturkosmetik zu verwöhnen. Ihr Haar wird es Ihnen danken. Machen Sie sich nun auf die Entdeckungsreise, lernen Sie alles über Spülungen, Kuren, Farben und Frisuren. Toben Sie sich vor dem Spiegel aus und entdecken Sie, wie sehr Sie Ihren Typ verändern können, nur weil Sie die Haare einmal ganz anders tragen. Lassen Sie sich überraschen, welche Möglichkeiten Sie haben, ohne gleich zum Friseur gehen zu müssen. Und nun wünsche ich Ihnen viel Spaß im Reich natürlicher Haarpflege.

Mehr als nur ein Anhängsel – die Haare

Aufbau und Haarwuchs

Haare bestehen zu 80% aus der sogenannten Faserschicht (Cortex) oder Haarrinde. Ihr Aufbau ist, wie der Name schon sagt, fasrig, sie ist aus verhornten Zellen entstanden. Die Fasern liegen sowohl neben- als auch übereinander. Der Aufbau dieser Schicht verleiht dem Haar die Elastizität. In den Zellen der Haarrinde sind die Pigmente abgelagert, die die Haarfarbe ausmachen. In der Mitte des Haares verläuft das Mark (Medulla), das aus eingetrockneten und nicht vollständig verhornten Zellen besteht. Die Farbpigmente werden in der Haarwurzel (Matrix) von bestimmten Zellen gebildet. Dort befinden sich pigmentbildende Zellen. Ob Sie nun schwarz, blond oder brünett sind, hängt von der Menge der Pigmente ab, denn die bestimmt die Farbtiefe des Haares. Die Haarfarbe Grau gibt es eigentlich nicht. Es handelt sich dabei um eine optische Täuschung, die dadurch entsteht, daß sich normal pigmentierte und weiße Haare mischen.
Im Durchschnitt wächst ein Haar etwa 0,3 bis 0,5 mm am Tag. Spätestens nach vier bis sechs Jahren fällt es aus. Sie können sich also leicht ausrechnen, daß die Haarpracht kaum länger als 55 bis allerhöchstens 90 cm werden kann. Und das auch nur, wenn der Besitzer über einen Zeitraum von mehreren Jahren nie auch nur einen Millimeter abschneidet. Natürlich gibt es immer Ausnahmen von einer solchen Regel. Bei einigen wenigen Menschen wachsen die Haare einfach

schneller und werden älter. Ein Rezept dafür gibt es nach heutigen Erkenntnissen jedoch leider nicht. Wer von einer Rapunzelmähne träumt, muß eben Geduld aufbringen und es auf den Versuch ankommen lassen. Die schonende und pflegliche Behandlung sowie eine entsprechende Ernährung kann die Chance auf langes Haar sicherlich in begrenztem Maße erhöhen.

Den Anbietern von Wundermitteln sollten Sie nicht auf den Leim gehen. Wer natürliche Zutaten wie Birkensaft vermarktet, ist dabei noch recht harmlos. Dieses Produkt kann der Kopfhaut und damit auch den Haaren möglicherweise tatsächlich guttun. Meiner Meinung nach können Sie durch das Wissen um bestimmte Wirkstoffe jedoch die gleichen Effekte wesentlich günstiger erzielen. Das Versprechen, daß exotische Rezepturen, die angeblich meist aus dem asiatischen Raum stammen, selbst Glatzen verschwinden lassen oder in kurzer Zeit zu einer vollen und langen Mähne führen, ist eine glatte Lüge. Etwas derartiges gibt es noch nicht.

Mehrere Monate, nachdem ein Haar ausgefallen ist, schiebt sich ein neues aus der Kopfhaut heraus. Wir haben durchschnittlich etwa 100.000 Haare. Ungefähr 85% davon befinden sich in der Wachstumsphase. Zu unterschiedlichen Zeiten wechseln diese in die sogenannte Übergangsphase, die meist nur zwei Wochen dauert. Zum Schluß folgt die ungefähr viermonatige Ruhephase, bevor das Haar dann ausfällt. Man spricht vom Haarzyklus, der glücklicherweise „im Kanon" stattfindet. Das Ergebnis ist, daß die Haare gleichmäßig über den Kopf verteilt ausfallen und nicht büschelweise, so daß im Normalfall keine Kahlstellen entstehen.

Wenn Sie das Gefühl haben, unter extremem Haarausfall zu leiden, machen Sie sich ruhig mal die Mühe, die Haare zu zählen. Bis zu 100 Stück am Tag sind durchaus normal, bieten also keinen Anlaß zur Sorge. Sollten es jedoch über einen längeren Zeitraum täglich mehr sein, rate ich Ihnen, zum Hautarzt zu gehen. Ausfallende Haare zu zählen ist übrigens gar nicht so einfach und vor allem sehr mühsam. Es ist nämlich nicht damit getan, diejenigen zu berücksichtigen, die in der Bürste oder im Kamm steckenbleiben. Sie müssen auch ständig Pullover und Jacken absammeln, damit Sie ganz sicher sein können, daß sie die komplette Menge erwischen. Fegen Sie das Badezimmer gründlich aus, bevor Sie sich kämmen, und sammeln Sie anschließend die auf dem Boden liegenden Haare auf. Sicher werden Sie immer einige übersehen. Sie sollten jedoch versuchen, einen möglichst genauen Überblick zu gewinnen.

Schädigungen und Krankheiten

Allein die kurze Übersicht über den komplizierten Aufbau von Haaren und deren Wachstum macht deutlich, daß die Ursachen für kaputte und kranke Haare zahlreich sein können. Streß, Umwelteinflüsse, falsche Ernährung, aber auch falscher Umgang mit den empfindlichen Hautanhanggebilden gehören dazu. Leider werden selbst beim Friseur heutzutage noch viele Fehler gemacht. Die Todsünde, am gleichen Tag zu färben und eine Dauerwelle zu legen, kommt zwar wohl kaum noch vor. Nicht selten wird jedoch heftig toupiert und viel zu lange und vor allem zu heiß geföht. Folgender Tabelle können Sie entnehmen, welche negativen Einflüsse zu welchen Ergebnissen führen.

Ursache	Aussehen
zu starkes Kämmen, Toupieren und Zerren (z. B. mit Gummibändern)	rauh, glanzlos, spröde, gespalten und brüchig
intensive Bestrahlung durch Sonne, Röntgen, Solarium oder Hitze	rauh, glanzlos, trocken und brüchig
Färben, Bleichen, Dauerwelle und stark gechlortes Wasser	rauh, glanzlos, porös, brüchig, gespalten und häufig verfilzt
ernährungsbedingte Mangelerscheinungen	dünn und glanzlos, schlaff

Diese Liste ist natürlich längst nicht vollständig, zeigt Ihnen aber, daß es eine ganze Menge Ursachen gibt, gegen die man selbst vorgehen kann. Achten Sie bei der Behandlung Ihrer Haare und bei Ihrer kompletten Lebensweise auf die genannten Punkte. Dann ist schon viel gewonnen. Wechseln Sie auch den Friseur, wenn der sofort zu Chemie greift oder den sehr heiß eingestellten Fön direkt an Ihre Kopfhaut hält.

Leider muß man auch die Gründe für schlechten Haarzustand erwähnen, die nicht so offensichtlich und vor allem schwerer zu bekämpfen sind. Sie verursachen teilweise echte Krankheiten. Die wichtigste Gruppe, nämlich die Haarmangelkrankheiten (Alopezien), stelle ich Ihnen kurz vor. Da gibt es den bekannten kreisrunden Haarausfall, der meist mit einer Störung des Immunsystems zusammenhängt. In einigen Fällen handelt es sich um zeitlich begrenzte Irritationen, die nach einigen Wochen wieder vorbei sein können. Wer in jungen Jahren bereits betroffen ist, kann den Hautarzt oder auch einen Allergologen konsultieren. Schließlich kann es sich um eine dauerhafte Störung des Immunsystems durch ein Allergen, also einen eine Allergie auslösenden Stoff, handeln.

Der unregelmäßige Haarausfall ist eine weitere Form, die die unterschiedlichsten Auslöser haben kann. Schon bei hohem Fieber oder einer starken Grippe kann der Körper so geschwächt sein, daß es dazu kommt. Aber auch Bindegewebserkrankungen, Diabetes oder andere chronische Störungen können verantwortlich sein. Ebenfalls bekannte Gründe für unregelmäßigen Haarausfall sind Medikamente und Chemotherapien.

Zum endgültigen Verlust der Haare kann es durch verschiedene Hautkrankheiten kommen. Die Schuppenflechte ist nur eine davon. Wird die Haut so stark geschädigt, daß sie regelrecht vernarbt, wachsen an den betroffenen Stellen nie wieder Haare. Verbrennungen, Verätzungen oder andere Beschädigungen der Kopfhaut können zum gleichen schlimmen Resultat führen.

Und noch ein Aspekt muß im Zusammenhang mit gestörtem Haarwuchs genannt werden. Es handelt sich um die Wirkung der Hormone, die eine nicht unwesentliche Rolle spielen. Nach Schwangerschaften oder durch das Einnehmen bzw. Absetzen von Hormonpräparaten können Veränderungen auf dem Kopf beobachtet werden. Auch zu vermehrtem Damenbart kann es durch den Einfluß von Hormonen kommen.

Daß auch die Ernährung etwas mit dem Aussehen und dem Wachstum Ihrer Haare zu tun hat, wurde in der Tabelle bereits berücksichtigt. Im Normalfall sollte ein ausgewogenes Eßverhalten ausreichen, wobei besonders Eiweiß benötigt wird. Als Todsünde gelten radikale Null-Diäten, weil dem Haar während solcher Phasen nicht genügend Nährstoffe zugeführt werden. Da diese „Holzhammer-Methoden" für den gesamten Organismus schädlich sind und nie zum erwünschten Erfolg, der dauerhaft schlanken Figur, führen, sollten Sie diese für immer vergessen.

Als letzte Ursache für eine Alopezie sei der Streß erwähnt. Die Wirkung mag zwar indirekt sein, kann aber von niemandem ernsthaft angezweifelt werden. Wer permanent zuviel arbeitet, zuwenig schläft und womöglich noch Sorgen hat, schwächt seinen Körper. Die Atmung und der gesamte Stoffwechsel verändern sich. Eine Folge kann sein, daß Haut und Haare nicht mehr ausreichend mit Nährstoffen versorgt, statt dessen aber mit Ablagerungen von Abfallprodukten belastet werden. Vielleicht haben Sie schon mal beobachtet, daß Sie, gerade wenn besonders anstrengende Wochen hinter Ihnen liegen und Sie bereits wieder regenerieren, viele Haare verlieren. Denken Sie nicht, daß in der Ruhephase, die Sie sich gönnen, irgend etwas nicht in Ordnung sei, was zum vermehrten Verlust von Haaren führt. Richtig ist, daß die Auswirkungen von Hektik und Streß lediglich verzögert sichtbar werden. Bedenken Sie, daß ein Haar nicht überall gleichzeitig wächst, sondern nur an der Wurzel. Schädigungen und Mangelerscheinungen zeigen sich also erst, wenn die betreffende Partie aus der Kopfhaut herausgewachsen und für Sie zu sehen ist. Das gilt auch im umgekehrten Fall. Wer durch einseitige Ernährung das Fehlen benötigter Stoffe verschuldet hat, kann nach einer Woche mit ausgewogenem Speiseplan noch keine Verbesserungen erwarten. Zwar treten diese im Grunde vom ersten Tag an ein, sind aber eben noch nicht zu beobachten. Haben Sie also immer Geduld, wenn Sie mit äußerlichen oder innerlichen Methoden versuchen, die Struktur Ihres Haares zu optimieren.

Bisher sind Umwelteinflüsse als Grund für Haarprobleme nur am Rande erwähnt worden. Ihre Wirkung ist sehr komplex und leider auch kompliziert, so daß an dieser Stelle nur kurz darauf eingegangen werden kann. Unser Körper und auch unsere Haare brauchen bestimmte Mineralien und Spurenelemente. Diese haben einen nicht zu unterschätzenden Einfluß auf unser Wohlbefinden und auf das Aussehen. Treten Mängel auf, können Haarausfall oder Hautprobleme die Folge sein. Umgekehrt gibt es jedoch auch die Überlastung mit Stoffen, die entweder nur in kleinen Mengen oder überhaupt nicht benötigt werden. Magnesium ist nur ein Beispiel. Wir brauchen es, damit die Weiterleitung von Reizen reibungslos funktioniert. Gleichzeitig schützt es vor Arterienverkalkung. Nehmen wir jedoch zuviel davon auf, kann dies zu Abgeschlagenheit und körperlicher Schwäche führen.

Mit der Luft und mit chemisch behandelten Lebensmitteln nehmen wir eine ganze Reihe von Stoffen auf, von deren Existenz und Menge wir nichts wissen. So ist es uns auch nicht möglich, das konsumierte Maß von Kalium & Co selbst zu bestimmen. Hinzu kommen alle möglichen Umweltgifte und Schwermetalle, die im menschlichen Körper gar nichts zu suchen haben, aber dennoch aufgenommen werden. Selbst wer nur frisches Obst und Gemüse zu sich nimmt, ist davor nicht sicher. In fast allen Böden und vor allem auch im Regenwasser befinden sich heutzutage Schadstoffe. Haarausfall ist nur ein Symptom, das zu solchen Vergiftungserscheinungen gezählt werden muß.

Falls Sie unerklärliche Beschwerden haben, deren Herkunft Ihnen und Ihrem Arzt rätselhaft ist, sollten Sie einmal eine neue Form der Diagnose testen. Es handelt sich dabei um die sogenannte Haarmineralanalyse. Zwar kann Ihnen diese Methode keine Erfolgsgarantie geben, sie hat aber im Vergleich zu herkömmlichen Untersuchungen einen deutlichen Vorteil. Wenn Ihr Blut oder Urin im Labor unter die Lupe genommen wird, zeigen sich bestimmt einige interessante und aussagekräftige Fakten. Es handelt sich aber immer um eine Momentaufnahme. Das heißt, der Arzt erfährt, in welchem Zustand das Blut am entsprechenden Tag war. Die so gewonnenen Eindrücke lassen zwar Schlußfolgerungen zu, sind aber oft erst nach regelmäßigen Wiederholungen und unter Miteinbeziehung anderer Testergebnisse wirklich aussagekräftig. Nehmen Sie nur das Beispiel eines Diabetikers, der den Zuckergehalt seines Blutes teilweise sogar täglich kontrollieren muß. Die dabei auftretenden starken Schwankungen machen deutlich, was ich meine.

Bei der Haaranalyse ist das ganz anders. Sie zeigt Ablagerungen und Mängel, die der Körper über den Zeitraum mehrerer Monate erdulden mußte. Ein weiterer deutlicher Vorteil, der für dieses Verfahren spricht: Im Haar sammeln sich viele Sorten von Mineralien und Spurenelemente an und bleiben optimal erhalten. Dadurch entsteht ein ziemlich genauer, für den Fachmann sichtbarer Querschnitt der im Organismus befindlichen Stoffe. Falls Sie eine solche Untersuchung vornehmen lassen wollen, sollten Sie einen Arzt oder Heilpraktiker aufsuchen und mit ihm darüber reden.

Aufgrund zunehmender Umweltverschmutzung und entsprechend gestiegener Beschwerden, die die Menschen immer mehr verunsichern, haben leider auch Scharlatane ein Geschäft gewittert und für sich genutzt. Auch wenn ich kein Institut verurteilen will, rate ich im Umgang mit einigen Einrichtungen zur Vorsicht. So wird zum Beispiel eine Haarmineralanalyse per Post angeboten. Sie senden einige Haare ein und erhalten das Ergebnis ebenfalls per Post. Dieses Verfahren erscheint mir nicht überzeugend, da es in keiner Weise die Lebensumstände, Krankengeschichte und ähnliches berücksichtigt. Hinzu kommt, daß die Institute häufig selber Mineralprodukte anbieten. Wer Ihnen gewisse Präparate verkaufen will, wird wohl kaum objektiv und rein wissenschaftlich untersuchen, ob Sie diese überhaupt benötigen. Vertrauen Sie sich daher nicht gleich dem ersten Anbieter an, sondern suchen Sie ruhig, bis Sie das Gefühl haben, gut aufgehoben zu sein.

Damit Sie einen besseren Eindruck darüber gewinnen, wie heftig sich der Mangel oder Überschuß einer bestimmten Substanz bemerkbar machen kann, möchte ich Ihnen einige wichtige Mineralien kurz vorstellen.

Chrom
Regelt unter anderem den Blutzuckerspiegel. Beugt der Arterienverkalkung vor, die in zivilisierten Ländern heutzutage zu den häufigsten Todesursachen zählt.
Zuwenig Chrom macht müde und schlapp und führt zu Lustlosigkeit. Außerdem kann der ständige Appetit auf Süßes durch Chrommangel begründet sein.
Zuviel Chrom kann schädlich für Nieren und Leber sein.

Eisen
Das im roten Blutfarbstoff (Hämoglobin) enthaltene Eisen regelt den Sauerstofftransport von der Lunge zu den Zellen. Es ist außerdem Bestandteil wichtiger Enzyme, die an verschiedenen Körperfunktionen beteiligt sind.
Zuwenig Eisen führt in erster Linie zu Blutarmut. Deshalb wird bei potentiellen Blutspendern vor der Entnahme der Eisenwert geprüft. Ist er zu gering, wird kein Blut abgezapft.
Zuviel Eisen schädigt Leber, Herz und die Bauchspeicheldrüse. Es begünstigt außerdem Infektionen, da die schädlichen Bakterien Eisen zur Vermehrung benötigen. Leichter Eisenmangel bei Schwangeren ist daher eine natürliche Schutzmaßnahme des Körpers vor Infektionen.

Germanium
Seine Aufgabe liegt unter anderem darin, den Sauerstoffhaushalt des Körpers positiv zu beeinflussen. Hilft beim Abbau von Schwermetallen.

Zuwenig Germanium hat man bisher kaum nachweisen können, so daß keine Konsequenzen bekannt sind.
Zuviel Germanium wurde bisher ebenfalls nicht beobachtet.

Kalium
Übernimmt wichtige Aufgaben in der Regulierung des menschlichen Wasserhaushalts. Beeinflußt außerdem die Arbeit der Muskulatur sowie die Strapazierfähigkeit der Nerven.
Zuwenig Kalium kann zu Herzrhythmus-Störungen führen. Auch die Arbeit der Muskeln kann empfindlich beeinträchtigt werden.
Zuviel Kalium senkt den Puls und bringt körperliche Schwäche mit sich. Hinzu kommen mögliche geistige Störungen.

Kalzium
Wird besonders während des Wachstums benötigt, da es dafür sorgt, daß sich Knochen bilden und die Zellteilung vonstatten geht. Außerdem brauchen die Muskeln Kalzium, um sich zusammenziehen zu können.
Zuwenig Kalzium kann in schlimmen Fällen zu Störungen des Bewußtseins führen. Auch starke Erregbarkeit sowie Nervosität können von einem Mangel herrühren.
Zuviel Kalzium kann sich im Körper ablagern, so daß es zu Augen- und Nierenbeschwerden und Arterienverkalkung kommt. Gleichzeitig muß auf die Wechselwirkung von Kalzium und Magnesium hingewiesen werden. Wer zuviel Kalzium hat, scheidet vermehrt Magnesium aus, was in schweren Fällen Herz- und Nierenerkrankungen nach sich ziehen kann.

Kupfer
Spielt beim Wachstum der Knochen sowie bei der Aufnahme von Eisen eine große Rolle.

Zuwenig Kupfer kommt eigentlich kaum vor. Zumindest sind bisher keine Folgen bekannt.
Zuviel Kupfer dagegen hat vor allem auf den Geist des Menschen Einfluß. Das Gedächtnis kann nachlassen. Es wurden auch schon Mißmut und eine negative Lebenseinstellung beobachtet.

Magnesium
Wie bereits erwähnt sorgt es dafür, daß Reize ohne Schwierigkeiten weitergegeben werden können. Es schützt außerdem vor der gefährlichen Arterienverkalkung.
Zuwenig Magnesium kann Nierenprobleme verursachen und Herzbeschwerden provozieren bzw. verschlimmern.
Zuviel Magnesium macht müde und schlapp.

Mangan
Besonders wichtig für die Nerven. Sorgt außerdem für das Knochenwachstum und den Fettstoffwechsel.
Zuwenig Mangan hat zur Folge, daß der Knochenbau leidet.
Zuviel Mangan kann den Blutdruck nach oben treiben. Es wirkt sich auch auf die Psyche aus und kann in schlimmen Fällen zu regelrechten Bewußtseinsstörungen führen, die mit Geisteskrankheiten verwechselt werden.

Selen
Es unterstützt die Wirkung von Vitamin E im Körper. Außerdem bekämpft es Gifte und schwächt deren Wirkungen auf den Organismus ab.
Zuwenig Selen kann zur Folge haben, daß Quecksilber und andere Gifte sich besser im Körper anreichern können und zu Schäden führen. Auch ein erhöhtes Krebsrisiko wird mit Selenmangel in Verbindung gebracht.
Zuviel Selen kann Haarausfall und eine chronische Leberschädigung bewirken.

Zink
Kommt als Wirkstoff in diversen Salben vor, die zur Wundheilung beitragen sollen.
Zuwenig Zink ist möglicherweise belastend für die Leber und erhöht die Anfälligkeit bei Infekten bzw. mindert die Fähigkeit des Körpers, sich gegen Infekte zu wehren. Außerdem können Geruchs- und Geschmackssinn beeinträchtigt werden.
Zuviel Zink wird kaum mit entsprechenden Konsequenzen beobachtet. In schweren Fällen können Übelkeit und Durchfall auftreten.

Von Haaren und Typen

Ob Sie nun esoterische Ansätze nachvollziehen und sich die Haare entsprechend Ihrer seelischen Verfassung schneiden oder ob allein modische oder praktische Aspekte den Ausschlag geben, wichtig ist auf jeden Fall, daß Ihr Typ bei der Frisurenauswahl berücksichtigt wird. Die sportliche Frau, die sich in Jeans und flachen Schuhen am wohlsten fühlt, trägt die Haare vermutlich frech mit Pfiff und vor allem unkompliziert. Dagegen wird die elegante Dame, die fast immer in Röcken oder Kleidern herumläuft und auf Tücher und Schmuck großen Wert legt, Steckfrisuren oder lange Hollywood-Wellen bevorzugen.
Wer seinen Typ bei der Entscheidung für die Form des Kopfschmucks ausklammert, wird vermutlich nie richtig zufrieden mit dem Ergebnis sein. Auch wenn man's selbst auf den ersten Blick nicht erkennt, verschenkt man doch die Chance auf ein attraktives Äußeres. Ob Sie es glauben oder nicht – die schickste Frisur wird unbewußt als störend empfunden, wenn sie nicht zum übrigen Outfit des Menschen paßt. Überlegen

Sie deshalb genau, wie Sie im Alltag auftreten und in welcher Bekleidung Sie sich am wohlsten fühlen. Ein weiterer äußerst wichtiger Aspekt ist die Gesichtsform. Versuchen Sie, Pausbacken oder Ecken optisch abzuschwächen, statt sie womöglich noch zu betonen. Folgende Tips sollen Ihnen helfen, leichter Ihre Idealfrisur zu finden.

Das runde Gesicht
Zu diesem Typ gehören Sie, wenn die Entfernung von einem Ohr zum anderen der zwischen Stirn und Kinn zu entsprechen scheint. Alles an Ihrem Gesicht wirkt rund und weich, harte Kanten gibt es nicht. Ideal für Sie sind kurze bis höchstens kinnlange Haare. Im Grunde haben Sie generell die Wahl zwischen zwei Arten. Zunächst kommt eine Frisur in Frage, die selbst viel Volumen hat und dadurch das Gesicht schmaler erscheinen läßt. Die zweite Möglichkeit ist, die Seitenpartien eines Pagenkopfes beispielsweise in das Gesicht zu ziehen, so daß die Wangen ebenfalls weniger breit aussehen. Ein Bob oder der klassische Pagenkopf sind gute Möglichkeiten.
Auch kurze Wuschelmähnen eignen sich. Am besten werden die Haare dafür durchgestuft oder bekommen zumindest auf einer Länge eine Stufe. Hübsch ist auch, wenn Sie bei der kinnlangen Lockenpracht auf den Pony verzichten. Wenn Sie dann einen Seitenscheitel tragen, lassen sich einige Strähnen in frechen Kringeln schräg über Stirn und eine Gesichtshälfte ziehen.
Wer unbedingt lange Haare haben möchte, kann das natürlich auch bei einem runden Gesicht. Auch dann empfiehlt sich ein Seitenscheitel. Vielleicht sollten Sie sogar darauf achten, daß der Pony etwas asymmetrisch ist. Außerdem ist wichtig, daß nicht beide Seiten gleich aussehen. Wenn Sie die rechte Partie beispielsweise hinter dem Ohr tragen und die linke locker an

der Wange hängen lassen, verändert sich Ihre Gesichtsform optisch erheblich.

Das ovale Gesicht
Es ist lang und schmal. Alles an diesem Gesicht ist weich, auch hier gibt es nichts Knochiges oder Kantiges. Volumen ist besonders an den Seiten wichtig. Wenn Sie einen Pony tragen möchten, sollten Sie diesen nicht stark auftoupieren oder ihm durch Gel Stand geben. Das würde das Gesicht noch länger erscheinen lassen. Lange Haare eignen sich für diese Form sehr gut, besonders dann, wenn sie nicht ganz glatt sind. Großzügige Wellen oder auch kleine Löckchen sind erlaubt. Am besten lassen Sie Ihr Haar kräftig stufen. Wer eine Naturwelle hat, kann sich freuen. Der braucht nur noch etwas Gel in die Spitzen geben, damit diese sich schön kringeln. Am Oberkopf kann das Haar gegebenenfalls mit Wellenreitern gebändigt werden, damit der Kontrast zu den voluminösen Seiten deutlicher wird.

Wenn Sie von Natur aus glatte Haare haben und ohne Dauerwelle auskommen möchten, wäre vielleicht folgender Vorschlag etwas für Sie: Machen Sie sich einen leichten Seitenscheitel, und schneiden Sie die Haare etwa auf Kinnhöhe gerade ab. Die Spitzen werden nach außen geföhnt oder sogar mit dem Lockenstab nach außen gebogen. So erhalten Sie in der unteren Partie Volumen und lenken von der Gesichtsform ab. Für langes, glattes Haar gibt es eine einfache, aber sehr wirkungsvolle Lösung. Frisieren Sie die gesamte ponylose Frisur nach hinten. In die Ansätze, besonders an den Seiten, kneten Sie etwas Gel für Halt und Glanz. Diese Variante sieht nur mit gesundem und gepflegtem Haar gut aus. Damit sich optisch eine Einheit bildet, sollte die Pracht keine Stufen haben.

Das viereckige Gesicht
Wenn Sie an Ihrem Kinn und an der Stirn deutliche Kanten entdecken, haben Sie vermutlich eine viereckige Gesichtsform. Ihr Haarschnitt sollte in diesem Fall möglichst asymmetrisch sein. Achten Sie auch darauf, daß die Form besonders weich ist und damit das Harte der Gesichtszüge ausgleicht. Füllige Wellen bieten sich an. Auch lockere Steckfrisuren kommen in Frage. Ein klassischer Pagenkopf ist ebenso geeignet wie die ganz kurze Variante. Schneiden Sie die Haare dazu über den Ohren ab. Der Pony darf ruhig recht lang sein und sollte in sich gestuft werden, so daß er dicker und bewegter wirkt.

Das dreieckige Gesicht
Ein schmales Kinn und eine breite Stirn – das sind typische Kennzeichen für diese Gesichtsform. Damit läßt sich eine ganze Menge anfangen, ohne viel beachten zu müssen. Verzichten Sie auf den Pony, oder geben Sie sich mit einem ausgedünnten Pony zufrieden. Kurzhaarschnitte können Sie gut tragen. Ein Pilzkopf zum Beispiel ist geradezu ideal. Denken Sie jedoch an den Pony, und kämmen Sie ihn zur Seite. Auch eine fransige Variation mit schmalem Nacken sieht hübsch aus. Außerdem gut bei einem dreieckigen Gesicht: Kämmen Sie die etwas mehr als kinnlangen Haare ganz glatt, und halten Sie die Seiten entweder mit Spangen oder schieben Sie sie hinter die Ohren. Nur die Spitzen dürfen plusterig aussehen. Kneten Sie für diesen Effekt ein wenig Gel hinein. Sie erreichen damit, daß das schmale Kinn optisch der breiteren Stirn angeglichen wird.

Von der Theorie zur Praxis

Zutaten für schönes Haar

Mit diesem Büchlein möchte ich Ihnen Lust machen, Ihre eigenen Haarpflegeprodukte herzustellen. Glauben Sie mir, es ist überhaupt nicht schwer, dauert nicht lange und kostet auch nicht mehr, als wenn Sie auf fertige Kosmetika zurückgreifen. Statt dessen macht es Spaß, und vor allem die Benutzung wird Ihnen viel besser gefallen als die der herkömmlichen Präparate. Und denken Sie nur einmal daran, welche weiteren Vorteile Selfmade-Kosmetik hat. Sie wissen immer genau, was in Ihrem Shampoo oder in der Spülung enthalten ist. Kein Tier muß leiden, um eine neue Mischung auszuprobieren.
Auch der Aspekt des Umweltschutzes ist nicht unerheblich. Schließlich kaufen Sie nicht wieder und wieder eine Plastikflasche, sondern kochen den Nachschub in einem Topf, um ihn anschließend in ein Gefäß abzufüllen, das Sie lange Zeit verwenden können. In diesem Kapitel lernen Sie eine Auswahl an Rohstoffen kennen, die zur Herstellung von Haarpflegeartikeln benötigt werden. Sie werden sich vielleicht wundern, wie viele davon Sie bereits zu Hause haben. Wichtig ist, daß Sie keine synthetischen Konservierungs-, Farb- oder Duftstoffe brauchen. Und noch etwas: Es ist kein Studium nötig, um sich mit den Zutaten vertraut zu machen. Aber ich möchte Ihnen gerne die Möglichkeit geben, die Wirkungsweisen einzelner Stoffe schnell nachzuschlagen, damit Sie später eigene Rezepte entwickeln können, die auf Ihren ganz persönlichen Bedarf abgestimmt sind.

Natürliche Wirkstoffe von A bis Z

Alkohol
Für die Herstellung von Haarshampoo benutzen Sie entweder 70%igen Alkohol, oder Sie stellen daraus und aus einer Pflanze zunächst eine Tinktur her.

Arnika
Die Tinktur dieser Pflanze wird als Heilmittel, vor allem bei Stoßverletzungen, verwendet. Sie heilt die Haut schnell ab und kommt daher auch häufig in Akneprodukten vor. Besonders gegen Schuppen und bei fettigem Haar eignet sich Arnika.

Bier
Der Gerstensaft enthält viel Protein und Vitamin B. Er festigt das Haar und läßt es glänzen.

Birke
Ein Absud der Birkenblätter ist ein hervorragendes Haarwasser. Die Durchblutung der Kopfhaut wird angeregt.

Brennessel
Auch die Blätter dieser Pflanze, die den meisten aus Kindertagen bekannt ist, eignen sich zur Haarpflege. Sie kräftigen und fördern die Durchblutung.

Efeu
Nicht nur die hervorragende Wirkung bei reifer Haut macht Efeu zu einer wichtigen Kosmetikzutat. Gleichzeitig sorgt diese Rankpflanze auch dafür, daß Schuppen verschwinden.

Ei
Das Gelbe vom Ei macht seinem Namen nicht nur auf dem Teller alle Ehre. Sein Fett- und Lecithin-Gehalt machen es zu einem idealen Zusatz in Haarpackungen.

Essig
Diese Flüssigkeit ist in jedem Haushalt zu finden. Man benutzt sie in erster Linie in der Küche, aber auch zur Reinigung und als Naturheilmittel. Als Haarspülung sorgt Essig für die Regulierung des Säurewerts der Kopfhaut. Er entfernt Kalkreste und schenkt den Haaren Glanz.

Fenchel
Er ist den meisten Menschen als nahr- und schmackhaftes Gemüse bekannt. Daraus lassen sich allerdings auch gute Haarwässer herstellen.

Henna
Aus den Blüten des Tropenstrauchs wird ein duftendes Öl gewonnen. Die Blätter und Stengel liefern die Substanz, die pulverisiert für die Haarpflege verwendet wird. Achten Sie auf das jeweilige Angebot. Henna wird sowohl farblos als auch rotfärbend verkauft.

Honig
Die süße Leckerei ist ein kosmetisches Naturtalent. Mit Honig kann man Haut und Haare pflegen. Auch als Zutat für natürliche Festiger ist er bestens geeignet.

Kamille
Die kleine Blume ist als Heilmittel nicht wegzudenken. Man setzt sie bei Übelkeit oder Erkältungen ein. Wegen ihrer entzündungshemmenden Wirkung verwendet man sie auch gern im Kampf gegen Pickel. Kamille beruhigt die Kopfhaut und hellt blonde Haare auf.

Klettenwurzel
Sie wirkt antibakteriell und stärkt das Haar. Auch als Mittel gegen Schuppen eignet sie sich gut.

Kornblume
Die Blüten der Feldblume werden für Spülungen verwendet, mit denen weiße Haare einen leicht bläulichen Schimmer bekommen.

Lindenblüten
Der Tee ist als Beruhigung für den Magen seit jeher bekannt. Außerdem sorgen Lindenblüten für eine verbesserte Durchblutung der Haut und versorgen sowohl Haut als auch Haare mit Feuchtigkeit.

Olivenöl
Die italienische Spezialität verfeinert Speisen, ist gesund und pflegt intensiv strapaziertes Haar.

Pfefferminze
Der erfrischende Duft der Pflanze fällt sofort auf. Tatsächlich bekämpft sie unangenehme Gerüche. Außerdem wirkt sie desinfizierend. Durchblutet die Kopfhaut und bekämpft Schuppen.

Pottasche
Rein chemisch betrachtet ist Pottasche eine Kaliumverbindung. Das weiße Pulver ist leicht in Wasser löslich. Es wird unter anderem zur Herstellung von Seife verwendet.

Rhabarber
Die sauren Stangen werden vor allem als Kompott verarbeitet. Das aus der Wurzel gemachte Pulver pflegt und tönt blondes Haar.

Sandelholz
Der Tropenbaum blüht das ganze Jahr. Man gewinnt daraus ein entspannendes Öl. Außerdem eignet sich Sandelholz, um dunklem Haar einen rötlichen Schimmer zu geben.

Seifenkraut
Das Kraut gehört zur Gattung der Nelkengewächse. Seinen Namen verdankt es seiner reinigenden Wirkung. Außerdem bekämpft es Bakterien. Leider kann es nicht als schäumende Basis eines Shampoos verwendet werden, da es bei häufiger Benutzung toxisch wirkt.

Silberseife
Hierbei handelt es sich um Schmierseife, die auf ganz bestimmte Art gereinigt ist. Sie benötigen sie als Basis für Haarshampoo.

Walnuß
Nicht nur zu Weihnachten ist diese köstliche Nuß beliebt. Ihr Öl und ihre Schale finden auch in der Kosmetik Anwendung. Haare lassen sich damit leicht braun tönen. Achtung: Auch die Haut kann durch zerriebene Walnußschalen gefärbt werden.

Weizenkeimöl
Dieses reichhaltige Speiseöl bietet sich zur intensiven Haarpflege an.

Zinnkraut (Schachtelhalm)
Die Blätter fördern die Durchblutung und hemmen Entzündungen. Gleichzeitig wird die Kopfhaut gestärkt.

Zitrone
Die gelbe Frucht mit dem hohen Gehalt an Vitamin C ist gesund und lecker. Verwenden Sie ihren Saft als Haarspülung.

Ausgewählte Fertigprodukte

Vermutlich werden Sie nicht immer Lust oder Zeit haben, sich Ihre Produkte selbst herzustellen, auch wenn das noch so viele Vorteile hat. Das verstehe ich nur zu gut. Damit Sie aber keine schlechten Erfahrungen machen müssen oder unsicher sind, ob Sie den einen oder anderen Artikel wirklich als naturkosmetisches Präparat ansehen können, versuche ich, Ihnen einen kleinen Überblick über erhältliche Fertigprodukte zu geben. Selbstverständlich kann es sich dabei nur um eine Auswahl handeln, die während meiner Recherchen entstanden ist.

Henna-Serie
Sie haben das Pulver sicher schon in der Rohstoffliste entdeckt. Natürlich können Sie auch fertige Haarpflegeprodukte kaufen, die auf diesem Stoff aufbauen. Es gibt sowohl Shampoo als auch Stylinggel.

Bananen-Serie
Konsumiert macht die gelbe Tropenfrucht fröhlich und ist gesund. Aber auch in der Kosmetik hat sie einen festen Platz. Sie kommt beispielsweise in nährenden Gesichtsmasken vor. Eine spezielle Pflegeserie bietet Kur, Shampoo und Spülung für die Haare an. Normales und trockenes Haar wird damit weich und geschmeidig.

Weizenkeim-Serie
Die Kraft der Weizenkeime gepaart mit einer Extra-Portion Vitamin E gibt trockenem Haar die Nährstoffe, die es dringend braucht. Auch bei dieser Serie bekommen Sie sowohl Shampoo als auch Zusatzpflege, beispielsweise Schaumbalsam.

Soja-Serie
Soja-Extrakt enthält viel Protein. Der Wirkstoff ist daher gut geeignet, strapaziertem und angegriffenem Haar die Kraft zurückzugeben. Kombinieren Sie Shampoo und Schaumbalsam.

Spezielle Feuchtigkeitsserie
Auch dieses Programm baut hauptsächlich auf der Wirkung von Weizenkeimöl auf. Hinzu kommen Aloe Vera, Mandelmilch und Jojoba. Das Haarbad wird durch eine Maske und ein Konzentrat für die Spitzen ergänzt.

Blüten- und Kräuter-Serie
Auf den jeweiligen Typ oder die Problematik abgestimmt gibt es eine Reihe von Shampoos und zusätzlichen Pflegeprodukten, die auf Kräutern oder Blüten basieren. Unter anderem sind folgende Sorten erhältlich: Brennessel, Ringelblume, Kamille, Rosmarin, Klettenwurzel.

Zitronen-Serie
Daß die Zitrone in der Haarpflege Anwendung findet, ist ja bekannt. Sie finden auf dem Markt Shampoo und Kur. Häufig ist auch die Kombination von Zitrone und Kamille, die natürlich besonders von Blonden gern verwendet werden.

Jojoba-Serie
Wer sein Haar durch Dauerwelle, Färbung oder andere Belastungen sehr strapaziert hat, kann ihm mit Jojoba wieder auf die Beine helfen. Meistens sind in den angebotenen Artikeln zusätzlich Kräuter wie Brennessel oder Schachtelhalm enthalten. Es gibt Shampoo, Kur und Spülung.

Honig-Serie
Diese Produkte tun Ihren Haaren nicht nur gut, sie duften meist auch angenehm nach Honig. Häufig sind Kombinationen zu finden, beispielsweise mit Weizenkeim.

Rezepte, Rezepte

Haarwäsche

Wenn Sie sich bisher ausschließlich mit gängigen Fertigprodukten die Haare gewaschen haben, sind Sie vermutlich an eine dickflüssige Konsistenz der Shampoos gewöhnt. Nach dem kräftigen Einmassieren bildet sich auf Ihrem Kopf normalerweise jede Menge Schaum. Von diesen Gewohnheiten und Erwartungen müssen Sie sich nun komplett verabschieden. Die Shampoos aus meinen Rezepten sind dünnflüssig bis wäßrig. Und bei der Reinigung damit entsteht auch kein Schaum bzw. nur eine kleine Menge. Hinzu kommt, daß Sie nach der Wäsche und dem üblichen Ausspülen mit Wasser immer eine saure Spülung mit Zitrone und/oder Essig machen müssen.

Wenn Sie Ihr Haar dann frisieren, wird es sich anders anfühlen, als Sie es kennen. Bisher waren Ihre Haare je nach Typ wahrscheinlich immer recht locker und weich, wenn sie frisch gewaschen waren. Das lag daran, daß nicht nur der Schmutz, sondern auch wichtiges Hautfett entfernt wurde. Die Entfettung ist gewöhnlich viel zu stark, was zur Folge hat, daß die Kopfhaut mehr Talg produziert, um dieser Entwicklung entgegenzuwirken. Zunächst sind die Haare also luftig leicht. Doch schon nach kurzer Zeit hat sich wieder Schmutz und Fett angesammelt, und Sie müssen erneut waschen. Das ist bei den natürlichen Shampoos anders. Die Haare fühlen sich während des Trocknens etwas härter an, haben aber meistens schon von allein besseren Halt, so daß Sie entsprechende Stylingprodukte reduzieren können. Die

Talgproduktion wird nicht so stark angekurbelt. Sie brauchen sich daher nicht mehr so oft den Kopf waschen.
Verbesserungen der Struktur bzw. des Aussehens werden Sie sicher nicht sofort feststellen. Dafür brauchen Sie schon etwas mehr Geduld. Geben Sie sich und Ihrem Haar die Chance, und steigen Sie wenigstens für ein halbes Jahr auf selbstgemachte Produkte um. Ich bin überzeugt, daß Sie nach dieser Zeit und den neuen Erfahrungen nicht mehr zurück wollen. Außerdem sollten Sie beim Waschen Ihrer Haare einige Tips berücksichtigen.

- Kämmen Sie Ihr Haar vor der Wäsche immer durch. Es läßt sich im trockenen Zustand viel leichter entwirren. Außerdem ersparen Sie sich unnötig viele Haare im Abfluß. Vielleicht wissen Sie bereits, wie schnell ein Abfluß von Haaren verstopft sein kann. Da die Reinigung nicht sehr angenehm ist, benutze ich stets ein spezielles Sieb. Mit dem Kämmen vor der Wäsche werden lose Haare bereits im Vorfeld entfernt.
- Wenn Sie doch fertige Präparate kaufen, sollten Sie diese in den Handflächen schon leicht verreiben, bevor Sie sie in das Haar geben. Die meisten können auch mit etwas Wasser verdünnt werden. Die selbst zubereiteten Shampoos brauchen Sie nicht mehr verdünnen. Sie sollten sie aber auch erst in die Hand gießen und nicht direkt auf den Kopf.
- Waschen Sie Ihr Haar nur, wenn es nötig ist. Das heißt nicht, daß Sie mit Strähnen oder sonstwie ungepflegt herumlaufen sollen. Ich will damit nur sagen, daß Sie nicht aus Gewohnheit jeden Morgen die Haare waschen sollten. Das ist eindeutig zuviel. Alle zwei Tage ist in den meisten Fällen das absolute Maximum.
- Durch zu heißes Fönen können Schädigungen entstehen. Das gilt auch für heißes Wasser, wenn auch in geringerem

Maße. Benutzen Sie besser lauwarmes bis höchstens handwarmes Wasser. Zum Abschluß darf es ruhig eine kalte Spülung sein. Das erfrischt und bringt die Durchblutung in Schwung.
- Gründliches Ausspülen ist besonders wichtig. Die Inhaltsstoffe der Rezepturen sind nur für kurzfristigen Körperkontakt gedacht. Rückstände sollten nicht in die Haut einziehen können.
- Und noch ein wichtiger Tip für Langhaarige: Nasse Haare dehnen sich stärker als trockene. Kämmen Sie deshalb niemals Ihr Haar, wenn es noch sehr naß ist, da es sonst überdehnt und brüchig wird.

Ich gebe Ihnen jetzt eine Auswahl von Rezepten. Probieren Sie doch einfach verschiedene aus. Vielleicht haben Sie bald Ihr Lieblingsshampoo und benutzen kein anderes mehr. Bedenken Sie bitte immer, daß die beschriebene Wirkungsweise recht schwach ist. Schließlich bleibt ein Reinigungsmittel nur kurze Zeit auf dem Kopf und wird dann wieder gründlich abgespült. Die Wirkdauer ist also sehr gering. Schneller werden Sie Erfolge sehen, wenn Sie fleißig auf Spülungen und Kuren zurückgreifen.

Grundrezept
3 Tassen destilliertes Wasser, 1 EL Silberseife, 1 TL Pottasche, 30 ml Weingeist (70%)

Gießen Sie das Wasser in einen Topf, und lassen Sie es aufkochen. Fügen Sie dann die Silberseife hinzu, und rühren Sie kurz, bis sie sich vollständig gelöst hat. Nun können Sie die Pottasche zugeben. Lassen Sie alles auf kleiner Flamme etwa eine halbe Stunde köcheln. Nach dieser Zeit nehmen Sie den

Topf von der Platte und lassen die Mischung abkühlen. Erst jetzt gießen Sie den Weingeist zu, rühren ihn unter und füllen das fertige Produkt in eine Flasche. Schütteln Sie sie zum Abschluß noch einmal kräftig durch.

> Für die schon so häufig erwähnte *saure Spülung* nehmen Sie einfach gewöhnlichen Haushaltsessig und verdünnen ihn mit klarem Wasser. Ersatzweise können Sie auch Zitronensaft verwenden. Pressen Sie eine frische Zitrone aus, filtern Sie den Saft durch ein feines Sieb, und gießen Sie ihn in eine Karaffe mit Wasser. Sie sollten immer die eine oder andere Mischung vorbereitet haben, wenn Sie mit der Haarwäsche beginnen.

Nach Ihrem ersten Versuch werden Sie feststellen, daß die entstandene Menge nicht besonders groß ist. Ich gebe nur das Rezept für eine kleine Portion an, da ich es am besten finde, sich lieber häufig ein frisches Shampoo zuzubereiten. Sie werden sehen, daß der Aufwand gering ist, so daß Sie ohne Bedenken mindestens alle zwei Wochen etwas Zeit für Ihre „Kosmetikfabrikation" einplanen können. Wie lange Sie mit der Menge wirklich auskommen, hängt natürlich wesentlich davon ab, wie oft Sie sich die Haare waschen und wie viele Personen Ihr Shampoo benutzen. Selbstverständlich können Sie das Grundrezept auch problemlos verdoppeln oder gleich die dreifache Menge herstellen. Es hält sich sehr gut.
In den meisten Fällen werden Sie wahrscheinlich eher eines der folgenden Rezepte verwenden. Dabei ist die Haltbarkeit recht unterschiedlich. Sie hängt entscheidend davon ab, ob Sie die Wirkstoffe über den Alkohol oder das Wasser zufü-

gen. Wäßrige Auszüge sollten Sie nicht länger als zwei Wochen aufbewahren. Wenn Sie die Herstellung von Kosmetika als notwendiges Übel betrachten, dem Sie keine Freude abgewinnen können, sollten Sie sich auf Rezepturen mit alkoholischen Auszügen beschränken. Davon können Sie ohne Bedenken größere Mengen herstellen.

Kamillen-Shampoo

2 Tassen destilliertes Wasser, 1 Tasse Kamillenaufguß, 1 EL Silberseife, 1 TL Pottasche, 30 ml Kamillentinktur

Herstellung wie beschrieben. Unter einem Aufguß versteht man im Prinzip nichts anderes als einen Tee. Den fertigen Kamillentee verlängern Sie mit dem destillierten Wasser und bringen beides zusammen zum Kochen. Die Kamillentinktur verwenden Sie statt des einfachen Alkohols. Sie können sie fertig kaufen oder ebenfalls selbst herstellen. Wenn Sie sich für letzteres entscheiden, gehen sie folgendermaßen vor. Geben Sie etwa 3 g Kamillenblüten in ein dunkles, verschließbares Gefäß mit breiter Öffnung. Gießen Sie 30 ml Weingeist (70%) darüber, und lassen Sie das Ganze mindestens 14 Tage an einem warmen Ort stehen. Nach dieser Zeit entfernen Sie die Pflanzenteile und seihen die Tinktur ab. Nun können Sie sie für die Shampooherstellung verwenden.

Birken-Shampoo

3 Tassen destilliertes Wasser, 1 EL Silberseife, 1 TL Pottasche, 30 ml Birkenblättertinktur

Herstellung wie beschrieben. Die Wirkstoffe der Birke sind seit jeher bekannt dafür, daß sie der Schuppenbildung entgegenwirken. Außerdem sorgt diese Rezeptur für eine kräftige Durchblutung der Kopfhaut. Nährstoffe werden besser und in größerem Umfang in die Haare transportiert.

Efeu-Shampoo

3 Tassen destilliertes Wasser, 1 EL Silberseife, 1 TL Pottasche, 30 ml Efeutinktur

---

Herstellung wie beschrieben. Auch bei diesem Rezept handelt es sich um ein hervorragendes Anti-Schuppen-Shampoo.

Arnika-Shampoo

3 Tassen destilliertes Wasser, 1 EL Silberseife, 1 TL Pottasche, 30 ml Arnikatinktur

---

Herstellung wie beschrieben. Wenn Sie häufig angegriffene Kopfhaut haben, sollten Sie dieses Shampoo ausprobieren. Gleichzeitig bekämpft es die Schuppenbildung.

Klettenwurzel-Shampoo

3 Tassen destilliertes Wasser, 1 EL Silberseife, 1 TL Pottasche, 30 ml Klettenwurzeltinktur

---

Herstellung wie beschrieben. Wenn Sie sich über Ihr dünnes, zipfliges Haar ärgern, dann ist das Ihre Rezeptur. Sie stärkt das Haar und bekämpft gleichzeitig die Schuppenbildung.

> *Lindenblüten-Shampoo*
>
> 2 Tassen destilliertes Wasser, 1 Tasse Lindenblütenaufguß, 1 EL Silberseife, 1 TL Pottasche, 30 ml Lindenblütentinktur

Herstellung wie beschrieben. Die Mischung eignet sich für sprödes Haar. Sie fördert die Durchblutung der Kopfhaut. Falls Sie das Shampoo lange aufbewahren möchten, sollten Sie auf den Aufguß verzichten und nur mit destilliertem Wasser arbeiten.

> *Pfefferminz-Shampoo*
>
> 2 Tassen destilliertes Wasser, 1 Tasse Pfefferminzaufguß, 1 EL Silberseife, 1 TL Pottasche, 30 ml Weingeist (70%)

Herstellung wie beschrieben. Das Shampoo erfrischt herrlich und ist ein wahres Sommer-Produkt. Ganz nebenbei tun Sie damit etwas für Ihre Kopfhaut und bekämpfen Schuppen und Bakterien. Als Variante können Sie zusätzlich 5 Tropfen Pfefferminzöl im Alkohol lösen, bevor Sie diesen zufügen. Dieses Verfahren ist auch als Alternative möglich, wenn Sie auf den Minzaufguß verzichten wollen.

> *Zinnkraut-Shampoo*
>
> 2 Tassen destilliertes Wasser, 1 Tasse Zinnkrautaufguß, 1 EL Silberseife, 1 TL Pottasche, 30 ml Zinnkrauttinktur

Herstellung wie beschrieben. Zinnkraut gibt strapaziertem Haar Kraft. Es ist außerdem wohltuend für die Kopfhaut. Auch hier können Sie auf den Aufguß verzichten und nur mit der Tinktur arbeiten. Umgekehrt können Sie selbstverständlich den alkoholischen Auszug weglassen, wenn Sie ihn nicht rechtzeitig angesetzt oder nicht bekommen haben.

> *Zitronen-Shampoo*
>
> 3 Tassen destilliertes Wasser, 1 EL Silberseife, 1 TL Pottasche, 30 ml Weingeist (70%), 5 Tropfen Zitronenöl

Herstellung wie beschrieben. Das Zitronenöl geben Sie in den Alkohol, bevor dieser in die vorbereitete Seifenlösung gegossen wird. Zusätzlich können Sie eine unbehandelte Zitrone heiß abwaschen und ihre Schale fein abreiben. Kochen Sie die abgeriebene Schale kurz im Wasser auf und lassen Sie die Mischung eine Minute ziehen. Dann sieben Sie sie sehr fein durch und gießen das Zitronenwasser in den Topf zurück. Der weitere Vorgang bleibt der gleiche. Übrigens, auch nach der Benutzung dieses Shampoos wird sauer nachgespült.

Henna-Shampoo

3 Tassen destilliertes Wasser, 1 EL Silberseife, 1 TL Pottasche, 30 ml Weingeist (70%), 1 TL Hennapulver

Herstellung wie beschrieben. Lösen Sie das Hennapulver im Alkohol auf. Strapaziertes, sprödes Haar wird sich durch die regelmäßige Anwendung diese Shampoos wohler fühlen.

Brennessel-Shampoo

2 Tassen destilliertes Wasser, 1 Tasse Brennesselaufguß, 1 EL Silberseife, 1 TL Pottasche, 30 ml Brennesseltinktur

Herstellung wie beschrieben. Der Umgang mit den brennenden Pflanzen lohnt sich. Sie geben dem Haar neue Kraft und pflegen auch die Kopfhaut.

Rosen-Shampoo

2 Tassen destilliertes Wasser, 1 Tasse Rosenwasser, 1 EL Silberseife, 1 TL Pottasche, 30 ml Weingeist (70%), 5 Tropfen Rosenöl

Herstellung wie beschrieben. Der Duft der Rose ist ein echter Klassiker, der sowohl eleganten Damen als auch knallharten Geschäftsfrauen steht. Außerdem schenkt dieses Shampoo Ihrem Haar verführerischen Glanz.

> *Vanille-Shampoo*
>
> 3 Tassen destilliertes Wasser, 1 EL Silberseife, 1 TL Pottasche, 30 ml Vanilletinktur

Herstellung wie beschrieben. Auch dieses Rezept ist etwas für Menschen mit einer feinen Nase. Der herrliche Vanilleduft begleitet Sie den ganzen Tag und wird nicht, wie man glauben könnte, von der anschließenden Essig- oder Zitronenspülung überlagert.

> *Reichhaltiges Kräuter-Shampoo*
>
> 3 Tassen destilliertes Wasser, 1 EL Silberseife, 1 TL Pottasche, 30 ml Weingeist (70%), 1 TL Rosmarin, 1 TL Thymian, 1 TL Salbeiblätter

Herstellung wie beschrieben. Bereiten Sie aus einer Tasse des Wassers und den Kräutern einen Aufguß. Die weitere Vorgehensweise bleibt unverändert. Diese Mischung bekämpft gleichzeitig Schuppen, fördert die Durchblutung, stärkt die Spannkraft und gibt schönen Glanz. Salbeiblätter hellen leicht auf. Bei der hier verwendeten Konzentration ist diese Wirkung allerdings nicht zu bemerken. Nehmen Sie eine größere Menge davon, falls Sie Ihr blondes Haar bewußt aufhellen möchten. Wenn es Ihnen in erster Linie um diesen Effekt geht, sollten Sie allerdings auf Kamille und Zitrone zurückgreifen.

> *Sandelholz-Shampoo für rotes oder braunes Haar*
>
> 2 Tassen destilliertes Wasser, 1 Tasse Sandelholzabkochung, 1 EL Silberseife, 1 TL Pottasche, 30 ml Weingeist (70%)

Herstellung wie beschrieben. Die Abkochung stellen Sie im Grunde ähnlich her wie sonst den Aufguß. Nehmen Sie keinen Emailletopf, da dieser die Farbe annehmen würde. Stahl eignet sich besser. Lassen Sie eine Handvoll Sandelholz in gut einer Tasse Wasser etwa 15 Minuten kochen. Sieben Sie das Ganze anschließend durch, und verfahren Sie dann in bekannter Weise. Zum Färben der Haare kommen wir später noch. Dieses Shampoo ist noch nicht einmal eine Tönung, aber es unterstützt merklich die natürliche oder künstliche Haarfarbe.

> *Kornblumen-Shampoo für graues und weißes Haar*
>
> 3 Tassen Kornblumenaufguß, 1 EL Silberseife, 1 TL Pottasche, 30 ml Weingeist (70%)

Herstellung wie beschrieben. Lassen Sie die Kornblumen eine halbe Stunde ziehen. Verarbeiten Sie dann alle Zutaten in gewohnter Weise. Das Haar wird sanft gepflegt und bekommt gleichzeitig einen minimalen bläulichen Schimmer. Besonders schön ist der intensive Glanz, der durch die Anwendung entsteht.

Nun kennen Sie einige Rezepte, die Ihr Haar pflegen und sein Wachstum unterstützen. Sie sehen, daß hinter der Herstellung ein einfaches Prinzip steht. Es ist ganz Ihnen überlassen, das Grundrezept in der gleichen Art nach Lust und Laune abzuwandeln. Sie können mehrere Zutaten kombinieren oder andere Kräuter verwenden. Statt des schlichten Alkohols Vanilletinktur zu benutzen, ist wegen des tollen Geruchs bei jedem Rezept eine schöne Alternative. Daß Sie sich allerdings immer mit den Rohstoffen beschäftigen sollten, die Sie nutzen möchten, versteht sich von selbst.

Eine ganz besondere, allerdings auch äußerst gewöhnungsbedürftige Möglichkeit, die Haare zu waschen, möchte ich Ihnen nicht vorenthalten. Es handelt sich dabei um die Anwendung von *Lavaerde*. Sie reguliert die Talgproduktion optimal. Fettiges Haar wird sozusagen sanft entfettet. Trockenes Haar dagegen wird mit Nährstoffen versorgt und wieder geschmeidig. Ein weiterer Vorteil: Wenn Sie normale Lavaerde kaufen, können Sie diese auch zur Reinigung des ganzen Körpers verwenden. Gerade Aknehaut spricht darauf gut an. Schütten Sie einfach ein wenig Lavaerde in eine Schüssel. Gießen Sie unter Rühren lauwarmes Wasser zu, bis Sie eine cremige Paste erhalten. Diese tragen Sie auf Haar und vor allem Kopfhaut auf und massieren sie gut ein. Nach ein bis zwei Minuten spülen Sie die Haare sehr gründlich aus.

Spülungen

Mit einer Spülung behandeln Sie Ihr Haar vor der Wäsche. Sie bringen damit Pflegestoffe hinein, waschen aber jedes Zuviel wieder heraus. Im Gegensatz zur sauren Spülung, die nach der Reinigung gemacht wird, gießt man die Rezepturen, die ich Ihnen in diesem Kapitel vorstelle, nicht einfach über den Kopf. Vielmehr verteilt man sie vorsichtig auf den Haaren, besonders in den Spitzen. Durch sanftes Kneten sollen die Wirkstoffe möglichst tief in das Haar eindringen. Im Grunde können Sie die Aufgüsse, die Sie aus den Shampoo-Rezepten kennengelernt haben, verwenden. Ich rate Ihnen dann nur, diese mindestens eine halbe Stunde oder sogar länger ziehen zu lassen. So intensivieren Sie die Wirkung. Außerdem können Sie nach dem Einkneten ein Handtuch um Kopf und Haare schlingen. Lassen Sie die Spülung 15 Minuten einziehen. Danach waschen Sie das Haar wie gewohnt. Übrigens wird die Spülung immer in nasses Haar gegeben. Es reicht, wenn Sie den Schopf mit klarem Wasser durchfeuchten. Nur wenn er besonders dreckig ist, sollten Sie ihn schon vor der Spülung einmal waschen.

Kamillen-Spülung
2 EL Kamillenblüten, $1/2$ l Wasser

Übergießen Sie die Kamillenblüten mit dem kochenden Wasser, und lassen Sie sie mindestens 10 Minuten ziehen. Wie bereits erwähnt sollten Sie den Aufguß lieber länger stehen lassen, damit die Blüten ihre ganze Kraft abgeben können. Seihen Sie die Flüssigkeit gründlich ab, und lassen Sie sie abkühlen. Wenn die Spülung nur noch lauwarm ist, kann sie verwendet werden. Sie können sie aber auch schon lange vor dem Haarewaschen zubereiten und dann kalt benutzen. Für blonde Haare ist dieses Rezept besonders gut geeignet.

Tee-Spülung

2 Tassen schwarzer Tee

Bereiten Sie den schwarzen Tee so zu, als wollten Sie ihn trinken. Lassen Sie ihn allerdings mindestens 15 Minuten ziehen. Dann verfahren Sie wie eben beschrieben. Dieses Rezept ist sozusagen das Gegenstück zur Kamillen-Spülung für helle Haare. Es gibt nämlich schwarzen Haaren einen besonders schönen Glanz und intensiviert die Farbe.

Birkenblätter-Spülung

2 EL Birkenblätter, $^1/_2$ l Wasser

Herstellung wie beschrieben. Dieses Rezept ist ein wahrer Gesundbrunnen für Haar und Kopfhaut. Sie können damit Haarausfall entgegenwirken, solange er nicht durch eine Krankheit oder erblich bedingt ist. Außerdem ist die Spülung gut gegen Schuppen und kräftigt generell den Schopf. Achtung: Sollten Sie sehr helle Haare haben, wäre es besser, auf die Benutzung des Birkenblätteraufgusses zu verzichten. Es könnte nämlich sein, daß sich dadurch eine leicht grünliche Färbung zeigt. Probieren Sie die Wirkung im Zweifelsfall an einer kleinen Strähne aus.

Efeu-Lindenblüten-Spülung
2 EL Efeublätter, 2 EL Lindenblüten, $^1/_2$ l Wasser

Herstellung wie beschrieben. Die Mischung von Lindenblüten und Efeublättern ist eine wirklich gute Maßnahme im Kampf gegen Schuppen. Auch für stark fettendes Haar ist das Rezept sehr gut geeignet.

Thymian-Spülung
2 EL Thymian, $^1/_2$ l Wasser

Herstellung wie beschrieben. Macht das Haar glänzend und schützt es davor, zu sehr auszutrocknen.

Rosmarin-Spülung
2 EL Rosmarin, $^1/_2$ l Wasser

Herstellung wie beschrieben. Rosmarin fördert die Durchblutung. Deshalb wird ihm nachgesagt, daß es auch dem Wachstum auf die Sprünge helfen kann. Meiner Meinung nach kann eine Rosmarin-Spülung dem Haar nicht schaden, ganz im Gegenteil. Von Haarwuchsmitteln halte ich allerdings generell nichts, obwohl natürlich, wie schon erklärt, eine schlecht funktionierende Durchblutung für mangelnde Versorgung der Haare mit Nährstoffen und damit auch für gebremstes Wachstum sorgt.

> *Kräuter-Spülung*
> 1 EL Thymian, 1 EL Zinnkraut, 1 EL Salbeiblätter,
> $1/2$ l Wasser

Herstellung wie beschrieben. Die Kräutermischung eignet sich gut für fettiges Haar.
Selbstverständlich können Sie alle Spülungen auch nach der Haarwäsche verwenden. Die Wirkstoffe bleiben dann erhalten. Für den Fall empfehle ich Ihnen jedoch, einen TL Essig oder eine EL Zitronensaft hinzuzufügen. Und noch ein Tip für eine sehr einfache, aber durchaus nährstoffhaltige Spülung: Verwenden Sie einfach frische Voll- oder Buttermilch. Das Haar wird davon angenehm weich und geschmeidig. Dieses Rezept eignet sich ausschließlich für die Vorbehandlung der Haare, sollte also nie nach der Wäsche angewendet werden.

Packungen und Kuren

Vielleicht haben Sie schon davon gehört, daß man Haare auch „überpflegen" kann. Das stimmt. Wer es zu gut meint, kann schweres, pappiges Haar bekommen. Sollten Sie keinerlei Haarprobleme haben, reicht eine Packung pro Monat aus. Wer jedoch einen strapazierten Schopf hat, sollte ruhig nach jeder dritten Wäsche eine Intensivkur anwenden. Wechseln Sie ab und zu das Rezept. Der Spaß am Ausprobieren sorgt dafür, daß Sie konsequent den Rhythmus einhalten. Außerdem wird das Haar so mit mehreren unterschiedlichen Wirkstoffen versorgt. Nur gesundes Haar ist schön. Zugegeben: Meistens reicht die Zeit höchstens für eine Spülung. Alles andere empfinden wir oft als lästig. Schließlich muß die entsprechende Packung zunächst zubereitet und dann sorgfältig aufgetragen werden. Hinzu kommt die Einwirkzeit und das anschließende gründliche Ausspülen. Alles in allem müssen Sie mit 20 bis 25 Minuten rechnen.

Meiner Meinung nach ist selbst eine halbe Stunde pro Woche nicht zuviel, um dem Kopfschmuck Extra-Pflege zukommen zu lassen. Im Gegenteil. Ich halte es sogar für sehr wichtig, daß man sich einmal wöchentlich Zeit für sich selbst nimmt, eine Phase, in der man für niemanden erreichbar ist, sich nicht um Sorgen oder Probleme der Mitmenschen oder um irgendwelche Arbeiten kümmern muß. Glauben Sie mir, nur wer selbst immer wieder Kraft schöpft, kann auch dauerhaft für andere da sein. Es ist also überhaupt nicht egoistisch, sich ganz regelmäßig für eine gewisse Zeit im Bad „einzusperren" mit dem Hinweis, daß man nicht gestört werden möchte. Wer das tut, verwöhnt Körper und Geist gleichermaßen und sorgt damit für einen Doppel-Effekt. Bin ich zufrieden und entspannt, sehe ich besser aus. Sehe ich gut aus, bin ich zufriedener und kann mich leichter entspannen. Gönnen Sie sich deshalb solche Stunden, in denen Sie mit einer Haarpackung auf dem Kopf im Sessel sitzen und lesen oder einfach nur träumen. Sie werden sehen, wenn Sie sich erst daran gewöhnt haben, wenigstens für ein paar Minuten nur auf Ihre eigenen Bedürfnisse Rücksicht zu nehmen, werden Sie das nicht mehr missen wollen. Ihre Pflege-Stunden werden Ihnen förmlich heilig werden.

Nun aber zu den Rezepten für Intensivkuren. Für alle gilt, daß Sie sie mindestens 15 Minuten einwirken lassen sollten. Am besten ist es, wenn Sie ein Handtuch um die Haarpracht wickeln oder eine Plastikhaube aufsetzen. So halten Sie den Kopf warm und vermeiden, daß Sie unangenehm zu frösteln beginnen. Außerdem entwickeln die Wirkstoffe in der Wärme ihre ganze Kraft noch besser. Die Haare können diese dann auch leichter aufnehmen. Bei den meisten Packungen ist die Anwendung für das gesamte Haar gedacht. Die Spitzen sollten immer besonders stark eingerieben werden. Es gibt allerdings Ausnahmen, bei denen die Spitzen gar nichts abkriegen sollen oder nur die Kopfhaut bearbeitet wird. Darauf werde ich Sie selbstverständlich beim jeweiligen Rezept hinweisen.

Um die Präparate gleichmäßig und gründlich im Haar zu verteilen, gibt es mehrere Möglichkeiten. Sie können einen dicken Pinsel nehmen und damit das Produkt vom Ansatz zu den Haarenden streichen. Wenn Sie diese Methode bevorzugen, sollten Sie zunächst alle Haare auf eine Seite kämmen. Lassen Sie nur eine dünne Schicht zurück, die Sie als erstes einstreichen. Dann nehmen Sie partienweise die Haare auf die andere Seite, während Sie sich Schicht für Schicht durcharbeiten. Das Verfahren geht erfahrungsgemäß recht schnell, eignet sich jedoch weniger für den Hinterkopf.

Für die zweite Methode teilen Sie rundherum die oberen Haarschichten ab, so daß nur die untersten Strähnen zurückbleiben. Stecken Sie das abgeteilte Haar auf dem Kopf fest.

Nehmen Sie nun ein wenig des Pflegeprodukts auf die Fingerspitzen, und reiben Sie damit Strähne für Strähne der verbleibenden Haare ein. Lassen Sie dazu die jeweilige Partie vom Ansatz zur Spitze abwechselnd durch beide Hände gleiten. Sie werden ein Gefühl dafür entwickeln, welche Menge der Packung Sie brauchen. Falls Sie denken, daß an den Haarspitzen nicht viel ankommt, nehmen Sie zwischendurch ruhig etwas nach. So können Sie in mehreren Etappen den gesamten Schopf behandeln. Bei extrem kurzen Haaren, die meistens nicht sehr viel zusätzliche Pflege brauchen, weil sie ja noch sehr jung und unbelastet sind, ist das Auftragen mit dem Pinsel natürlich die einfachere Lösung.

Wenn die Wirkstoffe 15 Minuten Zeit hatten, vom Haar aufgenommen zu werden, spülen Sie sie unter fließendem Wasser gründlich aus. Achten Sie darauf, daß keine Rückstände im Haar bleiben. Danach können Sie sich frisieren, wie Sie es gewohnt sind. Übrigens schadet es nicht, wenn Sie eine Kur länger einwirken lassen. Ich habe sogar schon mit einer Haarpackung geschlafen und das Haar am nächsten Morgen ganz normal gewaschen. Dafür eignen sich naturgemäß nicht alle Produkte, für die ich Ihnen gleich die Rezepte liefern werde. Wer hat schließlich schon gerne Sahne im Bett oder angetrocknetes Eigelb auf dem Kopf?

Sahne-Kur
3 EL Sahne, 1 TL Distelöl, 1 TL Zitronensaft

Alle Zutaten mischen und ins Haar einmassieren. Anschließend mit warmem Wasser gut ausspülen. Das Rezept eignet sich hervorragend für stark belastetes Haar.

> ### *Ei-Öl-Kur*
> 1 – 2 Eigelb, 1 EL Olivenöl

Rühren Sie das Eigelb mit dem Öl glatt, und streichen Sie es auf die Haarlängen und Spitzen. Für eine lange Mähne benötigen Sie zwei Eigelb. Möglichst eine halbe Stunde einwirken lassen. Trockenes Haar wird dadurch wieder geschmeidig.

> ### *Thymian-Ei-Kur*
> 20 ml Thymianaufguß, 1 – 2 Eigelb

Mischen Sie beide Zutaten miteinander, und verfahren Sie in gewohnter Weise. Strapazierte Haare bekommen mit dieser Packung neue Vitalität. Bei längeren Haaren können Sie ruhig etwas mehr vom Aufguß verwenden.

> ### *Zitronenkur*
> 1 Zitrone

Pressen Sie die Zitrone aus, und geben Sie den Saft durch ein Sieb. Dann verteilen Sie ihn gleichmäßig auf der Kopfhaut. Wie bei jeder anderen Kur spülen Sie nach etwa 15 Minuten lauwarm nach. Wer zu fettigem Haar neigt, sollte einmal monatlich dieses Rezept anwenden.

Lavaerde-Kur

3 – 4 EL Lavaerde

Rühren Sie die Erde mit warmem Wasser zu einem glatten Brei, den Sie einige Minuten quellen lassen. Verstreichen Sie die Masse dann großzügig auf Haar und Kopfhaut. Anschließend wie gewohnt abspülen. Diese Mischung eignet sich für jeden Haartyp. Die Talgproduktion wird reguliert, so daß sowohl trockene als auch fettige Haare die richtige Behandlung erfahren. Gleichzeitig nehmen die Poren wichtige Mineralien und andere Stoffe auf.

Bier-Ei-Kur

20 ml Bier, 1 – 2 Eigelb

Zutaten mischen und im Haar verteilen. Langes Haar braucht zwei Eigelb. Nehmen Sie gegebenenfalls auch etwas mehr Bier. Die Rezeptur bietet sich an, um dünnem Haar neue Kraft zu geben.

Kamillen-Öl-Kur

20 ml Mandelöl, 20 ml Kamillenaufguß, 1 EL Honig

Kochen Sie Kamillentee, und lassen Sie diesen abkühlen. Solange er noch warm ist, rühren Sie den Honig unter, bis er sich ganz aufgelöst hat. Gießen Sie das Mandelöl dazu, und verrühren Sie alles kräftig. Tragen Sie die Mixtur schnell auf das Haar auf. Falls Aufguß und Öl sich nicht gut genug mischen, können Sie etwas Milch hinzugeben. Ersatzweise können Sie auch ein Eigelb unterheben. Lassen Sie die Packung möglichst lange einwirken, und spülen Sie sie anschließend gründlich aus. Danach rate ich Ihnen, das Haar noch einmal zu waschen, da sonst leicht Honig- und Ölreste zurückbleiben können. Ihr Haar bekommt von dieser Kur Glanz und Halt.

Avocado-Öl-Kur

1 Avocado, 2 EL Olivenöl

Pürieren Sie das Fruchtfleisch der Avocado im Mixer, oder zerdrücken Sie es mit der Gabel. Gießen Sie das Öl hinzu, und rühren Sie beides zu einer streichfähigen Masse. Auftragen, einwirken lassen und wie gewohnt ausspülen.

Avocado-Ei-Kur

1 Avocado, 1 Eigelb, 1 TL Jojobaöl

Bereiten Sie die Avocado wie im vorigen Rezept vor. Verquirlen Sie dann alle drei Zutaten. Avocado versorgt müdes Haar mit Nährstoffen und Feuchtigkeit.

Henna-Kur

1 Eigelb, 1 TL neutrales Henna, 20 ml Bier

Alle Zutaten werden miteinander zu einem Brei verrührt. Anwendung wie beschrieben. Waschen Sie das Haar nach einer möglichst langen Einwirkzeit gründlich aus. Achten Sie darauf, daß Sie wirklich farbloses Henna bekommen.

Formen und Farben

Styling

Die gute Verfassung allein macht die natürliche Kopfbedeckung noch lange nicht zum Schmuck. Dazu gehört die richtige Behandlung. Gut Frisieren will gelernt sein. Ein Buch ist als Lehrer sicher nicht geeignet. Trotzdem möchte ich Ihnen ein paar Tips geben, die Sie beim Formen Ihrer Haare beachten sollten. Das richtige Handwerkszeug spielt dabei eine große Rolle. Lesen Sie, worauf es bei Kamm und Bürste ankommt.

Worauf Sie beim Kauf von Kamm und Bürste achten sollten

Gutes muß nicht teuer sein. Sie müssen auch nicht edle Materialien und Handarbeit den maschinell gefertigten Kautschukprodukten vorziehen. Viel wichtiger ist, daß Sie sich genau überlegen, was Sie mit dem jeweiligen Kamm anfangen wollen. Brauchen Sie ihn zum Toupieren? Haben Sie lange dicke Locken oder einen kurzen Struwwelkopf? Generell sollten Sie immer auf die Verarbeitung achten. Die Zinken müssen an der Spitze abgerundet sein. Am besten ist es, wenn die einzelnen Zähne keine Naht haben. Falls eine vorhanden ist, sollten Sie prüfen, ob diese scharfkantig ist. Überhaupt darf nichts Scharfes oder Spitzes an einem Kamm sein. Das Material muß nach der Herstellung unbedingt poliert worden sein. Sonst besteht die Gefahr, daß die Haare der Länge nach aufgerissen oder sonstwie verletzt werden.

Engzinkige Kämme werden Sie in meinem Haushalt nicht finden. Sie werden ausschließlich zum Toupieren benötigt, was für das Haar eine Tortur ist. Meiner Meinung nach sollte man darauf nach Möglichkeit verzichten. Zum normalen Kämmen eignen sich grobzinkige Ausführungen sehr viel besser. Übrigens, je krauser das Haar, desto breiter sollten die Zinken auseinander stehen. Wenn Ihre Haare häufig aufgeladen sind und fliegen, rate ich Ihnen zur Benutzung antistatischer metallener Kämme. Auch solche aus Büffelhorn sind empfehlenswert. Ein ebenfalls gut geeignetes Material ist Holz. Prüfen Sie jedoch vor dem Kauf genau, ob alle Kanten sorgfältig glatt gefeilt wurden.

Auf den ersten Blick könnte man sagen, daß auch hier edles Material nicht ausschlaggebend ist. Für den Griff einer Bürste stimmt das. Die Borsten dagegen unterscheiden sich recht stark. Und hier kommt leider auch der Preis ins Spiel. Für feine geschmeidige Borsten, die Ihr Haar schonen, müssen Sie tiefer in die Tasche greifen. Ähnlich wie bei den Kämmen sollten Sie auch hier darauf achten, daß Sie keine „Kratzbürste" erwerben. Plastikborsten müssen rundherum glatt und am Ende stumpf sein. Einige haben sogar kleine Noppen, die scharfe Spitzen unschädlich machen. Bei Metallbürsten müssen Sie auf jeden Fall darauf achten, daß die Borsten mit Noppen versehen sind. Sie verletzen sonst Ihr Haar und womöglich auch die Kopfhaut.

Ansonsten spielt bei der Auswahl wieder vor allem der Anwendungszweck eine Rolle. Zum Fönen bieten sich spezielle Skelettbürsten an, deren Rücken luftdurchlässig ist. Zum Formen einer Frisur kommen Halbrund- oder Rundbürsten in Frage. Achten Sie bei allen Ausführungen darauf, daß die Borsten nicht zu dicht zusammen stehen. Flache Exemplare gibt es mit Gummikissen, auf denen die Borsten angeordnet sind. Das ist besonders bei harten Borsten, wie zum Beispiel metallenen, extrem wichtig. Sie federn selbst bei starkem Druck durch das Polster leicht zurück und zerkratzen nicht die Kopfhaut.

Was es sonst noch gibt

Kaum jemand kommt heutzutage noch mit Kamm und Bürste aus. Ein Fön gehört mindestens in den heimischen Frisiersalon. Die Auswahl an elektrischen Haartrocknern ist groß. Inzwischen kann man nicht nur zwischen verschiedenen Wärmestufen wählen, sondern hat meistens eine Kaltstufe dabei. Und auch die Kraft, mit der die Luft durch die Haare pustet, kann an den meisten Geräten eingestellt werden. Der Empfindlichkeit des Materials Haar wird also Rechnung getragen. Die schonendste Möglichkeit, die Haarpracht zu trocknen, ist aber immer noch Geduld. Doch nicht immer reicht die Zeit, um den Schopf einfach an der Luft trocknen zu lassen. Sogenannte Diffuser-Aufsätze, die auf den Fön gesteckt werden, sollen den gleichen Effekt simulieren. Die Luft wird durch viele kleine Löcher gepreßt und kommt ganz sanft beim Haar an.

Ein weiterer elektrischer Helfer ist der Lockenstab. Einzelne Strähnen werden damit aufgewickelt und aufgeheizt. Nach einer möglichst langen Phase des Auskühlens geht man nur mit den Fingern oder einem grobzinkigen Kamm durch die Lockenpracht. Für besondere Anlässe kann man auf diese Weise hübsche Frisuren zaubern. Von der häufigen Benutzung ist jedoch abzuraten, da die starke Hitze des Lockenstabs direkt auf die Haare einwirkt und eine große Belastung darstellt. Angegriffene Haare sollten möglichst nicht mit diesem Hilfsmittel bearbeitet werden.

Das gleiche gilt für aufheizbare Wickler. Sie werden ins trockene Haar, das vorher mit Spray behandelt wurde, eingedreht. Praktisch ist, daß die einzelnen Wickler nicht festgesteckt werden müssen. Sie sind so konstruiert, daß sie von alleine halten. Doch auch bei der Verwendung dieser eigentlich tollen Helfer werden die Haare arg strapaziert. Deshalb bitte nur ganz selten verwenden! Es gibt schließlich noch mehr Möglichkeiten, dem glatten Schopf fröhliche Wellen zu geben.

Ein Beispiel sind spezielle Reiter. Sie benötigen keine Hitze, sind aber nicht ganz einfach in der Benutzung. Sie müssen sich nämlich jede Welle mit den Händen formen und den Reiter dann oben aufstecken. Das funktioniert natürlich nur, wenn das Haar naß ist. Am besten sollte zusätzlich ein Festiger verwendet werden. Lassen Sie die Pracht trocknen. Nehmen Sie die Reiter ab, und fixieren Sie die Frisur mit Haarspray. Sollten Sie nach dem Abnehmen der Reiter das Ganze zu steif finden, können Sie leicht mit den Fingern oder einem sehr groben Kamm durchgehen. Auf jeden Fall müssen Sie das Kunstwerk sehr vorsichtig behandeln, damit es hält.

Im Zweifelsfall können Sie natürlich auch auf die guten alten Lockenwickler oder die etwas modernere Variante, die Papilloten, zurückgreifen. Etwas Übung gehört allerdings dazu, um Strähne für Strähne sorgfältig aufzudrehen. Generell sollten Sie vor dem Aufwickeln immer Festiger im Haar verteilen, damit's hinterher länger hält. Kleine Wickler ergeben logischerweise auch feine Löckchen, große machen große Wellen.

Wer sehr große Wickler nimmt, bekommt keine Locken, sondern lediglich mehr Volumen ins Haar. Das können Sie aber auch einfacher erreichen. Fönen Sie die Haare kopfüber an, oder bürsten Sie während des Trockenfönens alle Haare von rechts nach links und umgekehrt. Zwischendurch können Sie immer wieder ein wenig Haarspray oder -lack auf die Bürste geben. Reinigen Sie diese nach Gebrauch gründlich.

Für eine weitere Technik, mit der man schnell Locken formen kann, brauchen Sie nichts weiter als Haarnadeln. Teilen Sie die mit Festiger behandelten Strähnen ab, drehen Sie sie in sich und wickeln Sie diese dann auf einem Finger auf. Halten Sie die entstandene Schnecke mit einer Hand fest und ziehen Sie vorsichtig den Finger raus. Die Strähne wird einfach mit einer Haarnadel festgesteckt. Wenn Sie fertig sind, lassen Sie den Schopf gut durchtrocknen. Am besten fönen Sie kurz mit niedriger Temperatur. Testen Sie den Halt vorsichtig an einer Strähne. Nehmen Sie dann alle Nadeln raus, und formen Sie die Frisur nach Wunsch.

Wenn Sie glatte Haare haben, dachten Sie beim Lesen der letzten Zeilen möglicherweise daran, die eine oder andere Technik einmal auszuprobieren. Haben Sie aber Naturwellen, brauchen Sie sich um diese Dinge nicht zu kümmern. Aber vielleicht sind Sie gar nicht glücklich über Locken und Kringel? Leider wünschen sich Menschen mit Naturkrause häufig ganz glattes Haar. Man will eben meistens das haben, was man nicht hat. Eine spezielle Presse hilft bei dem Problem. Das Haar wird mit viel Festiger behandelt und vorgetrocknet. Dann wird es partienweise zwischen die beiden Wärmeflächen der Zange gelegt, gepreßt und glattgezogen. Am Ende der Prozedur muß mit einer Menge Haarspray für den Halt gesorgt werden. Meiner Meinung nach sollte man von der Verwendung dieses Verfahrens absehen. Es belastet die Haare durch Festiger, Spray und vor allem Hitze und Reibung.

Die Haare zu frisieren, muß nicht immer heißen, daß man Locken legt oder glättet. Oft will man nur, daß die Mähne im Ansatz Stand und Halt bekommt, daß eine Strähne neckisch ins Gesicht hängt oder der Pony fransig aussieht. Wir brauchen also keine weiteren Hilfsmittel, sondern lediglich Festiger oder Haarspray. Wer häufig solche Produkte benutzt, belastet sein Haar damit. Gerade von der Verwendung von viel

Haarspray rate ich eigentlich ab. Zumindest sollte man sich diesbezüglich stark einschränken. Ich habe die Erfahrung gemacht, daß einige Sorten sich so hartnäckig ablagern, daß man selbst nach der Wäsche noch sichtbare Rückstände auf der Kopfhaut findet.

Auch Festiger sind teilweise aggressiv. Sie können Haut und Augen reizen. Hinzu kommt, daß die von der Werbung angepriesenen Hilfsmittel dem Haar nicht nur sanften Halt geben, sondern es teilweise verkleben oder extrem hart machen. Stellen Sie sich daher um, und verwenden Sie in Zukunft selbstgemachte Präparate. Die sind vielleicht nicht ganz so zuverlässig; die eine oder andere Strähne löst sich möglicherweise früher, dafür aber tun sie dem Haar gut. Und die Herstellung ist viel einfacher, als Sie vielleicht denken.

Einen Festiger – nämlich Bier – können Sie sogar in seiner ursprünglichen Form verwenden und brauchen weder zu mixen noch zu rühren. Eine Spülung mit gewöhnlichem Bier kräftigt die Haare und gibt ihnen natürlichen Halt. Scheuen Sie sich nicht, es einmal auszuprobieren. Der Geruch verschwindet spätestens beim Trocknen. Sie werden feststellen, daß die Haare nach dieser Behandlung glänzen. Auch fliegendes Haar ist damit wunderbar zu bändigen. Hier kommen weitere Rezepte, die Ihnen das Frisieren erleichtern werden und das Haar gleichzeitig pflegen.

Selbstgemachte Festiger

Zucker-Festiger
$1^{1}/_{2}$ TL Zucker, 1 Tasse Wasser, 1 Spritzer Essig

Erhitzen Sie das Wasser, und lösen Sie den Zucker darin auf.

Geben Sie einen Spritzer Haushaltsessig dazu. Verteilen Sie die Mischung im handtuchtrockenen Haar. Anschließend trocknen und wie gewohnt frisieren.

Honig-Festiger

1 knapper TL Honig, 1 Tasse Wasser, 1 Spritzer Essig

Die Herstellung ist im Grunde die gleiche wie beim Zucker-Festiger. Lösen Sie den Honig im erhitzten Wasser auf, und fügen Sie anschließend den Spritzer Essig hinzu. Auch wenn man vermutet, daß Honig klebrig sein muß, ist dies nicht der Fall. Allerdings sollten Sie sparsam damit umgehen. Nehmen Sie lieber nur einen halben Teelöffel, und rühren Sie einen Schluck Bier mit unter.

Kamillen-Festiger

$1/2$ EL Kamillenblüten, 1 Tasse Wasser, etwas Zucker oder Honig

---

Kochen Sie eine Tasse Kamillentee, und verfahren Sie dann wie bei den beiden vorigen Rezepten. Kamille beruhigt die gereizte Kopfhaut und gibt blondem Haar herrlichen Glanz.

Zitronen-Festiger

1 Zitrone, 1 Tasse Wasser, etwas Bier

Auch dieses Rezept eignet sich besonders für blondes Haar. Pressen Sie die Zitrone aus, und gießen Sie den Saft durch ein feines Sieb. Mischen Sie ihn dann mit dem Wasser und einem Schluck Bier. Zitrone festigt das Haar. Diese Wirkung wird vom Bier unterstützt. Wenn Sie blondes Haar bewußt aufhellen möchten, sollten Sie die Zitronenschale im Wasser eine halbe Stunde köcheln lassen. Dann mischen Sie Zitronensaft und Bier wie gehabt unter, lassen alles abkühlen und verteilen es dann im Haar. Wer sehr trockenes Haar hat, sollte darauf verzichten, da Zitrone diesen Zustand noch verstärken würde.

Schwarzer-Tee-Festiger

1 Tasse schwarzer Tee, 1 knapper TL Honig oder $1^1/_2$ TL Zucker, 1 Spritzer Essig

Kochen Sie eine Tasse schwarzen Tee, und rühren Sie den Honig oder Zucker hinein. Wenn die Mischung etwas abgekühlt ist, fügen Sie den Spritzer Essig hinzu. Dieser Festiger schenkt dunklem Haar Glanz und kräftigt die Farbe.

Neutraler Festiger

300 ml destilliertes Wasser, 1 Messerspitze Agar-Agar

Erwärmen Sie das Wasser, und lösen Sie das Agar-Agar-Pulver darin auf. Füllen Sie die Mischung in eine Flasche, und schütteln Sie sie gut durch. Wenn Sie mögen, können Sie dem Festiger zwei Tropfen eines Duftöls zugeben.

> *Eiweiß-Festiger*
> 1 Eiweiß, 1 Spritzer Essig

Verrühren Sie Eiweiß und Essig miteinander, und verteilen Sie die Mixtur nach dem Waschen im handtuchtrockenen Haar. Eiweiß gibt sehr starken Halt, sollte aber nach einem Tag auf jeden Fall herausgewaschen werden.

Frisuren

Die natürlichste Art, halblange oder gar lange Haare in Form zu bringen, ist das Binden von Zöpfen oder das Hochstecken der Mähne. Außer einem Band braucht man meistens keine Hilfsmittel. Auch auf Festiger und Spray kann meistens verzichtet werden. Allerdings gehört ein wenig Geduld dazu, denn beim ersten Anlauf sieht die Wunschfrisur oft nicht so aus, wie man sie sich vorgestellt hat. Geben Sie nicht gleich auf. Üben Sie, wenn Sie Zeit haben. Wer hektisch vor einer großen Einladung mit dem Ausprobieren beginnt, sorgt dafür, daß der Frust vorprogrammiert ist. Beginnen Sie statt dessen lieber am Wochenende oder an einem freien Tag, wenn Sie Zeit und vor allem Lust dazu haben. Sie werden sehen, nach einigen Versuchen kriegen Sie schöne, vorzeigbare Frisuren hin.

Bauernzopf

Der Bauernzopf ist auch als Mozartzopf bekannt. Bürsten Sie das gesamte Haar gut durch. Teilen Sie am Oberkopf zunächst drei gleiche Strähnen ab. Streichen Sie die restlichen Haare mit der Hand glatt, oder kämmen Sie sie nochmals kurz durch. Sie vermeiden damit, daß einzelne Haare, die nicht zu den Strähnen gehören, mitgezogen werden und sich verknoten. Sie beginnen mit einfachem Flechten. Legen Sie zunächst die rechte Strähne über die mittlere. Danach wird die linke über die jetzige mittlere Strähne gelegt. Bevor Sie erneut die rechte Partie über die Mitte bringen, fügen Sie ihr aus dem verbleibenden Haar eine neue Strähne zu. Anschließend ist wieder die linke Seite dran. Auch der fügen Sie eine kleine Strähne hinzu, bevor Sie flechten. Wenn Sie sich in dieser Weise über den ganzen Kopf abwärts gearbeitet haben, flechten Sie den Rest des Zopfs bis hinunter zur Spitze. Fixieren Sie ihn mit einem Gummi oder einem Band.

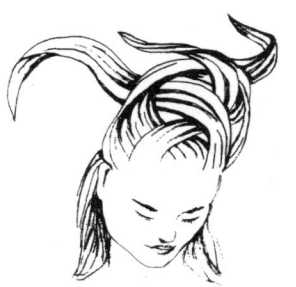 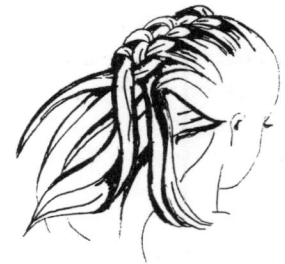

Französischer Zopf
Die Vorgehensweise entspricht etwa in der eben beschriebenen. Wieder teilen Sie von den gekämmten Haaren drei Strähnen am Oberkopf ab. Diesmal schieben Sie die rechte Strähne unter die mittlere. Ebenso legen Sie die linke anschließend unter die neu entstandene Mittelsträhne. Nehmen Sie nun wie beim Bauernzopf einige Haare zur rechten Partie hinzu, und schieben Sie diese erneut unter der Mitte hindurch. Das gleiche passiert auf der linken Seite. Setzen Sie die Technik fort, bis Sie unten am Haaransatz angekommen

sind und keine Strähnen mehr zufügen können. Flechten Sie den Rest bis zur Spitze weiter, oder binden Sie die Haare kurz unter dem Ansatz zusammen und lassen das letzte Stück offen. Im Unterschied zum Bauernzopf ergibt sich bei dieser Variante ein dicker Zopf, der auf dem Haar zu liegen scheint.

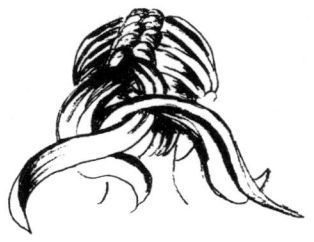

Ährenzopf
Wenn Sie diesen Zopf geflochten haben, werden Sie wissen, wie er zu seinem Namen gekommen ist. Es gibt verschiedene Techniken, ihn zu binden. Die folgende erscheint mir am einfachsten. Kämmen Sie alle Haare streng zu einem Pferdeschwanz, und binden Sie ihn am Kopf ab. Besprühen Sie ihn mit Wasser oder mit etwas Festiger, und teilen Sie ihn dann in zwei gleich große Partien. Nehmen Sie aus der linken Seite außen eine dünne Strähne. Legen Sie diese über die dicke Strähne, und führen Sie sie unter der rechten Seite durch. Danach wiederholen Sie die Prozedur auf der rechten Seite. Teilen Sie wieder außen eine dünne Partie ab, legen Sie sie über die rechts verbleibenden Haare, und führen Sie sie zum Schluß unter der linken Zopfhälfte hindurch. Schlagen Sie nun die jetzige linke dünne Strähne von außen über die linke Zopfhälfte, und führen Sie sie anschließend wieder unter der rechten Seite hindurch. Mit rechts machen Sie es genauso.

Diesen Vorgang wiederholen Sie einige Male. Wichtig dabei ist, daß die beiden dünnen Strähnen, mit denen Sie arbeiten, sich in der Mitte zwischendurch immer kreuzen. Wenn diese fast vollständig um die dicken Zopfhälften gewickelt sind, teilen Sie links außen eine neue dünne Strähne ab und verfahren damit in bekannter Weise. Auch rechts nehmen Sie eine neue Partie. Sie können die Haare auf ganzer Länge in dieser Weise flechten oder auch nur ein Stück und den Rest offen hängenlassen. Auf jeden Fall brauchen Sie ein Band oder ein Haargummi, das den Zopf unten zusammenhält. Der Ährenzopf sieht nur dann gut aus, wenn besonders sorgfältig gearbeitet wurde. Achten Sie darauf, daß die dünnen Strähnen eng gewickelt werden, so daß der Zopf wirklich gleichmäßig wird und keine „Löcher" bekommt.

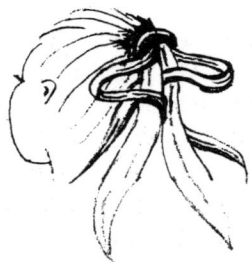 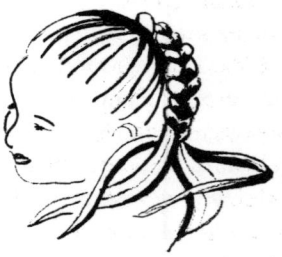

Natürlich gibt es noch eine ganze Reihe anderer Zöpfe. Lassen Sie sich inspirieren, und holen Sie sich aus möglichst vielen Quellen entsprechende Anleitungen. Dann wird Ihnen Ihr langes Haar niemals langweilig, und Sie können auf Dauerwellen und ähnliche Torturen verzichten. Übrigens kann man die Technik für Bauernzöpfe auch variieren, indem man seitlich um den Kopf herum einen Kranz bindet. Auch zwei einzelne Zöpfe sind möglich. Mit ein wenig Übung kann man aus den vorgestellten Techniken die tollsten Frisuren zaubern. Lassen Sie Ihrer Phantasie freien Lauf. Übrigens wird die Angelegenheit einfacher, wenn Sie mit einer Person üben können, die lange Haare hat. Die Techniken zu beherrschen ist eine Sache, sie dann aber am eigenen Kopf durchzuführen, ist eine ganz andere.

Das gilt auch für Steckfrisuren aller Art. Einige möchte ich Ihnen vorstellen. Es gibt schlichte und sehr festliche. Sie sollten also immer den Anlaß berücksichtigen, zu dem der Kopfschmuck schließlich passen soll. Bedenken Sie auch, daß die Gesichtsform eine Rolle spielt. Der erste Vorschlag ist beispielsweise nicht gut für das ovale Gesicht geeignet, da die Seiten schmal sind und sich das gesamte Haar auf dem Oberkopf türmt.

Einschlagfrisur
Dieser Frisurenklassiker ist auch als Banane bekannt. Bürsten Sie die Haare kopfüber zu einem dicken Zopf. Um der Frisur besseren Halt zu geben, können Sie die einzelnen Strähnen von unten antoupieren. Halten Sie alle Haarenden fest, und schieben Sie diese durch eine Unterlage. Dieses Hilfsmittel gibt es in verschiedenen Größen und Ausführungen. Am besten eignen sich solche aus Schaumstoff, der möglichst Ihrer Haarfarbe entsprechen sollte. Die Unterlagen sind ringförmig. Die Haare werden also durch die Öffnung in der Mitte gezogen und am besten über den Rand gelegt. Nun schlagen Sie Unterlage und Haare ein, bis Sie diese am Kopf feststecken können. Wer ein bißchen übt, kann eine Banane auch ohne Hilfsmittel hinkriegen. Beginnen Sie wie eben beschrieben. Schlagen Sie die Haarenden ein, und legen Sie sie dann vorsichtig Stück für Stück um, bis die ganze Rolle auf dem Kopf liegt. Diese wird mit Haarnadeln festgesteckt und mit etwas Spray fixiert.

Kordelzöpfe
Von vorn ist dieses Modell eher unauffällig. Wenn Sie sich umdrehen, präsentieren Sie jedoch ein kleines Kunstwerk. Beginnen Sie damit, einen tiefen Pferdeschwanz zu binden. Er sollte sehr stramm sein, was ich persönlich aber als unangenehm empfinde. Falls Sie Angst haben, daß sich kleine Seitensträhnen herausziehen könnten, rate ich Ihnen, den Kopf einmal kurz überzusprayen oder vorher reichlich Festiger ins Haar zu geben. Notfalls können Sie kleine Einzelpartien auch mit Nadeln feststecken.
Nehmen Sie nun aus dem Pferdeschwanz eine dünne Strähne, und drehen Sie diese in sich. Wenn sie sich wie eine Telefonschnur kringelt, können Sie die Partie am Kopf feststecken. Achten Sie darauf, daß die Haarnadeln, die Sie benutzen, möglichst schlicht sind, denn Sie brauchen eine ganze Menge davon. Teilen Sie eine weitere Strähne ab, und verfahren Sie damit in beschriebener Weise. Insgesamt sollten Sie 12 bis 15 Einzelsträhnen abteilen und entsprechend aufdrehen. Stecken Sie diese alle am Hinterkopf fest. Achten Sie dabei darauf, daß ein hübsches Bild entsteht.
Eine Variante dieser Frisur macht man folgendermaßen: Machen Sie einen hohen Pferdeschwanz. Teilen Sie diesen in vier einzelne Strähnen, die ziemlich gleichmäßig sein sollten. Jede Partie drehen Sie in sich, bis sie sich kringelt. Stecken Sie diese dann dicht am Ansatz des Pferdeschwanzes fest. Die Enden können Sie jeweils unter eine der Schnecken schieben, so daß sie verschwinden. Sie können die Haarspitzen aber auch betonen, indem Sie diese auseinanderziehen und mit Gel bearbeiten. Das sieht frech und witzig aus.

Gesteckte Lockenmähne
Drehen Sie für diese schicke Frisur alle Haare auf mittelgroße Wickler. Die einzelnen Locken schieben Sie zusammen

und stecken sie am Kopf fest, bis alles gut ausgekühlt ist. Nachdem Sie die Wickler entfernt haben, kämmen Sie dann die ganze Mähne mit einem sehr groben Kamm kurz durch, und stecken Sie zunächst die Seiten locker hoch, so daß sich auf dem Oberkopf ein Wuschel ergibt. Zum Schluß schlagen Sie noch die Nackenhaare hoch und stecken diese ebenfalls fest. Wenn Sie lange glatte Haare haben und dann plötzlich mit dieser Frisur auftauchen, fällt das natürlich auf. Deshalb würde ich sie auch für besondere Anlässe aufheben.

Klassisch hochgesteckt
Diese Frisur wirkt recht streng und sorgt optisch für ein schmales Gesicht. Schlagen Sie den Pony über den Handrücken. Ziehen Sie die Hand vorsichtig raus, und stecken Sie den Pony in dieser Form fest. Bürsten Sie nun das rechte Seitenhaar ebenfalls hoch, schlagen Sie es wieder mit Hilfe des Handrückens ein, und stecken Sie es auf dem Oberkopf fest. Danach passiert das gleiche mit der linken Seite. Wenn Sie sehr langes Haar haben, hängen die Reste der Seitenpartien sowie das Nackenhaar nun gerade runter. Kämmen Sie alle verbleibenden Haare durch, und schlagen Sie diese zum Schluß ein. Statt auch diese Partie mit Nadeln festzustecken, können Sie große Klammern verwenden. Sie funktionieren wie Zangen und halten das Haar zwischen den beiden kammartigen Seiten fest. Ein Vorteil: solche Klammern gibt es mit hübschen Motiven. Sie sind ein schöner Hingucker.
Sehr schön und für den jeweiligen Anlaß leicht abzustimmen sind auch Accessoires, wie Bänder, Tücher oder Perlen. Machen Sie sich zum Beispiel einen einfachen Pferdeschwanz, und binden Sie am Ansatz zwei oder drei Leder- oder Stoffbänder fest. Teilen Sie den Zopf nun in drei gleiche Teile, und flechten Sie ihn. Die Bänder werden dabei einfach jeweils einer Strähne zugeordnet und mitgeflochten.

Auch beim Ährenzopf kann man schön mit Bändern arbeiten. Befestigen Sie wie eben erklärt zwei Bänder am Ansatz des Pferdeschwanzes. Diese müssen extrem lang sein. Die dreifache Länge des Pferdeschwanzes ist das absolute Minimum. Verfahren Sie wie in der entsprechenden Anleitung beschrieben. Das Zopfende können Sie fixieren, indem Sie beide Bänder mehrmals darum schlingen und schließlich zu einer Schleife binden.

Tücher eignen sich ebenfalls hervorragend, um schnell eine feierliche oder einfach nur abwechslungsreiche Frisur zu gestalten. Experimentieren Sie einfach mal damit.

Mit folgender Anleitung können Langhaarige einen verblüffenden Effekt erzielen. Sie können nämlich scheinbar kurze Haare tragen, ohne ein Stück davon abzuschneiden.

Kämmen Sie dazu alles Haar zurück, und legen Sie das Tuch oben auf den Kopf. Ziehen Sie beide Tuchenden unter dem Haar zusammen und legen Sie sie einmal über Kreuz. Führen Sie sie dann von außen um das lang hängende Haar herum, und binden Sie es locker wie zu einem Pferdeschwanz zusammen. Ziehen Sie dann alle Haare nach oben, so daß die Haarenden sich dem Tuch nähern. Jetzt führen Sie die Enden des Tuchs wieder unter das Haar und binden diese auf dem Kopf zusammen. Die entstehenden Zipfel können Sie entweder unter das Tuch schieben oder zu einer kleinen Schleife binden.

Wer komplizierte Frisuren scheut, kann mit Accessoires für den richtigen Pep sorgen. Stecken Sie zum Beispiel in eine einfache Steckfrisur Gräser und Ähren, wenn Sie zu einem Herbstfest geladen sind. Zur Eröffnung einer Kunstausstellung dürfen es ruhig mal Pinsel sein. Zur Weihnachtsfeier machen sich Zimtstangen und aufgespießte Anissterne besonders gut. Toller Nebeneffekt: Sie duften herrlich weihnachtlich.

Farbe bekennen

In einem der vorangegangenen Kapitel habe ich bereits ausführlich den Zusammenhang zwischen den Haaren und der Psyche des Menschen behandelt. „Zeige mir deinen Schopf, und ich sage dir, wer du bist!" Nur wenige Personen sind überzeugt, daß das wirklich funktioniert. Viele Menschen glauben aber durchaus, daß ein Zusammenhang zwischen der Haarstruktur und dem Charakter oder dem Inneren des Trägers besteht. Wenn man diesen Gedanken weiterspinnt, kommt man schnell dahinter, daß auch die natürliche Haarfarbe einiges aussagen kann. Allein aus diesem Grund gibt es genug Gegner der Farbveränderung. Sie ist schließlich fast eine Tarnung.
Aber auch, wenn man nicht so weit geht, gibt es viel, was gegen das Färben der Haare spricht. Es ist nämlich längst nicht so harmlos, wie die Werbung uns weismachen will. Zunächst wird Ihre eigene Farbe dem Haar entzogen, dann wird die neue eingearbeitet. Natürlich sehen Sie das nicht. Denken Sie also nicht, daß Sie zwischendurch kurzfristig weiße oder farblose Haare haben müßten, bevor die neue Farbe zum Vorschein kommt. Sowohl das Ent- als auch das Neufärben wird in einem Vorgang erledigt. Damit beides funktioniert, müssen chemische Stoffe auf Ihr Haar einwirken. Über die Gefährlichkeit dieser Substanzen sind Wissenschaftler sich bis heute nicht einig. Die Meinungen liegen weit auseinander. Meiner Meinung nach sollte man von Dingen, deren Ungefährlichkeit nicht bewiesen ist, die Finger lassen. Da es keine natürlichen Alternativen gibt, die in der Lage sind, eine Färbung vorzunehmen, werde ich Ihnen in diesem Ratgeber dafür weder Rezepte noch Kaufprodukte vorstellen. Das Thema Färben hat in einem Buch über Naturkosmetik nichts zu suchen.

Wenn Sie dennoch Lust auf einen anderen Ton haben und sich ganz bewußt verändern möchten, sollten Sie – wie der Name schon sagt – zur Tönung greifen. Dabei handelt es sich um Farbstoffe, die von außen über das Haar gelegt werden. Die Industrie trägt dem Verlangen der Verbraucherinnen längst Rechnung und bietet Produkte auf natürlicher Basis an. Was im Endeffekt in diesen Präparaten enthalten ist, kann man oft nicht herausfinden. Deshalb bietet es sich an, eigene Mixturen herzustellen. Sie müssen sich allerdings darüber im klaren sein, daß Ihre eigenen Tönungsmittel längst nicht so lange halten wie gekaufte. Trotzdem sind sie auf jeden Fall vorzuziehen. Tönen Sie lieber häufiger nach, als sich mit Mitteln zufriedenzugeben, die Haar und Kopfhaut womöglich schädigen könnten.

Einen Nachteil möchte ich Ihnen vorweg eingestehen. Wenn Sie zum Friseur gehen oder sich ein handelsübliches Tönungspräparat für zu Hause kaufen, können Sie aus einer Tabelle ersehen, wie lange es einwirken muß, um die gewünschte Wirkung zu bringen. Das kann man bei selbstgemachten Tönungen nicht so genau angeben. Um die Intensität zu testen, sollten Sie eine kleine Strähne an einer Stelle abschneiden, wo dies nicht auffällt. Es braucht ja nicht viel zu sein. Das Haar muß vorher gewaschen worden sein. Ziehen Sie am besten Plastik- oder Gummihandschuhe an, damit Sie sich die Hände nicht einfärben. Die meisten Pflanzenfarben wirken nämlich auch auf der Haut oder zum Beispiel auf Stoffen.

Streichen Sie die kleine Strähne ein, lassen Sie das entsprechende Mittel 15 Minuten einwirken, spülen Sie mit kaltem Wasser nach, und lassen Sie die Strähne dann vollkommen trocknen. Ist Ihnen der erreichte Effekt zu schwach, wiederholen Sie die Prozedur und lassen die Tönung erneut ein paar Minuten wirken. Addieren Sie die gesamte Einwirkzeit, damit Sie später wissen, nach wieviel Minuten Sie die Tönung ausspülen müssen. Wer lange Haare hat, kann den Test übrigens auch durchführen, ohne sich eine Strähne abzuschneiden. Binden Sie die frisch gewaschenen Haare zu einem hohen Pferdeschwanz. Ziehen Sie von unten eine dünne Partie heraus, und streichen Sie diese ein. Damit die anderen Haare nicht mit der Farbe in Berührung kommen, sollten Sie diese zu einer Schnecke drehen und am Kopf feststecken.

Um zu verhindern, daß Sie die Haut im Nackenbereich oder Ihre Kleidung tönen, sollten Sie sich ein altes Handtuch oder eine Plastikfolie um die Schultern legen. Das Ausspülen der einzelnen Strähne ist etwas schwierig. Ich nehme dafür gern einen weichen Schwamm, den ich in kühles Wasser tauche. Damit reibe ich die Strähne von oben nach unten ab. Wiederholen Sie diesen Vorgang mehrmals, und waschen Sie den Schwamm zwischendurch gründlich aus. Lassen Sie dann das Haar trocknen.

Wenn Sie den für sich richtigen Farbton gefunden haben, kann es losgehen. Wichtig ist, daß Sie flott arbeiten, damit die Einwirkzeiten möglichst wenig variieren. Zunächst waschen Sie die Haare wie gewohnt. Spülen Sie sie gründlich aus. Zum Auftragen der Tönungen gibt es zwei Möglichkeiten. Man kann sie in Plastikflaschen mit Spritzverschluß füllen und dann auf die Haare sprühen. Dabei sollten die Haare unbedingt kopfüber hängen. Beugen Sie sich über ein Waschbecken oder die Badewanne. Die Gefahr, daß die Kopfhaut bei dieser Technik mitgefärbt wird, ist recht groß, vor allem dann, wenn der Kopf aus Bequemlichkeit nach oben statt nach unten gehalten wird. Die zweite Variante funktioniert folgendermaßen: Tragen Sie mit einem breiten Pinsel den tönenden Brei Strähne für Strähne auf. Auch dabei müssen Sie natürlich aufpassen, daß Sie nicht zu nah an die Kopfhaut gelangen. Sie sehen, etwas Übung ist schon erforderlich. Benutzen Sie immer Handschuhe, und schützen Sie Ihre Kleidung vor der Farbe. Wenn Sie etwas davon ins Gesicht bekommen, waschen Sie es sofort ab.

Falls Ihnen trotz aller Vorsicht eine Tönung mißlingt oder einfach nicht gefällt, gibt es mehrere Möglichkeiten. Waschen Sie die Haare möglichst häufig. Wenn Sie dazu eines der in diesem Buch vorgestellten Shampoos benutzen, schädigen Sie das Haar damit nicht. Bis der Farbton verschwunden oder ausreichend abgeschwächt ist, können Sie mit großen Tüchern oder Accessoires davon ablenken. Häufiges Waschen sollte unbedingt auch regelmäßiges Kuren nach sich ziehen. So werden Sie die ungewollten Farbtöne schnell wieder los, ohne Ihr Haar allzu stark zu strapazieren. Ehrlicherweise sage ich Ihnen, daß es Bleich- und Entfärbemittel gibt. Aber auch wenn Sie noch so verzweifelt sind, sollten Sie davon die Finger lassen. Fragen Sie im Zweifel einen Fachmann, wie Sie auf möglichst schonende Weise zu einer besseren Farbe kommen. Mit Naturfarben können Sie beispielsweise nachtönen. So erreichen Sie eine Aufhellung oder dunkeln den Ton ab. Dem Haar wird dabei keinerlei Schaden zugefügt. Hier nun die Rezepte für natürliches Tönen. Die Mengenangaben sind für mittellanges Haar berechnet.

Blonde Haare

Henna-Tönung

1 Tasse Hennapulver (rot), 1 Spritzer Zitronensaft oder Essig, ca. 1 Tasse Wasser

---

Erhitzen Sie das Wasser (eine gute Tasse voll) auf etwa 60 Grad. Gießen Sie es dann unter ständigem Rühren zum Hennapulver. Wenn Sie einen streichfähigen Brei haben, ist die Mischung richtig. Zu flüssig sollte das Ganze nicht werden. Es tropft und kleckert sonst beim Auftragen zu stark. Geben Sie dann etwas Zitronensaft oder Essig hinzu, und lassen Sie die Masse einige Minuten quellen, bevor Sie sie verwenden. Um die Farbkraft zu steigern, können Sie einen guten Schuß Rotwein zufügen. Nehmen Sie dann entsprechend weniger Wasser. Wenn Sie statt des Wassers Kamillenaufguß nehmen, erhalten Sie ein helles orangerot. Das rote Henna eignet sich im Grunde für alle Haarfarben. Es schützt und stärkt das Haar, weshalb es schon seit jeher ein beliebtes Pflegemittel ist. Wenn Sie sehr trockene Haare haben sollten, können Sie der Tönung einen EL Mandel- oder sonstiges Speiseöl zufügen. Verteilen Sie die Masse gleichmäßig im Haar, und stülpen Sie eine Plastikhaube darüber. Falls Sie keine spezielle Haube haben, tut es auch eine an einer Seite etwa zur Hälfte aufgeschnittene Plastiktüte. Darüber sollten sie zusätzlich ein Handtuch schlingen, damit der Schopf warm gehalten wird. Das ist für gutes Gelingen äußerst wichtig. Lassen Sie die Tönung nun einwirken. Nehmen Sie nach der individuell festzulegenden Zeit Handtuch und Haube ab, und spülen Sie das Haar lange und gründlich mit klarem Wasser aus.

Rhabarber-Tönung
1 Tasse Rhabarberwurzelpulver, 1 Spritzer Zitronensaft oder Essig, ca. 1 Tasse Wasser

Herstellung wie beschrieben. Wie bei der Henna-Tönung können Sie auch hier einen EL Öl zufügen, wenn Sie zu trockenem Haar neigen. Rhabarber gibt aschblondem Haar wieder frischen goldenen Glanz. Besonders intensiv wird der Effekt, wenn Sie eine Zitronenschale in 250 ml Wasser etwa eine halbe Stunde köcheln lassen. Seihen Sie die Flüssigkeit hinterher ab, und verrühren Sie sie mit dem Pulver, wenn sie auf ungefähr 60 Grad abgekühlt ist.

Braunes Haar

Walnuß-Tönung

1 Tasse gemahlene Walnußschalen, 1 Spritzer Essig, 1 Tasse Wasser

---

Herstellung wie beschrieben. Walnußschalen intensivieren die braune Haarfarbe und lassen sie leuchten. Die Färbung ist sehr kräftig. Sie kommen also vermutlich mit einer knapp bemessenen Tasse gut aus. Auch für schwarzes Haar können Sie diese Tönung verwenden. Die Haare werden davon zwar nicht braun, bekommen aber einen sanften Schimmer.

Sandelholz-Tönung

1 Tasse gemahlenes Sandelholz, 1 Spritzer Essig, 1 Tasse Wasser

---

Herstellung wie beschrieben. Sandelholz zaubert hübsche Lichtreflexe in braunes Haar. Auch dunkelblondes Haar läßt sich damit behandeln. Sie sollten dann aber aufpassen, daß die Tönung nicht zu lange einwirkt.

Schwarzes Haar

> *Heidelbeer-Tönung*
> 1 Tasse Heidelbeerpulver, 1 Spritzer Essig, 1 Tasse schwarzen Tee

Heidelbeerpulver können Sie selbst herstellen, indem Sie getrocknete Früchte mit einer Kaffeemühle mahlen. Kochen Sie 1 Tasse schwarzen Tee, lassen Sie diesen etwas abkühlen, und gießen Sie ihn dann unter ständigem Rühren zum Pulver. Lassen Sie das Ganze 10 Minuten ziehen. Verfahren Sie dann in bekannter Weise. Die Mischung verleiht schwarzem Haar einen schönen, silbrigen Glanz. Auch dunkelblondes oder braunes Haar läßt sich mit Heidelbeerpulver behandeln. Lassen Sie es allerdings nicht sehr lange einwirken. Für hellblondes Haar ist diese Tönung nicht geeignet.

Für schwarzes Haar gibt es schwarzes Hennapulver. Wie bereits erwähnt können Sie durch regelmäßige Spülung mit schwarzem Tee erreichen, daß das Haar kräftig und intensiv glänzt.

Auch Strähnchen können Sie ganz leicht selbst machen. Präparieren Sie dazu eine alte Badekappe, in die Sie in regelmäßigen Abständen kleine Löcher machen. Kämmen Sie Ihr Haar ganz glatt, und stülpen Sie die Badekappe über den Kopf. Stechen Sie mit einer Häkelnadel oder einem Drahtstück, das am Ende zu einem Haken gebogen ist, durch die Löcher, und holen Sie jeweils eine Strähne durch. Diese streichen Sie dann von oben bis unten gründlich ein. Ich rate Ihnen, zunächst alle Strähnen durchzuziehen, bevor Sie mit dem Verteilen der Tönungsmasse beginnen. Sie haben sonst unterschiedliche Einwirkzeiten und entsprechend abweichende Farbintensitäten. Spülen Sie den Kopf anschließend mit der Kappe unter fließendem Wasser ab. Lassen Sie die Präparate nicht zu lange im Haar. Sanfte Strähnen zaubern hübsche Reflexe in die Frisur und lassen sie lebendig erscheinen, starke Strähnen wirken dagegen unruhig und künstlich.

Das gelungene Make-up

Gehören Sie auch zu den Frauen, die sich regelmäßig schminken? Lieben Sie es, mit Farben zu spielen, aufwendig mit Grundierung, Puder und Rouge zu hantieren? Es gibt unzählige Möglichkeiten, mit Hilfe der dekorativen Kosmetik mehr aus dem eigenen Typ zu machen. Schließlich hat jeder und jede eine andere Auffassung von Schönheit. Während einige Damen nicht einmal zum Briefkasten gehen, ohne vorher ein vollständiges Make-up aufgelegt zu haben, ziehen andere den natürlichen Look vor.

Ob Sie sich nun jeden Tag schminken oder nur ab und zu, in jedem Fall sollten Sie ausschließlich hochwertige Produkte dazu verwenden. Ich möchte Sie in eine Welt von Farben und Pflege entführen. Lernen Sie Substanzen und Materialien kennen, die es Ihnen ermöglichen, eigene Kosmetika herzustellen. Vor allem aber ist der richtige Umgang mit Lippenstift, Rouge und Lidschatten wichtig. Sie finden in diesem Ratgeber Tips und Tricks für das schnelle Büro-Make-up und für jenes, mit dem Sie bei einem festlichen Anlaß Ihren glänzenden Auftritt haben. Lassen Sie sich von viel Wissenswertem rund um die dekorative Kosmetik überraschen, und lernen Sie ganz nebenbei, welche Farben zu Ihnen passen.

Weil nur gesunde Haut auch schön sein kann, müssen Sie darauf achten, daß in getönten Cremes und dergleichen keine schädigenden Stoffe enthalten sind.

Von der Bedeutung dekorativer Kosmetik

Geschichte und Geschichten um die Gesichtsmalerei

Halten Sie sich für eine moderne Frau? Wußten Sie, daß Sie trotzdem Gewohnheiten pflegen, die Jahrtausende alt sind? Tatsächlich ist das Schminken vermutlich schon so alt wie die Menschheit selbst, und ebenso vielfältig sind die Gründe, aus denen Frauen und übrigens auch Männer ihre Gesichter bemalen. Die alten Ägypter taten es beispielsweise, um den von ihnen verehrten Göttern ähnlicher zu sein. Eitelkeit spielte also durchaus eine Rolle. Aber auch medizinische Aspekte waren von Bedeutung. So trugen sie zum Beispiel eine dunkle Paste auf die Lider auf, die Insekten fernhalten sollte, von denen eine Augenkrankheit übertragen wurde. Zum anderen diente dieser Vorläufer unseres heutigen Lidschattens als Sonnenschutz, denn die grellen Strahlen konnten nun nicht mehr durch das Lid hindurch in die Augen gelangen.
Nofretete und Cleopatra schminkten sich so selbstverständlich, wie wir es heutzutage tun. Die Auswahl der damals gebräuchlichen Produkte war allerdings längst nicht so groß wie im 20. Jahrhundert, die Rohstoffe waren allesamt natürlichen Ursprungs. Wenn man das hört, möchte man einem ersten Impuls folgend zurück zu diesen Substanzen. Gerade im Bereich der Körperpflege halte ich das auch für sehr erstrebenswert, denn die Benutzung von Heilerde, Honig, Kleie, Milch und vor allem Pflanzenauszügen bietet auch heute

noch viele Vorteile. Im Bereich der dekorativen Kosmetik sollte man jedoch sehr vorsichtig sein. Natürlich ist nämlich leider nicht immer gut verträglich. Aus Unwissenheit nutzte man Blei zur Färbung von Haut und Haar, was nach heutigen Erkenntnissen zu schweren Schädigungen führen kann. Selbst Arsen, als starkes Gift bekannt, wurde vor gar nicht allzu langer Zeit als Schönheitsmittel eingesetzt. Der Stoff, der die roten Blutkörperchen zerstört, wurde Cremes und Puder beigemischt, um die Haut aufzuhellen. Unvorstellbar, daß ein solcher Wahnsinn noch im 19. Jahrhundert stattgefunden hat, nur weil vornehme Blässe modern war. Auch Schwefel, Ruß, Zinnober sowie Harze und Grünspan kamen in Schminke vor. Kein Wunder, daß die Menschen die Verwendung solcher Giftstoffe nicht selten mit ihrer Gesundheit und sogar dem Leben bezahlten.

Obwohl die Gefahren bekannt sind, wird auch heute noch Blei zur Verschönerung der Menschen benutzt. Deshalb ist es ganz wichtig, das Bewußtsein zu schärfen und sich zu erkundigen, was in welchem Präparat enthalten ist. Treffen Sie Ihre Entscheidung, ob Sie das eine oder andere Produkt kaufen, nicht nur danach, ob Ihnen die Farbe und die versprochenen Eigenschaften gefallen. Informieren Sie sich auch über die Zusammensetzung. Heutige Naturkosmetik, die ihren Namen wirklich verdient, ist frei von toxischen Stoffen und tut Ihnen mit Sicherheit gut.

Zurück zur Entwicklung und Verbreitung der bunten Schönmacher. Auch wenn sich die alten Ägypter, Griechen und Römer schon in grauer Vorzeit schminkten, so hatten Salbungen, Bäder und derlei Behandlungen bei ihnen eine wesentlich größere Bedeutung. Die Verzierung von Wangen, Lippen und Augen war zudem der Oberschicht vorbehalten und nicht für die breite Masse bestimmt. Unsere Breitengrade waren im Vergleich zu den eben genannten und anderen orientalischen

Kulturen eher Entwicklungsländer. Erst im 14. Jahrhundert beschäftigte man sich ausführlicher mit den zuvor als überflüssig empfundenen Verschönerungsmethoden. Bis dahin hatten Schminkbehandlungen lediglich im stillen Kämmerlein stattgefunden. Nachdem der Bann aber gebrochen war, wollten alle an den neuen Errungenschaften teilhaben. Männer und Frauen ließen sich von neuartigen Mixturen faszinieren und kauften vor allem Parfüms, die plötzlich zahlreich angeboten wurden.

Italien gilt als Vorreiter in diesem Bereich. Das Land, in dem man auch heute noch zu leben weiß, entwickelte schnell eine Kosmetikindustrie, die auch andere europäische Länder versorgte. Auch Frankreich brachte in diesem Bereich schnell eine ganze Reihe von Anbietern und vor allem natürlich Benutzern hervor.

Im Zeitalter von Seuchen und schweren Krankheiten veränderte sich die Bedeutung dekorativer Kosmetik enorm. Aus Angst, man könne sich durch unreines Wasser infizieren, wurde Waschen in den Augen der Menschen zu einem Risiko, das man leicht umgehen konnte. Statt dessen wurde einfach gepudert. Man kann sich leicht vorstellen, daß die Haut unserer Vorfahren mit Unreinheiten und Krankheiten zu kämpfen hatte. Mangelnde Reinlichkeit, kombiniert mit dicken Schminkschichten, die das Atmen der Haut verhinderten, müssen verheerend gewirkt haben. Im Zeitalter des Rokoko fand das Parfümieren und Bemalen seinen Höhepunkt. Erst danach ging man langsam wieder dazu über, mehr Wert auf Pflege und Hygiene zu legen.

Schon damals wollte man zurück zur Natur. Damit war allerdings eher das Aussehen als die Rohstoffe gemeint. Allmählich entwickelte sich ein richtiger Industriezweig. Die Folge war, daß Töpfe, Tiegel und Döschen mit allerlei buntem Inhalt immer günstiger wurden. Nicht nur die Damen des

Hofes, sondern auch Bürgersfrauen konnten es sich leisten, sich einen kleinen Vorrat davon anzulegen. Durch die steigende Nachfrage erhöhte sich auch das Angebot, ein Effekt, der sich immer mehr aufschaukelte und den Kosmetikbereich in die Massenproduktion trieb. Bedauerlicherweise haben die Rezepturen darunter gelitten. Während die Schönheitspräparate früher sehr eng mit der Alchimie zusammenhingen, also auch immer in Verbindung zu medizinischen Betrachtungsweisen standen, wurde der Schwerpunkt zunehmend auf Eigenschaften wie Haltbarkeit oder Optik des Produkts gelegt. Das Wissen um Kräuter und Substanzen und deren natürliche Heilkraft, die zur Schönheit beitragen kann, geriet immer mehr in Vergessenheit. Erst in der Mitte unseres Jahrhunderts keimt wieder ein Interesse an alten „Wundermittelchen" auf, die schon Frauen wie die eigensinnige Schriftstellerin George Sand und Kaiserin Elisabeth von Österreich schön machten.

Besonders erwähnt werden muß hier die Bedeutung von Nagellack. Auch das Bemalen der Nägel an Händen und Füßen hat eine uralte Tradition. Schon Nofretete tat es. Sie färbte sich die Nägel mit Henna rot oder zu festlichen Anlässen auch mal golden. Und auch die alten Römer sowie die Chinesen signalisierten mit roten und vor allem langen Nägeln Wohlstand. Später wandelte sich die Bedeutung der „Krallen". Möglichst auffallend und spitz gefeilt gehörten sie zu einer erotischen Frau einfach dazu. So ist es nicht verwunderlich, daß wir sie gerade in Porno-Magazinen oder -filmen immer wieder sehen. Häufig werden sie tatsächlich als Krallen dargestellt, die Trägerin als Raubtier gezeigt. Gerade deshalb oder trotzdem gibt es in der heutigen Zeit viele Frauen, die selbstbewußt zu dunkelroten Lacken greifen. Das düstere Rotschwarz ist gar der absolute Verkaufshit des ausgehenden 20. Jahrhunderts.

Dieses Beispiel macht deutlich, daß Körperbemalung nicht nur ästhetische Gründe hat. Ganz bewußt sollen damit auch Signale gesendet werden. Das kann man besonders bei Naturvölkern hervorragend beobachten. Aborigines, die Ureinwohner Australiens, bemalen sich auch heute noch die Gesichter und teilweise den Körper weiß, um die Trauer um einen verstorbenen Freund oder Verwandten zu zeigen. Die Farbe Ocker symbolisiert nach ihrem Glauben das Leben, weil es die Farbe des Blutes ist. Wenn sie feiern und tanzen, malen sie sich leuchtende Punkte und Streifen in die Gesichter. Den Farbstoff dafür stellen sie aus Pflanzen her.

Auch die indianischen Völker haben aus verschiedenen Beeren, Fett und Erde Farbpasten gemacht, die sie zu unterschiedlichen Anlässen und mit unterschiedlichen Absichten auf ihre Gesichter auftrugen. Die Bedeutung der jeweiligen Farben war dabei von Stamm zu Stamm verschieden. So bemalten sich die Lakota-Sioux beim sogenannten Geistertanz die Gesichter schwarz. Dies symbolisierte Trauer um die von den Weißen Getöteten, aber auch Wiedergeburt und Auferstehung.

Die Völker Afrikas bilden ebenfalls keine Ausnahme bei der Benutzung von Schminke. Auch sie wollen damit zum Teil Botschaften übermitteln. Doch der schlichte Wunsch, schön zu sein, darf dabei keinesfalls übersehen werden. Sich selbst zu schmücken, ist bei einigen afrikanischen Stämmen sogar von elementarer Bedeutung, es ist eine Art Grundbedürfnis. Dafür wird nicht nur aus Öl und roter Erde Schminke zubereitet oder das Haar mit Kuhmist gebleicht, sondern sogar das Gesicht mit Narben und Tätowierungen „verziert". Und immer wieder sind es in anderen Kulturen die Männer, die sich prächtig herausputzen.

In den Steppen von Niger beispielsweise wird eine Art Karneval gefeiert, bei dem die Männer sich als Frauen verkleiden. Sie versuchen, möglichst gut auszusehen, bemalen die Lippen mit schwarzer Farbe, um die strahlend weißen Zähne besser zur Geltung zu bringen. Bei Sonnenuntergang beginnen sie zu tanzen. Die Frauen suchen sich am Ende des Fests denjenigen aus, der ihnen am besten gefallen hat.

Das letzte Beispiel ist ebenfalls ein Volk in Afrika. Während der monatelangen harten Arbeit auf den trockenen Feldern findet Körperpflege so gut wie gar nicht statt. Aber dann, wenn die Ernte eingebracht ist und die Schufterei ein Ende hat, treten Aussehen und Schönheit plötzlich in den Mittelpunkt. Mehrere Stunden dauert es jeden Morgen, bis die Männer sich Phantasie-Ornamente auf die Gesichter gemalt haben. Der Kreativität sind dabei keine Grenzen gesetzt, die Muster jeden Tag neu.

Wohlbefinden durch Farbe

Wer über die Eitelkeit der Frauen lächelt, weil diese sich schminken, sollte sich mit Schminkritualen der Vergangenheit oder anderer Völker beschäftigen. Er wird dann verstehen, daß viel mehr dahintersteckt als das Streben nach Schönheit. Die Bemalung des Gesichts ist tief in uns verwurzelt und hängt mit vielen Aspekten zusammen. In der Psychologie zum Beispiel haben unterschiedliche Farben verschiedene Bedeutungen. Aber selbst, wenn man davon ausgeht, daß das Make-up keinen tieferen Sinn hat, sondern lediglich der Verschönerung dient, darf man seine Bedeutung nicht unterschätzen. In einer lebhaften Diskussion mit einer Freundin, bei der es hoch herging, wurden zu diesem Thema zwei Meinungen laut. Wir sprachen über die Frage, ob das Aussehen wohl eine Auswirkung auf das berufliche Fortkommen habe oder nicht. Sie glaubte, daß allein die Qualifikation dafür ausschlaggebend sei. Ich dagegen vertrat die Ansicht, daß ein gepflegtes Äußeres dies zumindest leichter machte.

Um Mißverständnissen vorzubeugen: Ich halte nichts davon, wenn Frauen oder auch Männer es nur deshalb zu etwas bringen, weil sie mit ihrem Auftreten blenden können. Die wichtigsten Eigenschaften im Beruf sind auf jeden Fall Können, Intelligenz, Fleiß und Flexibilität. Ich bin aber auch realistisch genug, um zu sehen, daß man zunächst die Chance braucht, all diese Vorzüge unter Beweis zu stellen. Und da sind wir wieder bei der äußeren Erscheinung. Der gepflegten Frau, die Kleidung, Frisur und eben auch Make-up sorgfältig wählt, wird diese Chance eher gegeben als dem grauen Mäuschen, das sich um solche Dinge nicht kümmert. Sehen Sie sich doch nur einmal erfolgreiche Menschen an. In vielen Branchen werden Sie Personen finden, die gut angezogen sind. Die Frauen werden in den meisten Fällen geschminkt am Arbeitsplatz erscheinen. Im privaten Bereich ist das nicht anders.

Für eine dauerhafte Partnerschaft kommt es in erster Linie auf innere Werte an. Und trotzdem ist es die äußere Erscheinung, die die Aufmerksamkeit des anderen Geschlechts erregt. Das muß natürlich nicht unbedingt ein aufwendiges Make-up sein. Im Gegenteil, der natürliche Typ kommt oft sehr viel besser an. Im Alltag sollte gutes Make-up daher nur dafür sorgen, daß kleine Mängel versteckt und Vorzüge betont werden. Im Idealfall ist das Ergebnis so natürlich, daß die betreffende Frau überhaupt nicht geschminkt aussieht. Dazu aber später mehr. Jeder kennt die große psychologische Bedeutung von Äußerlichkeiten. Nicht umsonst fühlen wir uns unwohl, wenn wir bei einem Fest, zu dem wir eingeladen wurden, feststellen müssen, daß wir vollkommen falsch angezogen sind. Wer zu dem „lockeren" Abendessen, bei dem sich alle anderen in Schale geschmissen haben, in Jeans und

Pullover erscheint, dem wird der Appetit vermutlich gründlich vergehen.

Und so geht's vielen Frauen, wenn sie sich von attraktiven Damen umgeben fühlen, selbst aber ausgerechnet an dem Tag einen dicken Pickel auf der blassen Haut haben. Travestie-Star Albin im „Käfig voller Narren" drückt es in einem Lied sehr treffend aus. Sein angeknackstes Selbstbewußtsein und seine Traurigkeit schminkt er sich Lidstrich für Lidstrich weg. Während er sich äußerlich verwandelt, wird auch innerlich aus dem sensiblen Mann der schillernde Paradiesvogel Zaza. Und plötzlich fühlt er sich wieder fabelhaft und kann voller Selbstvertrauen in die Zukunft sehen.

Ich halte nichts von Verallgemeinerungen. Trotzdem glaube ich, daß die meisten Frauen das nachvollziehen können. Gerade eben hat man noch in ein unscheinbares Spiegelbild geschaut und geglaubt, man wäre zu einer bestimmten Sache nicht in der Lage. Doch dann, nach einer Zeit im Bad, in der man sich schick frisiert und Farbe aufgelegt hat, sieht man sich und die Welt mit ganz anderen Augen.

Nutzen Sie dieses Phänomen für sich. Wenn Sie mit Ihrem Chef über eine Gehaltserhöhung oder über die Erweiterung Ihrer Kompetenzen reden wollen, sollten Sie sich auch optisch darauf vorbereiten. Ein dezentes Make-up, das Ihre Vorzüge betont und kleine „Störfaktoren" verdeckt, gehört dazu. Auch bei einem Rendezvous mit Ihrem Herz-Buben sollten Sie schon vor dem Spiegel dafür sorgen, daß es ein Erfolg wird. Bedenken Sie, daß Sie dabei zwei Fliegen mit einer Klappe schlagen. Zum einen machen Sie einfach einen besseren Eindruck und nehmen Ihr Gegenüber positiv für sich ein. Zum anderen erlangen Sie mehr Selbstbewußtsein und können entsprechend anders auftreten.

Wer sich selbst klein und häßlich fühlt, der wird genau diese Empfindung auch ausstrahlen. Automatisch macht man sich noch kleiner und überträgt in vielen Fällen die Unsicherheit auf die eigenen Fähigkeiten. Plötzlich zweifelt man selbst an den Argumenten, die für die Gehaltserhöhung sprechen. Nervosität macht sich breit und sorgt dafür, daß einem Fehler unterlaufen.

Natürlich können auch dann Fehler passieren, wenn man sich herausgeputzt hat. Doch erstens werden diese dann leichter verziehen, und zweitens hat man eher den Mut, darüber hinwegzugehen. Wer verängstigt beim Candlelight-Dinner sitzt, wird beim kleinsten Mißgeschick völlig aus der Bahn geworfen und muß damit rechnen, daß ab jetzt erst recht alles schief läuft. Diesen Teufelskreis zu durchbrechen, ist gar nicht so einfach.

Deshalb gebe ich Ihnen den Rat, sich die Vorzüge dekorativer Kosmetik zunutze zu machen. Das erleichtert den Umgang mit anderen oft erheblich. Natürlich muß das Make-up dem Anlaß entsprechend gewählt sein. Wer im Büro genauso aufwendig geschminkt erscheint wie in der Oper, sieht zwar möglicherweise toll aus, provoziert aber nur, daß Kollegen und Vorgesetzte sich hinter dem Rücken das Maul zerreißen. Achten Sie auch darauf, daß die Farben zu Ihrem Typ passen. Der eigene Stil sollte immer wichtiger sein als die neueste Mode. Damit es Ihnen gelingt, sich typgerecht und für jeden Anlaß passend zu schminken, habe ich in diesem Buch jede Menge Tips und Tricks zusammenstellt. Natürlich soll auch die Pflege nicht zu kurz kommen. Denn wie schon gesagt: Nur gesunde Haut kann wirklich schön sein.

Rezepte, Rezepte

Grundierung und Make-up

Eine Grundierung ist, wie der Name schon sagt, die unverzichtbare Grundlage für das geschminkte Gesicht. Sie versorgt die Haut mit pflegenden Wirkstoffen und verdeckt kleine Unreinheiten oder Schönheitsfehler. Man unterscheidet zwischen getönter Tagescreme, die transparenter und nicht so kräftig ist, und dem gut deckenden Make-up. Es ist nicht einfach, die richtige Farbpigmentmischung herzustellen. In diesem Kapitel werde ich Ihnen lediglich eine Reihe von Creme-Grundrezepten nennen, die Sie je nach Hauttyp und Bedarf zubereiten können.
Außerdem verrate ich Ihnen natürlich, wie die Farbe in diese Cremes kommt. Mit der genauen Zusammensetzung und der nötigen Menge müssen Sie allerdings experimentieren. Ich kann Ihnen dazu nur Richtlinien an die Hand geben, die Ihnen als Hilfestellung dienen sollen. In der Regel werden Sie mit Braun, Deckweiß, Titandioxid und Ocker arbeiten. Auch Rotbraun kommt in Frage. Sie sollten damit jedoch recht vorsichtig sein, damit Sie am Ende nicht aussehen, als hätten Sie einen Sonnenbrand. Bei Ocker ist ebenfalls Vorsicht geboten. Wer zuviel davon nimmt, muß mit einem gelblichen Teint rechnen.
Auf 100 g Creme müssen Sie etwa einen kleinen Meßlöffel Pigmentmischung rechnen. Das entspricht ungefähr einer Menge von 2,5 g. Sicherheitshalber sollten Sie jedoch nur einen knapp bemessenen Löffel nehmen und dann gegebenenfalls noch Pigmente hinzufügen. Im Endeffekt hängt die

Menge davon ab, ob Sie ein stark deckendes, dunkles Make-up oder eher eine leicht getönte Tagescreme anrühren möchten. Ich empfehle Ihnen, eine größere Menge einer Farbpigmentmischung zu erstellen, die Sie dann nach und nach unter die Creme heben. Den Rest heben Sie für die nächste Produktion auf. So können Sie wenigstens einigermaßen sicher sein, wieder einen nahezu gleichen Farbton hinzukriegen. Den richtigen Ton können Sie übrigens schon vor der Verarbeitung testen. Geben Sie etwas Speise- oder Jojobaöl auf Ihren Handrücken. Verreiben Sie eine kleine Menge der Pigmentmischung darauf. So sehen Sie, ob noch mehr Braun oder eher Deckweiß benötigt wird.

Um Ihnen eine ungefähre Vorstellung von den Mengenverhältnissen der Farben zueinander zu geben, stelle ich Ihnen jetzt die Zusammensetzung einer hellen Tönung vor:

10 g Titandioxid
10 g Seidenweiß
6 g Ocker
3 g Braun
2 g Rotbraun

Geben Sie die Farbpigmente in einen Mörser, und verreiben Sie sie sehr gründlich miteinander. Je länger Sie reiben, desto feiner werden die Partikel. Anschließend füllen Sie die Mischung in ein Schraubglas; bei Bedarf können Sie nun die entsprechende Menge zur Cremeherstellung entnehmen.

Grundrezept getönte Creme

5 g Kakaobutter, 5 g Bienenwachs oder Lamécreme, 40 ml Distelöl, 50 ml destilliertes Wasser, 1 Meßl. Farbpigmentmischung

---

Die Herstellung haben Sie bei der Reinigungsmilch bereits kennengelernt. Wieder bereiten Sie die Fettphase getrennt von der Wasserphase zu. Erhitzen Sie dazu das Distelöl auf 60 Grad, und lösen Sie die Kakaobutter und das Bienenwachs oder die Lamécreme darin auf. Sie können nun entweder die Pigmentmischung in die Fettphase einrühren, bis sie sich so gut und gleichmäßig wie möglich verteilt hat. Oder Sie entnehmen 2 Eßlöffel der Fettphase und geben diese in den Mörser mit der Farbe. Rühren Sie die Masse glatt, und vermischen Sie sie dann mit dem Rest des Fettanteils.

Die zweite Möglichkeit wird von denen bevorzugt, die schlechte Erfahrungen mit der Gleichmäßigkeit der Farbe gemacht haben. Ich persönlich halte die erste Variante für einfacher. Es kommt nur darauf an, daß man die Farbpigmente möglichst locker ins Fett rieseln läßt und sehr gründlich verrührt. Sobald die farbige Masse Ihren Vorstellungen entspricht, nehmen Sie sie vom Herd und geben schluckweise das Wasser hinzu. Tröpfeln Sie die vorher selbstverständlich ebenfalls erhitzte Wasserphase wirklich ganz langsam hinzu. Rühren Sie immer so lange, bis sie vollständig vom Fett aufgenommen ist, und gießen Sie dann Wasser nach. Wenn alle Zutaten miteinander verbunden sind, rühren Sie die gesamte Tönung weiter, bis sie noch handwarm ist, und lassen Sie sie dann komplett abkühlen.

Ein Wort zur Konsistenz: Schon ungenaues Abmessen der einzelnen Inhaltsstoffe kann dazu führen, daß die Creme sich in der Konsistenz verändert. Außerdem hat nicht jeder die gleiche Vorstellung davon, wie das Endprodukt sein sollte. Während manch einer eine dicke Creme bevorzugt, mag der andere lieber eine leichte, flüssige Lotion. Sie können dementsprechend mehr oder weniger Wasser verwenden oder auch die Menge der Konsistenzgeber verringern bzw. erhöhen. Sollte Ihnen eine getönte Gesichtscreme einmal zu hart oder zu weich geraten, können Sie diese nochmals erwärmen und dann in üblicher Weise Wasser nachgießen. Im umgekehrten Fall lösen Sie einfach weitere Plättchen Bienenwachs oder Lamécreme darin auf. Bedenken Sie immer, daß sich dadurch allerdings auch die Farbe geringfügig verändern kann.

Statt des destillierten Wassers können Sie das sogenannte Aqua conservans benutzen. Dabei handelt es sich um Wasser, das mit Konservierungsmitteln versetzt ist. Ich halte den Einsatz dieses Stoffs für durchaus vertretbar. Wer sich nur sporadisch einmal schminkt, wird selbst eine kleine Menge vermutlich in einem Monat nicht verbrauchen. In diesem Fall ist es angebracht, die Haltbarkeit künstlich zu verlängern.

Ich stelle Ihnen nun diverse Variationen des Grundrezepts vor. Wie Sie sehen werden, kann man der getönten Creme gut einige Tropfen Öl zufügen, die die Haut pflegen, straffen oder beruhigen, je nach Bedarf. Auch in der Wasserphase können schon wohltuende Wirkstoffe untergebracht werden.

Getönte Rosencreme

5 g Kakaobutter, 5 g Bienenwachs oder Lamécreme, 40 ml Olivenöl, 35 ml destilliertes Wasser, 15 ml Rosenwasser, 2 Tropfen Rosenöl, 1 Meßl. Farbpigmentmischung

Herstellung wie beschrieben. Das Rosenöl wird nicht der Fettphase beigemischt, sondern erst untergerührt, wenn die gesamte Creme bereits fertig und handwarm ist. Das Rosenwasser verlängern Sie einfach mit dem klaren Wasser und erhitzen beide Zutaten dann gemeinsam. Die Wirkstoffe der „Königin der Blumen" machen die Haut zart. In erster Linie finden Rosenöl und -wasser jedoch wegen des Dufts Anwendung. Wenn Sie diesen Geruch besonders gerne mögen, brauchen Sie nur das Verhältnis von Rosenwasser zu destilliertem Wasser entsprechend verändern. Eine andere Möglichkeit ist, einen Tropfen Öl mehr hineinzugeben.

Getönte Avocadocreme

5 g Kakaobutter, 5 g Bienenwachs oder Lamécreme, 40 ml Avocadoöl, 50 ml destilliertes Wasser, 1 Messerspitze Allantoin, 1 Meßl. Farbpigmentmischung

---

Das Allantoin in der Wasserphase auflösen, dann Herstellung wie beschrieben. Gerade Frauen, die unter Pickeln und Unreinheiten leiden, denken oft, sie könnten kein Make-up benutzen. Richtig ist, daß sie besonders reinlich sein müssen. Im Idealfall sollten sie das Gesicht mehrmals am Tag mit speziellen milden Präparaten waschen. Es spricht aber nichts gegen die Verwendung einer getönten Creme wie der hier angegebenen. Das Avocadoöl macht die Haut zart, während das Allantoin heilend auf Pickel und Pusteln wirkt.

Getönte Kamillencreme

5 g Kakaobutter, 5 g Bienenwachs oder Lamécreme, 40 ml Jojobaöl, 50 ml Kamillenaufguß, 5 Tropfen Bisabolol, 1 Meßl. Farbpigmentmischung

---

Herstellung wie beschrieben. Den Kamillenaufguß stellen Sie einfach wie Tee her. Sie können sogar einen Teebeutel benutzen, besser sind natürlich die ganzen, möglichst frisch getrockneten Blüten. 2 Eßlöffel davon überbrühen und 10 Minuten ziehen lassen. Dann durch ein feines Sieb oder einen Kaffeefilter abseihen und wie gewohnt verwenden. Die geballten Wirkstoffe, nämlich Kamille und zusätzlich Bisabolol, beruhigen die Haut und machen sie zart.

Getönte Hamameliscreme

5 g Kakaobutter, 5 g Bienenwachs oder Lamécreme, 20 ml Jojobaöl, 20 ml Olivenöl, 50 ml Hamameliswasser, 2 Tropfen Rosenöl, 1 Meßl. Farbpigmentmischung

---

Herstellung wie beschrieben. Dieses Rezept ist besonders für unreine und zu Unreinheiten neigende Haut geeignet. Um den heilenden Effekt noch zu verstärken und eine andere Duftrichtung zu wählen, können Sie das Rosenöl durch das zitronig duftende May Chang (Litsea cubeba) ersetzen.

Getönte Aloe Vera-Creme

5 g Kakaobutter, 5 g Bienenwachs oder Lamécreme, 20 ml Weizenkeimöl, 20 ml Distelöl, 50 ml destilliertes Wasser, 2 Tropfen Teebaumöl, 1 Meßl. Aloe Vera-Gel, 1 Meßl. Farbpigmentmischung

---

Herstellung wie beschrieben. Wie gewohnt mischen Sie sowohl das Teebaumöl als auch das Aloe Vera-Gel erst dann unter, wenn die übrigen Zutaten bereits zu einer Creme verarbeitet und abgekühlt sind. Auch dieses Rezept ist für Frauen mit empfindlicher Haut hervorragend geeignet, denn Teebaumöl und Aloe Vera ergeben zusammen eine äußerst heilsame Mischung.

Puder und Rouge

Nach dem Auftragen der Tönung sollten Sie stets einen leichten Puder benutzen. Das ist zumindest dann empfehlenswert, wenn Ihre Haut glänzt. Bei den meisten Frauen glänzt schnell die sogenannte T-Zone. Das ist der Bereich von Stirn, Nase und Kinn. Zum Ausgleich können Sie Puder natürlich auch nur gezielt an diesen Stellen einsetzen. Wichtig ist, daß das hergestellte Produkt nicht sehr von Ihrer Hautfarbe abweicht. Sowohl Tönung als auch Puder sollten sich möglichst dem Originalton der Haut anpassen und damit sozusagen unsichtbar bleiben. Alles andere würde angemalt wirken. Nehmen Sie deshalb auch hier wieder zunächst wenig Farbe, testen Sie durch Verreiben einer winzigen Probe auf dem Handrücken, ob der Farbton paßt, und geben Sie dann gegebenenfalls noch etwas Pigmente hinzu.
Wahrscheinlich kennen Sie das Problem: Da hat man nach langem Suchen endlich ein Produkt gefunden, das den eigenen Vorstellungen genau entspricht, da verschwindet es vom Markt. Entweder gibt es Nachfolger oder Ersatzangebote. Manchmal taucht der gleiche Puder auch unter einer neuen Bezeichnung auf. Auf jeden Fall wird es der Verbraucherin erheblich erschwert, ihr gewohntes Produkt wiederzubeschaffen.
Wenn Sie dekorative Kosmetik selbst herstellen, müssen Sie mit dieser Unsicherheit nicht leben. Nutzen Sie den Vorteil, daß Ihre eigene Serie erst dann „aus dem Programm" genommen wird, wenn Sie es beschließen. Schreiben Sie sich deshalb so genau wie möglich auf, wie Sie Ihre Pigmentmischung und die Puderbasis hergestellt haben. Bereiten Sie sich außerdem von beiden Komponenten einen großen Vorrat zu, aus dem Sie mehrere „Rationen" Gesichtspuder anfertigen können.

Selbstgemachter Puder hält sich auch ohne Konservierungsstoffe lange. Sie können daher größere Mengen anfertigen und aufbewahren.

> *Grundrezept Gesichtspuder*
> 40 g Talkum, 14 g Magnesiumstearat, 30 g Seidenweiß, 14 ml Avocadoöl, 8 Tropfen ätherisches Öl

Geben Sie beide Öle in eine Schale, und verrühren Sie sie kurz miteinander. Die Wahl des ätherischen Öls ist ganz Ihrem Geschmack überlassen. Testen Sie einmal in Ruhe, welcher Duft Ihnen besonders gefällt. Nehmen Sie aber nicht zuviel davon, oder stimmen Sie ein eventuell zusätzlich benutztes Parfüm auf das gewählte Aroma ab. Die Puder-Anteile mischen Sie in einem separaten Gefäß ebenfalls miteinander. Das geht ganz leicht, wenn Sie ein verschließbares Glas nehmen, Seidenweiß, Talkum und Magnesiumstearat hineingeben und das Ganze kräftig schütteln. Mit Umrühren habe ich schlechte Erfahrungen gemacht. Die einzelnen Partikel vermischen sich dabei nicht genug.

Nachdem Sie Öl bzw. Puder getrennt voneinander ausreichend gemischt haben, brauchen Sie nur die beiden Komponenten zusammenzubringen. Dies geschieht im Grunde genauso wie das Verbinden von Fett- und Wasserphase bei der Cremeherstellung. Sie schütten nämlich eine kleine Menge des Puders in das Öl und verrühren alles zu einer glatten Masse. Geben Sie dann nach und nach mehr Pulver in das Öl, und rühren Sie zwischendurch immer weiter. Wenn alle Zutaten miteinander vermischt sind, sollten Sie einen lockeren Puder haben. Natürlich ist dieser noch farblos; die Pigmentmischung bereiten Sie anschließend zu.

Ich wähle übrigens Avocadoöl, weil es im Gegensatz zu anderen Sorten besonders lange haltbar ist. Diese Eigenschaft hat auch Shea-Butter, ein wegen seiner Hautfreundlichkeit bei vielen sehr beliebter Rohstoff. Wenn Sie sich für diese Variante entscheiden, sollten Sie die Butter vor dem Gebrauch leicht erwärmen. Gießen Sie dann das ätherische Öl hinzu, und verfahren Sie in beschriebener Weise. Auch Jojobaöl ist aufgrund seiner grenzenlosen Haltbarkeit eine gute Alternative.

Um aus der Puderbasis nun einen farblich abgestimmten Gesichtspuder zu machen, geben Sie 20 g davon in einen Mörser. Die benötigte Farbmenge hängt entscheidend von zwei Aspekten ab. Erstens spielt die Intensität Ihrer Pigmentmischung eine Rolle. Je dunkler sie ist, desto weniger sollten Sie zu Anfang nehmen. Zweitens kommt es natürlich darauf an, wie kräftig der Puder werden soll. So werden Sie beispielsweise im Sommer, wenn Ihr Teint schon von alleine leicht gebräunt ist, ein dunkleres Produkt benötigen als sonst. Als Richtwert kann man sagen, daß Sie mit 1,5 g Pigmentmischung auf 20 g Puderbasis anfangen sollten. Die Basis ist der sogenannte Farbträger. Die Pigmente lösen sich darin nicht auf, sondern verteilen sich und werden dadurch im Endeffekt hauchfein aufgetragen. Mischen Sie beide Teile mit einem Stößel geduldig durch, damit Sie einen wirklich hochwertigen Puder erhalten.

Falls Ihnen das Ergebnis nicht gefällt, weil der Farbton entweder zu blaß oder zu kräftig geraten ist, geben Sie einfach von der Basis- oder der Pigmentmischung etwas hinzu und verteilen es wiederum gründlich. Vergessen Sie dabei nicht, genau die noch hinzugefügte Menge aufzuschreiben, damit Sie das endgültige Rezept jederzeit nachvollziehen können. Lassen Sie sich auch von dem Anblick des Puders nicht täuschen. Um die Güte der Farbe zu überprüfen, sollten Sie immer den Handrücken-Test machen. Am besten tun Sie das bei Tageslicht. Neonlicht oder sonstige künstliche Lichtquellen können einen Farbton erstaunlich verändern. Und schließlich sollen Sie, wenn Sie das Produkt dann endlich benutzen können, ja bei Tageslicht ganz natürlich schön aussehen.

Ob es sich nun um die eigene Mixtur oder einen gekauften Gesichtspuder handelt, auf die richtige Anwendung kommt es an. Ein Hauch genügt in den meisten Fällen. Tragen Sie ihn am besten mit einem dicken Pinsel locker auf das gesamte Gesicht auf oder mit einem Tuch auf einzelne Partien. Bevor Sie loslegen, sollten Sie jedoch ein Kosmetiktuch sanft auf besonders glänzende Stellen legen und kurz andrücken. Damit werden Sie überschüssiges Fett los. Die verbleibende Tönung reicht völlig aus, den Puder gut haften zu lassen. Wenn Sie das Gefühl haben sollten, daß Ihr selbst zubereiteter Puder dennoch nicht an Ort und Stelle „kleben" bleibt, können Sie der Basismischung noch etwas mehr Magnesiumstearat zufügen. Auch die Erhöhung der Öldosis hilft.

Tauchen Sie den Pinsel oder Quast zum großzügigen Auftragen in die Puderdose, schütteln Sie kurz, damit nicht zuviel hängen bleibt, und beginnen Sie dann, in der Gesichtsmitte großzügig aufzutragen. Verteilen Sie das Produkt gründlich. Für das partienweise Auflegen können Sie mit einem kleinen, aber auch buschigen Pinsel arbeiten. Oder Sie tauchen ein Stückchen von einem Kosmetiktuch in den Puder, klopfen überschüssige Partikel leicht ab und tupfen das Tuch dann auf die entsprechenden Stellen. Reiben Sie nicht, sondern versuchen Sie, mit wiederholtem leichten Tupfen den Puder im gewünschten Bereich optimal zu verteilen.

Die Herstellung von Puder-Rouge entspricht der des einfachen Gesichtspuders. Hier geben Sie lediglich mehr Pigmentmischung hinzu bzw. wählen Sie eine Mischung mit anderem Farbton.

Ausdrucksvolle Augen – Lidschatten und Kajalstifte

Augen haben etwas Magisches. Sie sind eins der ersten optischen Merkmale, das wahrgenommen wird. Bei einem tiefen Blick in ein Augenpaar hat sich schon so mancher verliebt. Tatsächlich hängt die Entscheidung, ob uns jemand sympathisch oder unsympathisch ist, extrem von der Wirkung seiner Augen auf uns ab. Deshalb ist es auch so schwer, jemanden einzuschätzen, der zum Beispiel eine dunkle Brille trägt. Da nützt es nichts, wenn der Mund lächelt. Wir wollen wissen, ob die Augen es auch tun. Wenn ein Mensch sein Lachen künstlich „anknipst", bleiben die Augen davon oft unberührt. Umgekehrt kann ein Augenpaar verräterisch strahlen, obwohl das dazugehörige Gesicht fast unverändert bleibt.
Durch Lidschatten und Kajalstift kann man den Ausdruck der Augen meiner Meinung nach nur begrenzt verändern. Im Grunde bleibt das Wesentliche, das Auskunft über Charakter oder zumindest Stimmung einer Person gibt, erhalten. Die Wirkung, die zum Beispiel von der Größe der Augen abhängt, kann mit dekorativer Kosmetik jedoch in großem Maße verändert werden. Den meisten Frauen ist es wichtig, ihre Augen zu betonen. So ist es nicht verwunderlich, daß alle Utensilien, die zu einem perfekten Augen-Make-up gehören, nach dem Lippenstift am häufigsten verkauft werden. Der Einsatz der Produkte hängt von einigen Punkten ab. Zunächst kommt es auf die Form der Augen an. Stehen sie eng zusammen oder weit auseinander? Liegen sie tief in den Höhlen, oder haben sie Schlupflider? Kleine Schönheitsfehler dieser Art können mit etwas Geschick ausgeglichen werden.
Selbstverständlich spielt der jeweilige Anlaß für die Wahl des Augen-Make-ups ebenfalls eine große Rolle. Im Alltag ist es

mit einem Kajalstrich und einem Hauch Mascara vielleicht getan, während man am Abend gern auch etwas Lidschatten aufträgt. Hierbei ist die Entscheidung für die richtige Farbe sehr wichtig. Sie muß zu Ihrem Typ, aber auch zu der getragenen Kleidung passen. Mit knalligen Tönen sollten Sie generell sehr vorsichtig sein. Man kann damit zwar durchaus interessante Akzente setzen. Dennoch halte ich etwas gedecktere Farben, Erd- oder Pastelltöne in den meisten Fällen für dekorativer. Schließlich haben Ihre Augen eine eigene Farbe, die von einem künstlichen Ton nicht erschlagen werden sollte. Beide Töne sollten im Idealfall miteinander harmonieren.
Die Farbgebung ist das größte Problem bei selbstgemachtem Lidschatten. Ich werde Ihnen zwar ein Rezept dafür liefern, weise Sie aber darauf hin, daß die Herstellung mühsam und das Ergebnis oft unbefriedigend ist. Natürlich kann es durchaus Spaß machen, immer wieder eigene neue Nuancen zu kreieren. Wenn dabei jedoch nie die Farbe herauskommt, mit der Sie sich auch gerne schminken, ist der Spaß schnell vorbei. Das Zubereiten soll schließlich kein Selbstzweck sein. Auf dem Markt sind Fertigprodukte in großer Auswahl und hervorragender Qualität erhältlich. Auch wenn ich Ihnen verrate, wie Sie Lidschatten herstellen können, rate ich eher dazu, zum fertigen Kaufprodukt zu greifen.

Lidschattenpuderbasis
20 g Talkum, 10 g Mais- oder Kartoffelstärke, 15 g Magnesiumstearat, 15 ml Jojobaöl

Geben Sie alle Zutaten in einen Mörser, und mischen Sie sie gut miteinander. Sie erhalten eine ölige Masse, in die Sie nun nur noch die Farbe bringen müssen. Für Lidschatten benötigen Sie Perlglanzpigmente. Genau wie beim Gesichtspuder oder auch beim Rouge wird die Puderbasis separat im Mörser hergestellt. Die Perlglanzpigmente werden zum Schluß untergemischt, jedoch nicht, wie die gewöhnlichen Farbpigmente, mit dem Stößel bearbeitet, da sie sonst ihren Glanz verlieren. Kombinieren Sie unterschiedliche Perlglanzpigmente. Hübsche Farbtöne erhalten Sie, wenn Sie eine Farbe mit Seidenweiß aufhellen bzw. mit Seidenschwarz dämpfen. Wenn Sie meinen, einen angenehmen Ton zusammengestellt zu haben, tupfen Sie etwas von der Pigmentmischung auf den Handrücken und verreiben es.

Die Intensität Ihres Lidschattens können Sie übrigens durch die Art des Auftragens beliebig verändern. Durch einfaches Auflegen erhalten Sie einen kräftigen Farbton, starkes Verreiben sorgt dagegen für einen dezenten Effekt.

Von der fertigen Farbmischung benötigen Sie etwa 10 g. Geben Sie 5 g der Lidschattenpuderbasis hinzu, und mischen Sie alles gründlich durch. Den fertigen Lidschatten füllen Sie am besten in dafür eigens erhältliche Dosen. Sollten Sie besonders zarte Farben bevorzugen, können Sie zu den 5 g Puderbasis zunächst nur 7 oder 8 g Pigmente geben. Probieren Sie durch vorsichtiges Zugeben weiterer Farbpigmente aus, wann der Lidschatten Ihrer Meinung nach den richtigen Farbton hat. Natürlich können Sie auch einfach etwas von der Puderbasis hinzufügen, wenn ein Ton zu grell geworden ist.

Wenn Sie die Lidschattenpuderbasis nach Rezept herstellen, können Sie daraus ungefähr 12 verschiedene Lidschatten machen. Sollte Ihnen das zuviel sein, können Sie das Rezept natürlich auch halbieren. Ich halte es für sinnvoll, gleich eine ganze Farbpalette anzufertigen. Schließlich ist die Zubereitung mit einigem Zeitaufwand und relativ viel „Unordnung" in Ihrer Küche oder Ihrem Arbeitsraum verbunden. Wenn Sie sozusagen in einem Aufwasch eine ganze Auswahl an Lidschatten herstellen, haben Sie für längere Zeit Ruhe. Besonders schön ist es, wenn Sie einen Grundton in verschiedenen Variationen zusammenmischen. Perlgrün oder Braunperl zum Beispiel mit jeweils unterschiedlichen Mengen Seidenweiß oder Seidenschwarz zu versetzen, ergibt perfekt aufeinander abgestimmte Lidschattenpuder, die Sie bestens nebeneinander benutzen können.

Zum Auftragen eignen sich spezielle Applikatoren oder Pinsel. Viele Frauen legen den Lidschatten gern mit dem Finger auf. Mein Tip: Entnehmen Sie die Farbe auf jeden Fall mit einem Pinsel oder Applikator. Zum Verreiben können Sie dann immer noch mit den Fingern nachhelfen. Auch wenn selbstgemachter und natürlich gekaufter Lidschatten von allein sehr gut haftet, sollten Sie die Augenlider nach dem Grundieren immer auch überpudern. Verwenden Sie dafür den gewöhnlichen Gesichtspuder. Damit verstärken Sie nicht nur die Haltbarkeit der Farbe auf dem Lid, sondern Sie verhindern, daß sich die Farbpigmente in der Lidfalte festsetzen.

Tragen Sie den Lidschatten an der Innenseite auf, und verstreichen Sie ihn nach außen. Anschließend sollten Sie immer mit einem Schaumstoffapplikator oder dem Pinsel nochmals von innen nach außen über das Lid streichen, um harte Übergänge weicher zu machen. Das gilt vor allem dann, wenn Sie mehrere Farbtöne gleichzeitig benutzen. Wie eingangs erwähnt, können Sie mit einem gekonnten Augen-Make-up natürliche Mängel vertuschen. Wie das geht, verrate ich Ihnen jetzt.

Tiefliegende Augen
Geben Sie hellen Lidschatten auf das gesamte Lid. In die Falte malen Sie darüber einen Strich mit einem dunklen Ton, den Sie sanft verwischen. Mit etwas weißem Kajal auf der In-

nenseite des unteren Wimpernrandes kann das Auge zusätzlich optisch hervorgehoben werden.

Vorstehende Augen
Arbeiten Sie viel mit Kajal, und benutzen Sie stets dunklen Lidschatten. Er wird in die Lidfalte gestrichen und nach unten über die gesamte untere Lidhälfte verteilt. Darüber tragen Sie hellen Lidschatten auf, der bis zu den Brauen verstrichen wird.

Schlupflider
Wenn Sie Schlupflider haben, sollten Sie sich einen großen Vorrat Seidenschwarz anlegen. Damit tauchen Sie nämlich Ihren Lidschatten in einen Grauschleier, der Ihren Augen gut steht. Von glitzernden und glänzenden Produkten sollten Sie generell die Finger lassen. Betonen Sie die obere Lidhälfte mit einer hellen Farbe. In die Lidfalte geben Sie einen dunkleren Ton, den Sie zart verwischen. Für Sie ist es besonders wichtig, die Wimpern kräftig zu tuschen, damit diese hervorgehoben werden.

Auseinanderstehende Augen
Schminken Sie nur die untere Lidhälfte. Tragen Sie am inneren Augenwinkel einen dunklen Lidschatten auf, und verwischen Sie ihn nach außen. Nur die innere Hälfte des Augenlides sollte danach eine recht kräftige Färbung aufweisen, die Außenseite dagegen nur einen Hauch.

Engstehende Augen
Wenn Ihre Augen sehr dicht zusammenstehen, müssen Sie die Außenseiten betonen und die Innenseiten optisch aufhellen. Tragen Sie dazu einen sehr hellen Ton über dem inneren Augenwinkel auf, und verreiben Sie ihn großzügig. Über

dem Außenwinkel tupfen Sie einen dunklen Lidschatten auf und wischen diesen zur Augenbraue. Zusätzlich sollten Sie die Außenseiten Ihrer Augen mit dunklem Kajal hervorheben.

Große Augen
Es kommt selten vor, daß eine Frau ihre Augen als zu groß empfindet. Normalerweise gelten solche Augen als ausdrucksvoll und schön. In einigen Fällen wirken sie aber auch wie aufgerissen und sollten optisch verkleinert werden. Das erreicht man am besten mit viel dunkler Farbe. Die inneren Wimpernränder sollten kräftig nachgezogen werden. Benutzen Sie einen dunklen Lidschatten, den Sie wie üblich auf der Innenseite auftragen und nach außen verteilen. Die Tönung soll dabei allerdings nach außen hin stärker werden. Auch bei sehr großen Augen sollte man großzügig mit Wimperntusche umgehen.

Kleine Augen
Wer eine sehr kleine Augenform hat, will sie optisch meist gern vergrößern. Das gilt auch für Frauen, die aufgrund von wenig Schlaf oder leicht geschwollenen Lidern zeitweilig über kleine Augen klagen. Tragen Sie am inneren Augenwinkel hellen Lidschatten auf. Zur Mitte hin verwischen und dort einen dunklen Ton dagegensetzen. Der wird weit nach außen und hoch bis zu den Augenbrauen verteilt. Wenn Sie einen Hauch Lidschatten, der zu Ihrer Hautfarbe paßt, unter den unteren Wimpern verteilen, so daß das Auge damit dezent unterstrichen ist, vergrößern Sie damit das Weiße im Auge. Seien Sie aber vorsichtig, damit es nicht so aussieht, als hätten Sie dicke Balken unter dem Auge.

Üben Sie ruhig vor dem Spiegel, und probieren Sie aus, wie sich Ihr ganzes Gesicht verändert, wenn Sie unterschiedliche Augen-Make-ups ausprobieren. Testen Sie die Verträglichkeit eines neuen Produkts wie gewohnt auf der Innenseite Ihres Unterarmes. Zusätzlich sollten Sie Lidschatten immer zur Probe auftragen, bevor Sie damit in die Öffentlichkeit gehen. Sollte es zu Unverträglichkeitsreaktionen kommen, können Sie sofort sämtliche Farbpartikel entfernen und das Auge beruhigen. Auch wenn Sie mit einem Produkt keine Probleme haben, sollten Sie immer darauf achten, daß möglichst nichts davon direkt ins Auge gelangt.

Bei der Betonung oder Korrektur der Augenform spielt außer dem Lidschatten auch der Kajalstift immer wieder eine große Rolle. Tatsächlich sollten Sie auf die Benutzung nicht verzichten. Gerade bei diesem Produkt lohnt es sich, auf die Qualität zu achten, weil davon immer kleine Partikel ins Auge gelangen. Stifte von schlechter Qualität lösen dabei leicht Jucken und Brennen aus. Ich habe am eigenen Leib den Unterschied zwischen „billigen" und wirklich wertvollen Kajalstiften festgestellt. Die Herstellung eigener Produkte empfehle ich in diesem Bereich noch weniger als beim Lidschatten. Während dabei wenigstens der Umgang mit den Materialien recht einfach ist, gibt es bei der Kajal-Anfertigung häufig Schwierigkeiten. Wer auf eigene Erfahrungen nicht verzichten mag, kann folgendes Rezept ausprobieren.

Kajalbasis

5 ml Jojobaöl, 1 g helles Carnaubawachs, 1 g Bienenwachs, 2 g Kieselsäure, 4 g Farbpigmente

Schon die winzigen Mengen machen deutlich, daß die Handhabung mit einigen Problemen behaftet ist. Es ist nämlich kaum möglich, diese kleinen Einheiten exakt abzuteilen. Um sich die Herstellung zumindest in dieser Hinsicht leichter zu machen, können Sie die Angaben des Rezepts vervielfachen. Bedenken Sie aber, daß Sie mit der oben angegebenen Menge bereits ca. 2 Stifte anfertigen können. Wenn Sie nur schwarzen oder im Wechsel braunen Kajal benutzen, ist es unsinnig, größere Mengen herzustellen. Es sei denn, Sie würden selbstgemachte Stifte verschenken.

Eine andere Alternative ist, daß Sie viele verschiedene Farben wählen. Schließlich ist auch ein blauer oder grüner Lidstrich hin und wieder sehr reizvoll. Außerdem können Sie ja auch rote, rosa und rotbraune Schminkstifte herstellen, die Sie zur Umrandung der Lippen verwenden können. Multiplizieren Sie die genannten Angaben einfach mit der Hälfte der Stifte, die Sie insgesamt machen möchten. Rechnen Sie für jeden einzelnen Kajal mit ca. 2 g Farbpigmenten.

Nun zur Herstellung: Geben Sie die Farbpigmente in den Mörser, und träufeln Sie vorsichtig ein wenig Jojobaöl hinzu. Nehmen Sie nur soviel Öl, daß die Farbteilchen gerade eben zu einer Masse verrieben sind. Das restliche Öl wird dann zusammen mit dem Carnauba- und dem Bienenwachs erhitzt. Die Wachsplättchen werden sich sehr schnell auflösen. Geben Sie die Farbmischung aus dem Mörser in das flüssige Fett, und erhitzen Sie das Ganze auf etwas über 90 Grad. Nehmen Sie die Mixtur vom Feuer, und rühren Sie für kräftigen Glanz die Kieselsäure unter.

Um das Produkt benutzen zu können, sollte es die Form eines Stifts haben. Besorgen Sie sich also entsprechende leere Hülsen, die es mit und ohne Schutzkappen gibt. Tauchen Sie ein Ende in das Becherglas, in dem sich die noch flüssige gefärbte Fettmasse befindet, und ziehen Sie mit einer Einwegspritze (ohne Nadel) die Farbe in den Stift.

Wenn Sie keine Spritze haben, können Sie auch einen Strohhalm benutzen. Dafür ist allerdings eine Menge Fingerfertigkeit erforderlich. Tauchen Sie die Hülse wiederum mit einem

Ende in die Fettmasse. Setzen Sie den Strohhalm über die Öffnung des anderen Endes, und ziehen Sie dann durch Saugen am Strohhalm die Farbe in den Stift. Dabei ist es wichtig, daß Sie beide Utensilien ruhig halten und vor allem so fixieren, daß der Halm eine ununterbrochene Verlängerung des Hülsenhohlraums darstellt. Wenn Sie nicht gut sehen können, wie weit die Fettmasse schon im Strohhalm hochgesogen ist, führen Sie das Aufziehen doch einfach vor dem Spiegel durch.

Mit ein wenig Übung wird es Ihnen gelingen, die Farbe in die leere Hülse zu bekommen. Um die richtige Konsistenz zu erhalten, bedarf es allerdings auch einigen Trainings. Wenn Sie den Kajalstift aufziehen, sollte die Fettmasse eine Temperatur von 90 Grad haben. Sie können sich sicher leicht vorstellen, daß die geringen Mengen, mit denen Sie arbeiten, sehr schnell abkühlen. Erhitzen Sie die Substanz vorsorglich stärker, ist sie beim Aufziehen möglicherweise noch zu heiß, so daß sie zumindest teilweise wieder heraustropft. Ist die Masse während der Verarbeitung aber schon zu kalt, wird sie sozusagen auf halbem Wege fest. Dadurch würde es Ihnen nur gelingen, ein Stückchen der Hülse zu füllen.

Ein kleiner Trick hilft Ihnen vielleicht dabei, die richtige Temperatur abzupassen. Erhitzen Sie die Mischung auf gut 95 Grad, nehmen Sie sie vom Herd, und geben Sie die Kieselsäure hinzu. Halten Sie das Thermometer hinein, bis noch ungefähr 92 Grad angezeigt werden. Beginnen Sie dann sofort mit dem Einfüllen. Lassen Sie Ihren Kajalstift anschließend liegen, bis er komplett ausgekühlt ist. Dann können Sie ein Ende wie bei einem Bleistift anspitzen. Damit die Spitze nicht zu hart ist, sollten Sie zunächst auf Ihrem Handrücken oder einem Kosmetiktuch einige Striche ziehen. Dadurch wird der Stift stumpfer und eignet sich besser für die Benutzung an den empfindlichen Zonen des Auges.

Wimpern und Augenbrauen

Wenn Sie Ihre Wimperntusche selbst herstellen möchten, haben Sie, wie bei der dekorativen Kosmetik leider so oft, mit einigen Hürden zu kämpfen. Ich habe Sie im Kapitel über die Rohstoffe bereits darauf hingewiesen, daß allein die Beschaffung der Zutaten manchmal schon Schwierigkeiten macht. Deshalb erwähne ich innerhalb dieses Ratgebers immer wieder, daß es in einigen Bereichen sinnvoll sein kann, auf Kaufprodukte auszuweichen. Ich halte das für ehrlicher, als wenn Sie den Eindruck gewinnen, die Nachahmung bzw. Umsetzung ist ganz einfach und jederzeit durchzuführen. Trotzdem möchte ich auch nicht versäumen, auf das Vergnügen hinzuweisen, das die Benutzung von Artikeln aus der eigenen Produktion mit sich bringt. Falls Sie also auch Ihre Wimperntusche – allen Problemen zum Trotz – selbst anfertigen möchten, benutzen Sie dafür folgendes Rezept:

Wimperntusche

10 ml Jojobaöl, 6 g Bienenwachs oder Lamécreme, 6 g Sorbit, 20 ml destilliertes Wasser, 4 g grobes Gummi-arabicum-Pulver, 14 g Farbpigmente

---

Die Herstellung der Wimperntusche wird Ihnen bekannt vorkommen. Tatsächlich entspricht sie dem Verfahren, das bei Cremes oder auch der Reinigungsmilch angewendet wird. Die Wasserphase bereiten Sie folgendermaßen vor. Geben Sie das destillierte Wasser in ein feuerfestes Glas. Lösen Sie das Sorbitpulver darin auf. Auch das Gummi arabicum rühren Sie ein, bis es sich vollständig auflöst.

Stellen Sie die Mischung kurz zur Seite, und bereiten Sie die Fettphase vor. Dazu geben Sie die Farbpigmente in einen Mörser und verrühren sie mit einer kleinen Menge Jojobaöl. Anschließend wird das restliche Öl erhitzt und das Bienenwachs bzw. die Lamécreme darin gelöst. Sodann geben Sie die vorbereitete Farbpaste hinzu und rühren, bis auch diese gut in der Fettphase verteilt ist.

Erwärmen Sie nun die Wasserphase auf ca. 70 Grad. Beide Komponenten sollten diese Temperatur haben, wenn Sie sie vom Herd nehmen. Die Verbindung von Fett- und Wasserphase erfolgt so, wie Sie es von einer Creme gewöhnt sind. Gießen Sie tropfenweise den wäßrigen Teil in das Fett, und sorgen Sie durch gleichmäßiges Rühren dafür, daß sich beides fest miteinander verbindet.

Wenn alle Zutaten vermischt sind, sollten Sie sie sofort mit Hilfe eines Trichters in ein Mascara-Fläschchen füllen. Den Rest der Masse bewahren Sie am besten in einem Glas mit Schraubverschluß auf. Beide Gefäße verschließen Sie sorgfältig und schütteln diese, bis die Tusche ganz abgekühlt ist. Nun haben Sie eine natürliche Wimperntusche, die Sie vor Gebrauch immer kurz aufschütteln sollten. Dazu haben Sie einen Vorrat, den Sie nur noch nachfüllen brauchen. Erwärmen Sie die Masse dazu kurz, und geben Sie sie per Trichter in das Mascara-Fläschchen.

Da in der Masse Wasser enthalten ist, ist das Produkt nicht unbegrenzt haltbar. Frieren Sie die restliche Masse ein, oder rühren Sie nur die Fettphase an. Bei Bedarf mischen Sie dann die entsprechende Wassermenge wie beschrieben dazu.

Sollten Sie während der Anwendung das Gefühl haben, daß das Produkt zu zäh ist, geben Sie der Vorratsmenge einfach beim Erwärmen noch etwas destilliertes Wasser oder einige Tropfen Öl hinzu.

Um Wimpern und Augenbrauen hübsch hervorzuheben, sollten Sie einige leichte Kniffe und Tips beherzigen. Falls über der Nasenwurzel ein paar vereinzelte Brauenhärchen wachsen, zupfen Sie diese am besten aus. Kämmen Sie Ihre Augenbrauen mit einem kleinen, dafür eigens erhältlichen Kamm. Ungleichmäßigkeiten im Wuchs gleichen Sie mit einem unauffälligen Kajalstift aus. Wenn Sie Ihre Brauen zu hell finden, können Sie mit der Wimperntusche leicht nachfärben. Passen Sie aber auf, daß Sie mit der kleinen Bürste, die im Fläschchen steckt, nur die feinen Haare und nicht die Haut tönen.

Bevor Sie die Wimpern tuschen, kämmen Sie diese, wie zuvor die Brauen, einmal kurz durch. Sie lösen damit übereinanderstehende Wimpern voneinander. Außerdem bekommen leicht verbogene Wimpern so wieder den Schwung in die richtige Richtung.

Für zusätzlichen Schwung sorgt eine Wimpernzange. Achten Sie darauf, daß diese stets sauber ist, damit die Wimpern nicht daran haften bleiben. Öffnen Sie das Auge möglichst weit, und setzen Sie die natürlich ebenfalls geöffnete Zange am Ansatz an. Schieben Sie die Wimpern in den Schlitz, und schließen Sie die Zange dann fest. Nach etwa 10 Sekunden können Sie sie wieder öffnen und ein kleines Stückchen weiter oben erneut ansetzen. Wiederholen Sie die Prozedur dort wie beschrieben.

Sie werden staunen, wieviel größer und strahlender Ihre Augen wirken und wie sehr die Wimpern optisch an Länge gewinnen. Ein toller Nebeneffekt: Wer häufig unter in die Augen stechenden Wimpern leidet, hat durch die Behandlung mehr Ruhe.

Gepflegte Lippen

Das Spiel mit den Lippen ist eine wunderbare Bereicherung unserer Mimik. Durch eine schöne Farbe können wir den jeweiligen Effekt verstärken. Dabei ist es besonders wichtig, daß der Lippenstift perfekt aufgetragen ist. Nichts ist schlimmer, als wenn man sehen kann, daß man während des Anmalens angerempelt wurde. Auch teilweise abgeknabberte Farbe ist kein schöner Anblick. Solche Lippen laden sicher nicht zu einem Kuß ein.

Bevor Sie Farbe auftragen, sollten die Lippen vorbereitet werden. Generell empfehle ich, regelmäßig einen pflegenden Balsam zu benutzen. Der tut erstens gut und sorgt zweitens dafür, daß auch ungeschminkte Lippen hübsch aussehen. Ab und zu sollten Sie sich ein Lippen-Peeling gönnen. Die Haut verfügt in diesem Bereich über keine Talgdrüsen. Deshalb trocknet sie schnell aus. Kleine Hautfetzen hängen an den Lippen und werden durch Farbe noch hervorgehoben. Dem können Sie entgegenwirken. Rühren Sie zum Beispiel einen Teelöffel Mandelkleie mit etwas Buttermilch und einigen Tropfen Mandelöl glatt. Diese Mischung tragen Sie auf die Lippen auf und verreiben sie gründlich. Spülen Sie sie anschließend ab und cremen Sie die Lippen ein. Statt der Mandel- können Sie auch Weizenkleie verwenden.

Die natürlichste Lippenpflege sind pure Öle. Jojobaöl eignet sich sehr gut. Auch Mandel-, Aprikosenkern- oder Avocadoöl kommen in Frage. Mit Fettstiften sollten Sie vorsichtig sein. Sie enthalten häufig Mineralöle, die sich im Körper anreichern können. Vermeiden Sie auch, sich oft über die Lippen zu lecken. Damit trocknen Sie die Haut nur noch mehr aus. Da es etwas mühsam ist, ständig ein Fläschchen Öl mit sich zu führen, sollten Sie sich einen wirklich wertvollen Pflegestift selbst herstellen.

> *Lippen-Pflegestift*
> 50 ml Jojobaöl, 4 g Carnaubawachs, 5 g Bienenwachs
> oder Lamécreme, 3 Tropfen Bisabolol

Erhitzen Sie Öl und Wachs (gegebenenfalls auch die Creme), bis alle Zutaten miteinander verschmolzen sind. Nehmen Sie die Masse vom Feuer, und fetten Sie eine Gießform für Lippenstifte ein. Wenn die Paste auf 60 Grad heruntergekühlt ist, gießen Sie sie in die Form. Lassen Sie das Ganze 15 Minuten abkühlen, und stellen Sie die Form dann in den Kühlschrank. Nach einigen Stunden sollte der Stift durch und durch so hart sein, daß Sie ihn vorsichtig aus der Form drücken können. Setzen Sie dabei am Ende und nicht an der Spitze des Stifts an. Drehen Sie Lippenstift- oder Lippenpflegestifthülse ganz nach oben, und setzen Sie den Fettstift ein.
Aus der im Rezept angegebenen Menge können Sie mehrere Stifte herstellen. Bewahren Sie den Rest einfach im Kühlschrank auf, bis Sie Nachschub brauchen. Dann erhitzen Sie die Masse wieder und verfahren wie eben beschrieben.
Um zusätzlich einen Schutz vor den gefährlichen Strahlen der Sonne zu haben, können Sie das Rezept um 5 Tropfen SoFiW 50% ergänzen. Das ist ein Sonnenschutzfilter, der in erster Linie in Cremes oder Gels eingesetzt wird. Er ist aber auch für die Lippen sinnvoll, denn diese haben keine Hornschicht und können kein Melanin bilden, das für den Eigenschutz der Haut gegen UV-Strahlen normalerweise mitverantwortlich ist.
Wie Sie sich denken können, stellen Sie farbige Lippenstifte auf die gleiche Weise her. Geben Sie 2 g der gewünschten Farbpigmente bzw. der Farbmischung in einen Mörser. Träufeln Sie vorsichtig eine winzige Menge Rizinusöl hinzu, und

verreiben Sie die Pigmente damit zu einer Farbpaste. Erhitzen Sie 5 g der Pflegestiftmasse, und geben Sie dann die Farbmasse hinzu. Verrühren Sie alle Zutaten, und nehmen Sie diese bei einer Temperatur von ca. 70 Grad vom Herd. Kontrollieren Sie mit einem Thermometer, wann die Flüssigkeit etwa 62 Grad erreicht hat, und gießen Sie sie schnell in die wiederum gefettete Form. Das restliche Verfahren kennen Sie bereits.
Wenn Sie ausschließlich mit Perlglanzpigmenten arbeiten, brauchen Sie diese nur in die erwärmte Fettmasse rühren. Sie ersparen sich das vorherige Glattrühren im Mörser. Meiner Erfahrung nach wirken die Farben jedoch natürlicher, wenn ein Hauch normales Rot oder Rotbraun darin ist. Probieren Sie am besten aus, welche Farbtöne sich herstellen lassen. Im Grunde sind Ihrer Kreativität keine Grenzen gesetzt. Ob Perl Superblau, Pinkperl oder Glitzergold, Sie können jede beliebige Farbe selber kreieren.
Wie schafft man es nun, daß die Farbe möglichst lange und gleichmäßig auf den Lippen haftet? Den wirklich kußechten Lippenstift gibt es noch nicht. Leider muß man davon ausgehen, daß die selbstgemachten Produkte noch weniger halten als einige Kaufprodukte. Man kann allerdings einiges tun, um die Haftung zu verstärken. Außerdem ist es angenehmer, die Lippen öfter nachzumalen, als irgendwelche schädigenden Stoffe in Kauf zu nehmen. Und wie schon gesagt: Einem stürmischen Kuß oder auch einem ausgedehnten Essen hält kein Lippenstift stand, wenn Sie nicht einen alten Trick professioneller Maskenbildner anwenden. Diese erwärmen die Farbe und tragen sie mit einem Pinsel auf. Anschließend lösen sie Zucker in einer kleinen Menge Wasser mit einem Spritzer Zitrone darin auf und pinseln diese Mischung über den Lippenstift. Wer mit dem etwas klebrigen Gefühl auf den Lippen leben kann, verlängert die Haltbarkeit enorm. Und nebenbei schmecken die Küsse richtig gut.

Apropos süß und klebrig: Honig ist ein hervorragendes Mittel, um spröde Lippen zu pflegen. Tragen Sie regelmäßig eine dünne Schicht auf, und lassen Sie diese einwirken. Die Behandlung macht die Haut zart und geschmeidig.

Damit die Farbe auch ohne Filmtricks lange haftet und gut aussieht, sollten Sie schon beim Auftragen kleine Kniffe beachten. Die erste Handlung beim Schminken sollte immer sein, die Lippen mit einem Pflegeprodukt oder einfach mit Öl einzureiben. Grundieren Sie die Lippen anschließend mit. Auch beim Pudern sollten sie nicht ausgelassen werden. Tragen Sie den Lippenstift möglichst mit einem Pinsel auf. Damit läßt sich die Lippenform wesentlich präziser nachzeichnen. Außerdem wird die Farbe gleichmäßiger verteilt.

Öffnen Sie den Mund leicht, wenn Sie mit dem ersten Anmalen fertig sind, und pressen Sie ein Kosmetiktuch zwischen die Lippen. Anschließend wird noch eine dünne Farbschicht aufgetragen. Sollten Ihnen die Konturen nicht exakt genug sein, können Sie diese mit einem entsprechenden Stift nachfahren. Sein Ton sollte einen Hauch dunkler als der des Lippenstifts sein.

Besonders schön lassen sich die Lippenkonturen mit einem gewöhnlichen Abdeckstift hervorheben, den man sonst dazu benutzt, Hautunreinheiten und Rötungen zu verstecken. Zeichnen Sie damit einen hellen Strich, der den Mund sozusagen einrahmt. Verteilen Sie die helle Farbe durch leichtes Einklopfen und Reiben, damit sie sich mit der Grundierung verbindet und keine Übergänge zurückbleiben.

Mit einem Konturenstift können Sie übrigens auch hervorragend kleine Mängel in der Form Ihres Mundes korrigieren. Dazu ist ein wenig Geschick erforderlich. Ich rate Ihnen, die Technik einige Male zu üben, bevor Sie sich mit dem Ergebnis sehen lassen. Sie werden nämlich feststellen, daß Sie sich zunächst an die veränderte Form Ihrer Lippen gewöhnen müssen. Wer zum Beispiel seinen Mund optisch vergrößert, wird möglicherweise über die Wirkung auf das ganze Gesicht erstaunt sein. Sie sollten es deshalb nicht übertreiben. Leichte Korrekturen sind gut und hilfreich. Wer sich aber einen „ganz neuen" Mund malt, fliegt schnell auf. Schließlich kennen Freunde und Kollegen Sie ja schon ein bißchen länger. Beginnen Sie immer damit, die Lippen zu grundieren, und pudern Sie sie anschließend.

Zu kleiner Mund
Zeichnen Sie den Rand eine Winzigkeit über die echten Konturen hinaus. Vor allem sollten Sie über die Mundwinkel hinausmalen. Füllen Sie die neue Kontur großzügig und exakt mit Lippenstift aus.

Zu großer Mund
Wer seine Ober- und Unterlippe zu groß geraten findet, kann ebenfalls mit dem Konturenstift tricksen. Ziehen Sie innerhalb des natürlichen Rahmens neue Konturen, die einen winzigen Außenrand freilassen. Malen Sie den Mund bis zu den angezeichneten Linien kräftig aus. Bei dieser Technik müssen Sie besonders darauf achten, daß die Lippen gründlich mit einer Tönung und einem Puder vorbehandelt wurden. Solange der äußere, nicht geschminkte Lippenrand noch durchschimmert, sieht es nicht gut aus.

Gewölbte Oberlippe
Normalerweise sollte die Oberlippe den Schwung der typischen Herzform haben. Es kommt aber vor, daß die kleine Kuhle, die unter der Nasenspitze sitzen sollte, nicht vorhanden ist. Wenn sich Ihre Oberlippe wie eine Brücke wölbt, können Sie das leicht korrigieren. Wie bei dem zu großen Mund gilt aber auch hier, daß die Vorbehandlung besonders

sorgfältig gemacht werden muß. Zeichnen Sie mit einem Konturenstift die Linie der Oberlippe, wie sie eigentlich sein sollte. Füllen Sie die Lippe innerhalb der Konturen mit Farbe aus, und lassen Sie dabei einfach die kleine Ecke hell, die Sie optisch sozusagen abgeteilt haben.
Zusätzlich können Sie diese Ecke mit einem Abdeckstift behandeln. Das gibt Ihnen das sichere Gefühl, daß sie nicht doch plötzlich wieder durchschimmert. Ich möchte nochmals darauf hinweisen, daß es extrem auffällt, wenn jemand, der einen Mund ohne Herzform hat, plötzlich mit einem ausgeprägten Kußmund auftaucht. Deuten Sie den fehlenden Schwung deshalb nur dezent an. So wird es niemandem auffallen, daß Sie schummeln, und Sie werden mit Ihrem Aussehen zufriedener sein.

Zu starke Herzform
Auch der umgekehrte des eben beschriebenen Falles kommt natürlich vor. Die Herzform ist dann stark ausgeprägt, und die Oberlippe wird zu den Mundwinkeln hin extrem schmal. Zeichnen Sie die Konturen der Unterlippe exakt nach. Setzen Sie bei der Oberlippe genau in der kleinen Kuhle unter der Nasenspitze an, und ziehen Sie die Wölbung nach. Vom jeweils höchsten Punkt der Oberlippe malen Sie den Strich ganz gerade bis zu den Mundwinkeln. Das geht wesentlich leichter, wenn Sie die Lippen anspannen. Malen Sie dann den gesamten Mund sorgfältig aus.

Zu schmaler Mund
Hier verfahren Sie im Grunde ähnlich wie bei einem zu kleinen Mund. Der Unterschied ist eigentlich nur, daß Sie die Konturen im gleichmäßigen Abstand zum echten Lippenrand außen nachzeichnen. Sie ziehen diese also nicht nur über die Mundwinkel hinaus, sondern vergrößern an allen Stellen

gleichmäßig. Hierbei ist es auf jeden Fall empfehlenswert, die Farbe zweimal aufzutragen, damit sie möglichst gut deckt. Außerdem bietet es sich an, einen recht dunklen Konturenstift zu verwenden.

Zu breiter Mund
Nachdem Sie die Lippen mit Tönungscreme und Puder bearbeitet haben, ziehen Sie die Umrisse nach. Dabei lassen Sie allerdings jeweils in den Mundwinkeln kleine Streifen frei. Füllen Sie die neu entstandenen Konturen wie gewohnt aus. Die verbleibenden Partien können Sie besonders gut verstecken, indem Sie Abdeckstift darüber tupfen.

Unproportionierte Unterlippe
Es kommt vor, daß die Unterlippe im Verhältnis zur Oberlippe zu dick aussieht. Wenn Sie das ein wenig kaschieren wollen, können Sie die Oberlippe mit einem dunklen Konturenstift etwas über den natürlichen Rand hinaus nachzeichnen. Füllen Sie diese danach mit einem kräftigen Lippenstift aus. Benutzen Sie für die Unterlippe keinen Konturenstift, sondern nur eine Farbe, die heller ist als die für die Oberlippe verwendete.

Sollten Sie bisher mit der Form Ihres Mundes zufrieden gewesen sein, zeichnen Sie einfach die vorhandenen Konturen nach und füllen diese mit einer schönen Farbe aus, die zu Ihnen und Ihrer Kleidung paßt. Lassen Sie sich auf keinen Fall verunsichern. Ich weiß, daß man dazu neigt, plötzlich nach Schönheitsfehlern zu suchen, nur weil man sich gerade damit beschäftigt hat. Wenn Ihnen Ihre Lippen gefallen, dann sind sie auch schön und brauchen weder kaschiert noch sonstwie verändert werden.

Wenn's schnell gehen muß – das Minuten-Make-up

Wenn Sie auch zu den Frauen gehören, die um jede Minute in den flauschigen Kissen kämpfen, fehlt Ihnen bestimmt die Zeit für ein aufwendiges Make-up, bevor Sie das Haus verlassen. Vielleicht springen Sie aber auch beim ersten Weckerklingeln topfit aus den Federn und wollen einfach im Bad möglichst wenig Zeit verschwenden. Aus welchen Gründen auch immer, Tatsache ist, daß es morgens oft einfach schnellgehen muß. Dann ist es gut, wenn jeder Handgriff sitzt und alle notwendigen Utensilien bereitliegen. In diesem Kapitel gebe ich Ihnen einige Anregungen, die Ihnen dabei helfen sollen, in wenigen Minuten perfekt auszusehen.
Das brauchen Sie:
- Abdeckcreme oder -stift
- Grundierung
- Puder
- Lidschatten
- Kajalstift
- Wimperntusche
- Rouge
- Lippenkonturenstift
- Lippenstift
- eventuell Heißwickler oder Papilloten

Wenn Sie Ihre Haare waschen müssen, tun Sie das selbstverständlich als erstes. Übrigens, jeden Tag sollten Sie nicht mit einer Haarwäsche beginnen. Alle zwei Tage ist das absolute Maximum. Mehr ist für die Haare überhaupt nicht gut, denn sie werden dabei zu oft und zu stark entfettet. Das Ergebnis ist, daß sie immer schneller fetten, um den künstlich entzogenen Schutz wieder aufzubauen. Außerdem wird das Haar durch schädigende Substanzen, die in vielen Shampoos leider auch heute noch enthalten sind, sowie durch das Rubbeln im nassen Zustand stark belastet. Nicht zuletzt ist das häufige Fönen, das tägliches Waschen mit sich bringt, für die Haare eine Tortur.

Nach der Wäsche können Sie einzelne Strähnen auf Papilloten wickeln. Wem das zuviel Aufwand ist, der kann durch einzelne Haarspangen, spezielle Wellenreiter oder einen Haarreifen die Form während des Trocknens beeinflussen. Zu häufig sollten Sie gerade Wickler allerdings nicht benutzen, da sie für nasse Haare ebenfalls eine Strapaze bedeuten. Sollten Sie ganz kurze Haare haben, frisieren Sie diese in gewohnter Weise komplett, bevor Sie mit dem Make-up beginnen. Sie trocknen sonst womöglich, während Sie sich schminken, und liegen platt am Kopf an.

Schritt 1: Reinigen Sie Ihr Gesicht gründlich.

Schritt 2: Tragen Sie eine Tagescreme auf, die auf Ihren Hauttyp abgestimmt ist.

Schritt 3: Cremen Sie Ihre Lippen ein.

Schritt 4: Wenn Sie die Zeit dafür haben, sollten Sie nun kurz am weit geöffneten Fenster stehen. Im Winter ist das besonders gut, denn die Kälte zaubert natürliche Farbe auf die Wangen. Ziehen Sie sich unbedingt einen dicken Bademantel an. Schlingen Sie vor allem ein Handtuch um den Kopf, falls die Haare naß sein sollten. Atmen Sie eine Minute kräftig durch. Das belebt und vertreibt endgültig den Schlaf.

Schritt 5: Beginnen Sie Ihr Minuten-Make-up mit dem schnellen Kaschieren von Unreinheiten, Rötungen und Fältchen. Tupfen Sie dazu Abdeckstift oder -creme auf die betreffenden Stellen, und verstreichen Sie die Farbe vorsichtig. Klopfen Sie dann das jeweilige Produkt ein, so daß die Übergänge verschwinden.

Schritt 6: Geben Sie anschließend Make-up bzw. eine leichte Tönungscreme auf ein Schwämmchen. Fangen Sie in der Mitte Ihres Gesichts an, das Produkt aufzutragen, und verstreichen Sie es nach außen. Arbeiten Sie weit zu den Haaransätzen hin, und streichen Sie die Tönung auch zum Hals hin sorgfältig aus.

Schritt 7: Kontrollieren Sie, ob alle Übergänge verschwunden sind. Bessern Sie nötigenfalls mit den Händen aus. Besonders gut geht das mit der Seite eines Fingers. Streichen Sie damit von der entsprechenden Stelle zum Haaransatz bzw. den Hals hinunter.

Schritt 8: Ziehen Sie mit einem Kajalstift einen schwarzen oder farbigen Lidstrich. Wenn Sie damit nicht sehr geübt sind, können Sie diesen Arbeitsgang ruhig weglassen. Er kostet Zeit und kann durch einen schönen Lidschatten bzw. Wimperntusche ersetzt werden.

Schritt 9: Tupfen Sie Lidschatten auf, und verreiben Sie ihn gleichmäßig oder entsprechend Ihrer Augenform auf dem Lid. Ich empfehle Ihnen einen dezenten Pastellton. Wenn Sie keinen Kajal benutzt haben, können Sie am Wimpernrand eine etwas dunklere Farbe verwenden oder die gewählte Farbe intensiver auftragen und zu den Brauen hin verwischen.

Schritt 10: Tuschen Sie Ihre Wimpern. Wenn Sie das für Ihr Alltags-Make-up nicht mögen, sollten Sie auf keinen Fall auf den Lidstrich verzichten.

Schritt 11: Legen Sie mit einem großen Pinsel Rouge auf, und streichen Sie ihn behutsam vom Wangenknochen zu den Schläfen. Klopfen Sie mit dem Pinsel zart auf die Haut, um die Übergänge anzugleichen. Genau wie bei der Grundierung können Sie mit den Fingern Stellen zusätzlich verwischen, die sich optisch hart absetzen.

Schritt 12: Entfernen Sie mit einem kleinen Kosmetiktuch überschüssige Farbe von den Wimpern, wenn Sie sie getuscht haben. Setzen Sie das Tuch dazu unter den Wimpern an, und senken Sie das Lid.

Schritt 13: Wer schon morgens ein ruhiges Händchen hat, kann mit einem Lippenkonturenstift die Linien des Mundes nachzeichnen. Meiner Meinung nach muß das nicht unbedingt sein. Es reicht, wenn Sie die Lippen mit einer dezenten Farbe ausmalen. Um die Konturen zu betonen, sollten Sie diese mit einem hautfarbenen Abdeckstift zart umranden. Klopfen Sie die helle Farbe gut ein, damit Sie keinen angemalten „Clownmund" behalten.

Schritt 14: Ganz zum Schluß sollten Sie noch einen prüfenden Blick auf Ihr „Gesamtwerk" werfen. Falls noch irgendwo Rötungen oder Unreinheiten auffallen, können Sie diese mit einer kleinen Menge Abdeckmasse kaschieren. Sollte die Haut noch irgendwo glänzen, pudern Sie schnell noch einmal nach.

Nun brauchen Sie nur noch die Haare in gewohnter Weise frisieren. So zurechtgemacht, können Sie ohne Bedenken am Arbeitsplatz erscheinen oder Besorgungen machen. Wer den ganzen Tag außer Haus ist, sollte stets Puder und Lippenstift in der Tasche haben. Der Lippenpflegestift ist ohnehin ein ständiger Begleiter. Falls Sie zwischendurch feststellen, daß die Haut glänzt oder der Lippenstift nicht mehr ausreichend deckt, können Sie mit wenigen Handgriffen nacharbeiten. Ein Hauch Parfüm gehört für viele Frauen zur Grundausstattung. Sprühen Sie es doch einmal über dem Kopf in die Luft. Die duftenden Partikel legen sich so sanft und gleichmäßig auf das Haar. Dort halten Sie sich länger als auf der Haut. Ein schöner Nebeneffekt: Wer mittellanges bis langes Haar hat, sorgt mit jeder schnelleren Kopfbewegung dafür, daß sich ein zarter Dufthauch ausbreitet.

Das Make-up für den großen Auftritt

Wenn Sie abends schick ausgehen wollen oder eine wichtige Verabredung haben, darf's beim Make-up vermutlich ein bißchen mehr sein als gewöhnlich. Die Farben dürfen kräftiger sein, und es kann auch ruhig ein wenig glitzern. Aufwendig geschminkt zu sein, heißt aber nicht, daß Quantität auch gleich Qualität bedeutet. Sie sollten trotzdem nicht angemalt aussehen. Auch ein buntes Allerlei ist nicht gefragt. Statt dessen sollte das gesamte Make-up harmonisieren und aufeinander abgestimmt sein. Im Grunde gehen Sie genauso vor wie bei der eben beschriebenen Grund-Schminke. Es werden lediglich einige Arbeitsgänge hinzugefügt. Legen Sie sich am besten die folgenden Dinge bereit, und gehen Sie Schritt für Schritt vor.

Das brauchen Sie:
- Abdeckcreme oder -stift
- Farbige Grundierung
- Tönung
- Puder

- Lidschatten in verschiedenen Farben
- Kajalstift
- Eyeliner
- Wimpernkamm und -bürste
- Wimperntusche
- Augenbrauenstift
- Rouge
- Lippenkonturenstift
- Lippenstift

Schritt 1: Am Anfang steht natürlich wie immer eine gründliche Reinigung. Wenn Sie genug Zeit haben, sollten Sie sich ein Gesichtsdampfbad gönnen und anschließend vielleicht noch ein Peeling anwenden. Auch die Lippen sollten Sie in den Genuß eines Peelings kommen lassen. Da die Haut durch diese Behandlung etwas gerötet ist, sollten Sie damit schon ungefähr eine Stunde, bevor Sie sich schminken, beginnen. Bis Sie dann weitermachen, hat die Haut genug Zeit, sich wieder zu beruhigen. Sie können ihr dabei mit einer ausgleichenden Maske helfen.

Schritt 2: Cremen Sie Ihr Gesicht sorgfältig mit einer Feuchtigkeitscreme ein, die entsprechend Ihrem Hauttyp gewählt sein sollte. Massieren Sie das Produkt mit sanften kreisenden Bewegungen ein. Beginnen Sie dabei immer in der Mitte, und arbeiten Sie sich langsam nach außen. Danach klopfen Sie mit den Fingerkuppen das ganze Gesicht vorsichtig ab.

Schritt 3: Tragen Sie einen pflegenden Balsam auf Ihre Lippen auf, und verteilen Sie ihn gründlich. Massieren Sie auch dieses Produkt ein, indem Sie die Lippen aufeinanderpressen. Beginnen Sie mit sanftem Druck am rechten Mundwinkel. Geben Sie den Druck über die Mitte bis zum linken Mundwinkel weiter. Wiederholen Sie diesen Vorgang ruhig mehrmals. Sollten sich die Lippen am Ende der Prozedur trocken anfühlen, tragen Sie ein wenig Pflegecreme auf.

Schritt 4: Bei Bedarf verwenden Sie nun eine ausgleichende Vorgrundierung. Es gibt sie in verschiedenen Farben. Die grüne läßt Rötungen verschwinden, zartes Orange schenkt einem dunklen Teint Glanz und Frische, Lila läßt die fahle müde Haut wieder strahlen, und weiße Vorgrundierung kaschiert Schatten und Augenränder. Tupfen Sie je nach Bedarf Farbe auf die entsprechenden Partien. Sie können übrigens auch mehrere Töne kombinieren. Wer zum Beispiel dunkle Ränder unter den Augen hat, auf den Wangen dagegen mit roten Äderchen kämpft, kann weiß und grün benutzen. Verstreichen Sie die Vorgrundierung dünn auf der gesamten Stelle. Tränensäcke sind übrigens nicht mit Augenrändern zu verwechseln. Dabei handelt es sich um vorstehende Zonen. Wenn Sie mit heller Grundierung oder auch mit einem Abdeckstift darauf malen, betonen Sie diesen kleinen Schönheitsfehler zusätzlich. Verzichten Sie also ganz darauf, oder versuchen Sie, die Außenränder der Erhebungen hell abzudecken. Übergänge sorgfältig verreiben. Lassen Sie die Vorgrundierung kurz einwirken, damit Sie mit dem Make-up nicht alles wieder verwischen.

Schritt 5: Geben Sie etwas Make-up auf ein Schwämmchen und drücken Sie dieses leicht zusammen, so daß die Farbe sich darauf verteilt. Beginnen Sie dann in der Gesichtsmitte mit dem Auftragen. Streichen Sie das Make-up gleichmäßig nach außen. Wer viel mit Hautunreinheiten zu kämpfen hat, sollte mit zwei „Anstrichen" arbeiten. In dem Fall sollte die erste Tönungsschicht sehr dünn ausfallen. Verwischen Sie die Übergänge am Haaransatz und am Hals.

Schritt 6: Wenn Sie trotz aller Vorbehandlung noch Rötungen und kleine Pickel sehen, sollten Sie diese jetzt mit einem Abdeckstift bzw. einer entsprechenden Creme betupfen. Verreiben Sie die Farbe nicht, sondern klopfen Sie sie nur solange sanft ein, bis sie der übrigen Grundierung angepaßt ist.

Schritt 7: Falls Sie mit der Form Ihrer Nase nicht zufrieden sind, ist dies der richtige Moment, hier eine kleine Korrektur vorzunehmen. Verwenden Sie dazu eine Grundierung, die ungefähr zwei Nuancen dunkler als die ansonsten benutzte ist. Folgende Probleme können Sie auf diese Weise kaschieren:

Spitze Nase
Wenn wirklich nur die Nasenspitze zu schmal ist, nicht aber der ganze Nasenrücken, geben Sie einen kleinen Tupfer Farbe darauf. Verwischen Sie die Übergänge.

Breite Nasenflügel
Schattieren Sie die Flügel jeweils mit einem Hauch dunkler Grundierung und verwischen Sie diese an den Übergängen.

Stupsnase
Sie wird von vielen als niedlich und hübsch empfunden, von den Besitzern meistens aber nicht. Wenn Sie eine Stupsnase kaschieren möchten, tupfen Sie etwas dunkle Grundierung auf den höchsten Punkt. Direkt dahinter, also auf dem Nasenrücken etwas höher, plazieren Sie hellen Puder oder eine Winzigkeit Abdeckcreme. Wischen Sie leicht über die Farbabstufungen, aber verwischen Sie sie nicht zu einer einzigen Farbe.

Der Nasenhöcker
Ein Höcker auf der Nase kann – je nach Größe – äußerst belastend sein. Auch wenn ihn andere Menschen vielleicht über-

haupt nicht schlimm finden, leidet der Betroffene oft sehr darunter. Eine starke Wölbung auf dem Nasenrücken können Sie kaum mit Schminke kaschieren. Ist der Höcker dagegen nur klein, wirkt eine gekonnte Schattierung manchmal Wunder. Geben Sie genau auf die Wölbung einen Streifen dunkle Grundierung und verstreichen Sie die Übergänge leicht. Optisch wirkt der Höcker dadurch flacher.

Die schmale Nase
Wenn Ihre Nase auf der gesamten Länge zu schmal ist, sollten Sie den Nasenrücken mit einem dünnen, dunklen Streifen versehen. Hellen Sie die Seiten und die Nasenflügel mit hellem Puder oder einem Hauch Abdeckcreme auf. Sollten Sie Ihre Nase außerdem noch als zu lang empfinden, verzichten Sie auf den Streifen auf dem Nasenrücken. Tupfen Sie die dunkle Grundierung ausschließlich auf die Nasenspitze. Die hellen Seiten bleiben.

Die breite Nase
Falls Ihnen Ihre Nase zu breit erscheint, werden die Seiten dunkel schattiert. Den Nasenrücken belassen Sie in der Grundtönung. Denken Sie, daß nicht die ganze Nase, sondern nur die Wurzel zu breit ist, tupfen Sie die dunkle Grundierung nur auf den Ansatz. Geben Sie die Farbe auf die kleine Kuhle, die sich auf jeder Seite des Nasenrückens etwa auf Augenhöhe befindet. Wie immer verstreichen Sie die Übergänge leicht.

Schritt 8: Wiederholen Sie nun Schritt 5, und achten Sie dabei wieder peinlich darauf, daß keine Übergänge sichtbar bleiben.

Schritt 9: Geben Sie nun mit einem großen Pinsel oder mit einer Quaste Puder auf das ganze Gesicht. Der Farbton sollte möglichst nicht heller oder dunkler als der Teint sein. Falls Sie Korrekturen mit dem Abdeckstift oder einer dunklen Grundierung vorgenommen haben sollten, werden diese selbstverständlich mitgepudert. Auch die Lippen und die Augenlider dürfen Sie nicht vergessen. Schließen Sie die Augen, und tupfen Sie den Puder sanft darüber. Achten Sie darauf, daß alles gut verteilt ist.

Schritt 10: Jetzt sind die Augen an der Reihe. Im Grunde könnten Sie natürlich auch erst Rouge auftragen. Wenn die Augen aber zuerst geschminkt werden, kann man die Intensität des Rouges besser anpassen. Beginnen Sie damit, die Brauen mit einem speziellen Kamm zu „sortieren". Dann werden sie mit einem Stift nachgezogen. Ungleichmäßigkeiten können Sie bei der Gelegenheit ausgleichen. Es sieht am natürlichsten aus, wenn Sie diese Stellen mit zwei unterschiedlichen Farben nachmalen. Kombinieren Sie beispielsweise grau und braun.

Schritt 11: Kämmen Sie mit einem kleinen speziellen Kamm die Wimpern. Sorgen Sie dafür, daß diese nicht mehr verklebt oder verbogen sind.

Schritt 12: Legen Sie anschließend die gereinigte Wimpernzange an, und bringen Sie die Wimpern damit schön in Form.

Schritt 13: Nun wird der Lidschatten aufgetragen. Dabei kommt es natürlich auf die Form Ihrer Augen an. Die Wahl der Farbe hängt in erster Linie von Ihrer Augenfarbe, aber auch von der Zusammenstellung Ihrer Kleidung ab. Hier zwei Beispiele für Lidschatten, die sich toll für einen festlichen Anlaß eignen.

Variation I
Malen Sie die inneren Lidhälften mit einem hellen Lidschatten aus. Streichen Sie die Übergänge aus, und verteilen Sie die Farbe bis zu den Augenbrauen. Setzen Sie auf die äußeren Lidhälften einen dunkleren Ton, der zwar sichtbar kräftiger sein sollte, aber nicht zu krass wirken darf. Der Ton sollte im Grunde der gleiche sein, nur die Nuancen unterscheiden sich. Verwischen Sie den Punkt in der Lidmitte, an dem sich beide Farben treffen. Wischen Sie auch sanft am Außenrand über den dunkleren Lidschatten, und streichen Sie ihn ebenfalls bis zu den Brauen hoch.

Variation II
Mit einem Strich in der Lidfalte können Sie einen hübschen Effekt erzielen. Tragen Sie mit einem kräftigen Lidschatten oder auch einem Kajal Farbe in der Lidfalte auf. Das ist übrigens nicht das kleine Fältchen, das sich bei geöffneten Augen auf dem Lid zeigt. Die Lidfalte liegt ein kleines Stück darüber. Sie finden die Stelle leicht, wenn Sie kurz die Augen schließen und behutsam die Form des Auges abtasten. Wenn Sie oberhalb des Augapfels das Gefühl haben, Sie könnten in die Augenhöhle greifen, haben Sie die richtige Position ausgemacht.
Zeichnen Sie einen Strich in den kompletten Bogen, und ziehen Sie ihn außen leicht hoch. Schaffen Sie dann in der gleichen Farbe eine Verbindung vom äußeren oberen Wimpernansatz zur Lidfalte. Verwischen Sie beide Linien sorgfältig. Tupfen Sie dann hellen Lidschatten auf das gesamte Lid, und verwischen Sie ihn mit den vorgezeichneten Strichen. Zum Schluß geben Sie einen kleinen Punkt sehr hellen und möglichst glänzenden Lidschatten auf die Lidmitte. Klopfen Sie die Farbe sanft ein, damit sich fließende Übergänge ergeben.

Schritt 14: Tuschen Sie jetzt die Wimpern. Achten Sie darauf, daß nicht zuviel Farbe die Härchen verklebt. Wenn Sie fertig sind, senken Sie für 30 Sekunden die Lider, um die Wimpern trocknen zu lassen. Danach wischen Sie überschüssige Farbe an einem Kosmetiktüchlein ab.

Schritt 15: Mit Kajalstift oder Eyeliner wird nun ein feiner Lidstrich gezogen. Je nach Augenform und -farbe variiert die Intensität und auch die Länge.

Schritt 16: Tragen Sie jetzt Rouge auf. Wenn Sie ein Creme-Rouge verwenden, tupfen Sie ungefähr drei Punkte von der Mitte der Wange über den Wangenknochen bis zur Schläfe. Verwischen Sie die Farbkleckse von der Gesichtsmitte zum Haaransatz hin. Wichtig dabei ist, daß am Ende keine Ränder zu sehen sind. Sollten Sie Puder-Rouge verwenden, tauchen Sie einfach einen großen Pinsel in die Farbe, klopfen diesen an Ihrem Finger oder dem Rougedöschen ab und verteilen den Puder dann wiederum auf dem Wangenknochen. Streichen Sie auch dabei von der Mitte des Gesichts zu den Schläfen, und verwischen Sie dabei die Übergänge. Farbe und Intensität des Rouges hängen sowohl von Ihrem Typ als auch von der Stärke und dem Ton des Augen-Make-ups ab. Wenn Sie sich die Augen sehr kräftig geschminkt haben, sollten Sie auch mit dem Rouge nicht zu sparsam sein. Schließlich soll das Endergebnis Harmonie und Ausgeglichenheit zeigen.

Schritt 17: Mit dem Lippenkonturenstift werden nun die Linien der Lippen nachgezeichnet. Kleine Schönheitsfehler können dabei leicht kaschiert werden. Nehmen Sie Farbe mit einem feinen Pinsel von Ihrem Lippenstift ab, und verteilen Sie diese gleichmäßig. Wenn die ganze Lippe gleichmäßig ausgefüllt ist, pressen Sie ein Kosmetiktuch zwischen Ober-

und Unterlippe und nehmen damit überschüssige Farbe ab. Anschließend pinseln Sie eine weitere Farbschicht auf.

Schritt 18: Wer glänzende Lippen mag, kann Gloss über die Farbe geben. Wenn Sie gedeckte Töne vorziehen, bietet es sich an, die Lippen abschließend hauchdünn zu pudern. Damit fixieren Sie gleichzeitig die Farbe.

Schritt 19: Um einen besonderen Effekt auf Ihre Lippen zu zaubern, können Sie nach dem Auftragen des Lippenstifts nochmals mit einem Konturenstift, der eine Nuance dunkler ist, die Linien nachziehen. Verwischen Sie diesen Strich mit einem feuchten Wattestäbchen zur Mitte der Lippe. Das sorgt für einen hübschen Hingucker und schenkt optisch Volumen.

Schritt 20: Zum Schluß umranden Sie den fertig geschminkten Mund mit einem Abdeckstift und klopfen die Farbe sanft ein, damit sie sich der Grundierung anpaßt.

Typberatung

Um herauszufinden, welche Töne Ihrem Typ entsprechen, müssen Sie zunächst wissen, welchem Farbtyp Sie überhaupt zugehören. Keine Angst, Sie brauchen dazu keine teure Beratung in Anspruch zu nehmen, obwohl dabei natürlich wesentlich intensiver auf Ihr Aussehen eingegangen werden kann, als es in diesem Buch möglich ist. Dieses Kapitel soll Ihnen einen Überblick darüber geben, was sich hinter einem Sommer- oder Winter-Typ verbirgt und welche Farben zu ihm passen. Außerdem gebe ich Ihnen einfache Anleitungen an die Hand, mit denen Sie sich selbst in eine Gruppe einordnen können.

Es sei nochmal darauf hingewiesen, daß dies natürlich nur eine Hilfe ist, um die grobe Richtung herauszufinden. Die endgültige Wahl „Ihrer Farben" hängt schließlich noch von anderen Aspekten ab. Ein knalliges Rot signalisiert beispielsweise Selbstvertrauen, Grün steht für Freundlichkeit und Natürlichkeit, Blau steht für Sachlichkeit und Bodenständigkeit. Auch wenn äußerliche Merkmale wie Augen- oder Haarfarbe Sie zu einem Herbsttyp machen, gibt Ihnen diese Erkenntnis noch lange keine Palette unterschiedlicher Töne an die Hand, mit denen Sie in Zukunft in Make-up- und Bekleidungsfragen auf Nummer Sicher gehen können. Berücksichtigen Sie die individuell verschiedenen Gegebenheiten des Charakters. Nur so kommen Sie zu einem harmonischen Gesamteindruck.

An dieser Stelle auf die Wirkung der Farben auf die menschliche Psyche einzugehen, würde den Rahmen dieses Buches sprengen. Es gibt viele Ansätze in dieser Richtung. Leute, die sich damit ausführlich beschäftigt haben, behaupten sogar, daß mit Farben auf die Gesundheit Einfluß genommen werden kann. Türkis sei zum Beispiel die Farbe des Immunsystems. Außerdem stärke sie die seelische Abwehrkraft. Blau soll beruhigen und deshalb die ideale Farbe sein, mit der man sich umgeben soll, wenn Auseinandersetzungen ins Haus stehen. Aber Vorsicht: angeblich macht Blau müde, im Gegensatz zu Orange, was die Lebensgeister wecken und fröhlich stimmen soll. Wenn Sie sich für derartige Theorien interessieren, sollten Sie sich geeignete Literatur besorgen und das Thema vertiefen. Dann können Sie sich selbst ein Bild davon machen, ob man in schwierigen Situationen wohl eher zur falschen Farbe greift als sonst. Und auch diese Meinung können Sie dann vielleicht beurteilen: Farbberaterinnen und -berater behaupten, daß man mit den richtigen Farben

Eindruck hinterläßt. Benutzt man aber die falschen, bleibt man niemandem im Gedächtnis.

Frühlings-Typ
Frauen dieser Kategorie liegen typmäßig im warmen Bereich. Sie haben meistens eine zarte, rosige Haut. Sie strahlen Natürlichkeit und eine gewisse Frische aus. Außerdem wirken sie häufig ein wenig zerbrechlich, selbst wenn der Körperbau eher kräftig ist. Auch elfenbeinfarbener oder golden schimmernder Teint ist bei ihnen nicht selten zu finden. Im Sommer bekommt die Haut schnell einen hübschen Goldton. Sommersprossen gehören bei vielen Frühlings-Frauen dazu. Die Haare sind hell, das heißt, daß alle nur denkbaren Blondtöne vertreten sind. Dazu passend ist auch die Farbe der Augen immer relativ hell. Blau in allen Schattierungen überwiegt. Braun kommt zwar auch vor, ist dann aber meist golden.
Um ihren Typ zu unterstreichen, sollte die Frau dieser Gruppe warme Farben wählen. Harte Kontraste sind nicht angesagt, statt dessen sollte sie sich Ton in Ton schminken und natürlich auch kleiden.
Mögliche Farben: Creme, Cappucchino, Lachs, Koralle, Hellrot, Apricot, Hellgelb, Mint, Hellgrün, einige Lila-Töne (mehr Rot- als Blauanteile).

Sommer-Typ
Viele sind zunächst erstaunt, wenn sie hören, daß Sommer-Frauen farblich in den kalten Bereich gehören. Doch so ist es. In erster Linie liegt das an dem eher bläulichen Unterton der Haut. Im Gegensatz zur ersten Kategorie wirkt der helle Teint hier schnell blaß und erinnert an Porzellan. Auch die Haare verraten gelegentlich diesen gar nicht so leicht zu erkennenden Typ. Ihnen fehlt nämlich meistens der goldene Schimmer

des Frühlings-Typs. Zwar sind auch Blonde vertreten, ihre Farbe ist jedoch gedeckt. Weitere Haarfarben sind verschiedene Braunnuancen. In der Sonne färbt sich die Haut der Sommer-Frau in den meisten Fällen schnell sehr dunkel. Sie nimmt häufig einen edlen, tiefen Ton an. Bei den Augen kommen sowohl Blauvarianten als auch kräftiges Braun vor.
Um ihren Typ zu unterstreichen, sollte die Frau dieser Gruppe die überwiegend kräftigen Farben des Sommers tragen. Sonnige orange Nuancen passen aber nicht zu ihr. Auch die meisten Erd- und Grüntöne verändern den Typ nachteilig, statt ihn zu unterstreichen.
Mögliche Farben: gedecktes Taubenblau, Silber, Grau, Nougat, Pastellgelb, gedeckte Rottöne wie Weinrot, Himmelblau und bläuliche Rottöne wie Violett.

Herbst-Typ
Frauen dieser Gruppe sind sehr leicht zu erkennen. Ihre äußere Erscheinung strahlt viel Wärme aus, die unbedingt unterstrichen werden sollte. Das liegt zum einen an dem Goldschimmer in der teilweise recht blaß-durchscheinenden Haut. Sommersprossen sind ebenso typisch wie der Rotton im Haar. Der ist in den allermeisten Fällen vorhanden, unabhängig von der Haarfarbe. Die Palette erstreckt sich von mittelblonden über rote Kupfertöne bis hin zu einem kräftigen Braun. Bei der Augenfarbe ist so ziemlich alles möglich. Braun, Blau, aber auch Grün und gelbliche Töne kommen vor. Allen gemeinsam ist eine unübersehbare Ausstrahlung. Die Augen der Herbst-Frau ziehen einen schnell in ihren Bann. Sollten Sie sich in diese Kategorie einordnen, müssen Sie mit der Sonne vorsichtig sein. Sie bräunen dann nämlich kaum und handeln sich leicht einen Sonnenbrand ein.
Um ihren Typ zu unterstreichen, sollte die Frau dieser Gruppe sich für warme Töne entscheiden. Bläuliche Nuancen haben

in ihrem Make-up ebensowenig etwas zu suchen wie in ihrer Kleidung.
Mögliche Farben: irdene Töne wie Sand, Ocker, Kaki, Oliv-, Lind- und Smaragdgrün, Orangerot, Pfirsich, Sonnengelb, Türkis.

Winter-Typ
Das wichtigste Merkmal, das dafür sorgt, sich hier einzuordnen, sind die dunklen Haare. Auch Wimpern und Augenbrauen sind dunkelbraun oder sogar tiefschwarz. Der rötliche Schimmer fehlt, was die Unterscheidung vom Herbst-Typ erleichtert. Die Haut steht häufig im krassen Gegensatz zum Schopf. Nicht selten ist der Teint nämlich extrem blaß, fast weiß. Es gibt aber auch die Variante des permanent gebräunt wirkenden Typs. Sonne macht der Winter-Frau nichts aus. Wenn sie ursprünglich eine extrem helle Haut hat, färbt sich diese sanft hellbraun. Der kräftigere Ausgangston wird in der Sonne richtig dunkel. Allerdings hat er weder einen goldenen noch einen kupferfarbenen Schimmer. Dazu passend sind auch die Augen der Frauen dieser Kategorie stets dunkel. Sowohl ein tiefes Blau als auch Grau und vor allem natürlich Dunkelbraun sind vertreten.
Um ihren Typ zu unterstreichen, sollte die Frau dieser Gruppe kühle Farben wählen. Schön sind Kontraste und kräftige Töne.
Mögliche Farben: Hellgrau, Schwarz, Dunkelblau, dunkle und gedeckte Grüntöne, Fuchsia, bläuliche Lilatöne, dunkles Pastellgelb.

Vielleicht haben Sie nun schon eine Idee, in welche Kategorie Sie passen. Am besten geben Haut- und Haarfarbe Hinweise. Falls Sie zwischen dem Frühlings- und dem Sommer-Typ schwanken sollten, sehen Sie sich doch einmal Ihre Leberflecke oder Sommersprossen an. Bei der Frühlings-Frau sind die eher golden, die Sommer-Frau dagegen hat in erster Linie graubraune. Auch die Entscheidung, ob man nun ein Herbst- oder Winter-Typ ist, kann manchmal schwerfallen. Hier ein wichtiges Kriterium: Augenbrauen und Wimpern sind beim Winter-Typ ziemlich dunkel. Die Herbst-Frau hat dagegen fast immer eine rötlich schimmernde Gesichtsbehaarung.

Die jeweilige Farbpalette kann Ihnen als erster Anhaltspunkt für die Zusammenstellung Ihres Make-ups dienen. Bei der Wahl der Kleidung sollten Sie ebenfalls die vorgeschlagenen Töne berücksichtigen. Achten Sie sogar bei den Accessoires und Ihrem Schmuck darauf, daß die Farben Ihren Typ unterstreichen. Gelbgold wirkt sehr warm und paßt deshalb gut zur Frühlings- und Herbst-Frau. Damen der beiden anderen Gruppen sollten Silber oder Weißgold vorziehen. Um die spezifische Farbpalette zu erweitern, können Sie Farbtöne hinzufügen, die jedem Typ stehen. Das sind zum Beispiel folgende:

Eierschale, Beige, Hellrot, helles Türkis, Marine, gedecktes Dunkelblau, Petrol, Flieder.

Dank der genannten Merkmale haben Sie sich vielleicht schon entschieden, zu welcher Gruppe Sie gehören. Vergleichen Sie jetzt die dafür vorgeschlagenen Farben mit Ihren Lieblingstönen. Oft greift man nämlich ganz instinktiv zu dem, was einem auch tatsächlich am besten steht.

Es gibt noch eine zweite Möglichkeit, den eigenen Typ näher kennenzulernen. Dabei erfolgt keine Einteilung in nur vier Typen entsprechend der Jahreszeiten, sondern sogar in sechs Kategorien. Sie können damit also noch präziser „Ihre Farben" wählen. Wieder spielen Haar-, Augen- und Hautfarbe die entscheidenden Rollen. Auch bei diesem Verfahren geht es darum festzustellen, ob Ihnen eher warme oder kühle Töne

stehen. Gehen Sie folgendermaßen vor: Jede Haarfarbe hat eine eigene Tabelle. Suchen Sie zunächst die heraus, die Ihrer am stärksten entspricht. Der Buchstabe darüber gibt an, ob die betreffende Nuance eher warm oder eben kühl ist.
Anschließend wiederholen Sie den Vorgang mit den Tabellen für die Augenfarbe. Suchen Sie wieder Ihren Ton mit dem dazugehörigen Buchstaben heraus. Zum Schluß sehen Sie nach, welche Hautfarbe der Beschreibung nach der Ihren am ähnlichsten ist. Auch dort finden Sie wieder ein kleines „w" oder „k". Die Auswertung ist denkbar einfach. Sollten Sie dreimal ein „w" oder ein „k" haben, gehören Sie natürlich in die entsprechende Gruppe. Falls Sie sowohl den einen als auch den anderen Buchstaben für sich notiert haben, ordnen Sie sich bitte in die Kategorie ein, die bei Ihnen überwiegt. Da Sie drei Kriterien heranziehen, kann es kein ausgeglichenes Ergebnis geben. Und hier sind die Tabellen:

Haare

Blond-Töne

(k)	(w)
Weißblond	Strohblond
sehr helles Aschblond	Rotblond

Braun-Töne

(k)	(w)
gedecktes Braun	Rotbraun
Mahagoni mit bläulichem Schimmer	Schokoladenbraun
	Kastanie

Schwarz-Töne

(k) (w)
dumpfes Schwarz
Schwarz mit bläulichem
Schimmer

Augen

Blau-Töne

(k) (w)
Stahlblau
Graublau
Dunkelblau

Grün-Töne

(k)	(w)
Graugrün	Hellgrün
	sattes Grün

Braun-Töne

(k)	(w)
	Goldbraun
	gelbliches Braun
	Dunkelbraun

Haut

(k)	(w)
helles Rosé	Beige, Sand
Rosa	Kamel mit goldenem Glanz
Oliv	Bronze

Vielleicht stutzen Sie beim Durchsehen der Tabellen und denken, daß sich dahinter eine Einteilung verbirgt, die sich deutlich vom ersten Verfahren unterscheidet. Während bei der jahreszeitlichen Betrachtung auch Winter-Frauen, also jene, die in die kalte Farbskala gehören, braune Augen haben können, bekommen sie bei dieser Methode dafür ein „w". Bleiben wir bei dem Beispiel einer typischen Winter-Frau. Nehmen wir an, sie hat schwarze Haare, braune Augen und eine extrem helle, fast weiße Haut. Sie bekäme dafür zwei „k" und ein „w". Das Gesamtergebnis lautet also: kühler Farb-Typ. Nachdem Sie Ihre drei Buchstaben herausgefunden haben, steht die erste Unterscheidung für Sie fest. Sie wissen nun, ob für Sie eher warme oder kühle Farben in Frage kommen. Um nun ein passendes Make-up zusammenzustellen, kombinieren Sie einfach die Farbe Ihrer Augen mit dem zu Ihnen gehörigen Buchstaben.

Graue oder blaue Augen + „w"
Die ideale Lidschattenfarbe für Sie ist Braun in seinen unterschiedlichen Nuancen. Die Kombination von einem hellen Sandton und Rehbraun macht sich sehr gut. Auch rötliche Braunvariationen, wie zum Beispiel Kastanie, stehen Ihnen ausgezeichnet. Wer nicht so sehr für braunen Lidschatten schwärmt, kann auf Blau ausweichen. Passend zu den Augen bietet sich ein dunkler blaugrauer Lidstrich an, dazu Lidschatten in Saphirblau. Bei der Wimperntusche sollten Sie sich auf Schwarz beschränken. Für die Lippen kommen warme Töne in Frage. Koralle ist sehr schön, ebenso leuchtendes Orangerot.

Grüne Augen + „w"
Betonen Sie Ihre schönen Augen mit zartem grünen Lidschatten. Achten Sie dabei darauf, daß die Farbe nicht zu knallig

wirkt. Zwei unterschiedlich dunkle Oliv-Töne nebeneinander machen sich sehr gut. Zu Ihnen passen auch rötlich-warme Braunnuancen. Eine sehr schöne Kajal-Farbe ist ein dunkles Moosgrün. Dazu sollten Sie die Wimpern dunkelbraun tuschen. Auch ein brauner Lidstrich ist möglich. Die Lippen dürfen gern auffallend geschminkt werden. Dafür eignen sich Hellrot, kräftiges Rosa oder Hellorange. Wer's dezenter mag, kann auf sandfarbenen Lippenstift zurückgreifen.

Braune Augen + „w"
Die gesamte Augenpartie sollte von warmen Brauntönen dominiert werden. Kajalstift, Wimperntusche und Lidstrich können zum Beispiel in Mocca oder Cappuccino gewählt werden. Dazu paßt sandfarbener oder rostbrauner Lidschatten. Die Lippen sollten Sie lachsfarben oder in Korallentönen ausmalen. Es gibt auch helle Braunnuancen, beispielsweise Praliné sieht sehr hübsch aus.

Graue oder blaue Augen + „k"
Wenn Sie Ihre Augen Ton in Ton schminken möchten, können Sie grauen und schieferfarbenen Lidschatten wählen. Auch die Kombination eines kräftigen Meeresblaus mit Himmelblau steht Ihnen sicher gut. Um einen hübschen Gegensatz zu den Augen zu schaffen, sollten Sie Altrosa und Beige nebeneinander benutzen. Für den Lidstrich haben Sie die Wahl zwischen Schwarz, Dunkelgrau, Graublau und kräftigem Blau. Auch die Wimperntusche darf klassisch schwarz oder aber leuchtend blau sein. Die Lippen sollten nicht zu auffällig geschminkt werden. Ein bläuliches Violett bietet sich an. Aber auch Rosé und Fuchsia stehen Ihnen gut.

Grüne Augen + „k"
Grau harmoniert schön mit Ihren Augen. Legen Sie mittelgrauen Lidschatten auf, und ziehen Sie einen Lidstrich, der eine Nuance dunkler ist. Auch helle Aubergine mit sehr hellem Altrosa macht sich gut. Bei Kajalstift und Wimperntusche sollten Sie sich an klassisches Schwarz halten. Zuviel unterschiedliche Töne würden nur unruhig wirken und von Ihren grünen Augen ablenken. Für Sie ist Fuchsia die richtige Lippenstiftfarbe. Aber auch kräftiges Dunkelrot und Pink sind für diesen Typ bestens geeignet.

Braune Augen + „k"
Die eine oder andere Winter-Frau wird sich hier vielleicht wiederfinden. Falls Sie in diese Gruppe gehören, können Sie bei der Lidschattenfarbe zwischen dem Ton Ihrer Augen und kühlem Grau wählen. Aubergine und Sandelholz sind passende Töne, ebenso wie Schiefer. Um hier ein harmonisches Gesamtbild zu schaffen, sollten Sie nur mit schwarzem Kajal und ebensolcher Wimperntusche arbeiten. Betonen Sie die Lippen mit kräftigem Violett. Außerdem kommen helle Bläulich-Rosa-Töne in Frage.

Nehmen Sie die Vorschläge der letzten Seiten bitte nur als Anregungen, und probieren Sie aus, welche Farben Ihren Typ am besten unterstreichen. Dabei sollten Sie sich nicht nur auf das Make-up beschränken, sondern auch die Kleidung berücksichtigen. Vergleichen Sie doch mal, wie sich Ihr Äußeres nur durch Farben verändern kann. Am meisten Spaß macht die ganze Sache, wenn Sie sich mit einer Freundin treffen. Machen Sie sich ein Bild davon, wie ein Herbst-Typ mit kalten Farben oder ein Winter-Typ mit warmen Tönen aussieht. Merken Sie sich, welches Ihre besten Farben sind, oder machen Sie sich einen kleinen Zettel. Danach sollten Sie Ihre dekorativen Kosmetikartikel in Zukunft aussuchen. Auch zum Einkaufsbummel, bei dem Sie einen Pullover oder ein Tuch erstehen möchten, sollten Sie das Papier mitnehmen. Beobachten Sie mal, wieviel Komplimente Sie bekommen, wenn Sie nur mit Hilfe von Farben Ihren Typ unterstreichen.

Wenn Ihnen das alles zuviel erscheint und Sie einfach nur danach gehen, ob Sie nun warme oder kühle Farben brauchen, dann ist das auch in Ordnung. Meiner Meinung nach ist eine ganz persönliche Farb- und Stilberatung mit Farbpaß und allem drum und dran zwar sehr interessant, die Hauptsache bleibt aber, daß Sie sich leiden können und wohlfühlen. Für alle, die sich nur als kühlen oder warmen Typ sehen, hier noch schnell Make-up-Vorschläge für festliche Anlässe.

„Kaltes Make-up"
Die ersten Schritte werden wie in der ausführlichen Anleitung des entsprechenden Kapitels beschrieben durchgeführt. Als Verstärkung des Augenausdrucks können sich kühle Typen die Benutzung falscher Wimpern durchaus mal leisten. Diese werden mit einem Spezialkleber auf den Wimpernansatz gedrückt und können nach einem festlichen Abend mühelos wieder entfernt werden. Malen Sie anschließend einen kräftigen Lidstrich, mit dem Sie den Übergang kaschieren. Das Lid wird bis zur Lidfalte sehr dunkel geschminkt. Die obere Hälfte darf sich krass dagegen abheben. Ein heller Silberton bietet sich zum Beispiel an. Die Brauen werden wiederum dunkel nachgezeichnet, so daß viele schöne Kontraste entstehen.

Um die Lippen besonders zu betonen und sie für einen langen Abend gut zu fixieren, sollten Sie mit einem kräftigen Konturenstift die ganzen Lippen voll ausmalen. Darüber wird dunkler Lippenstift gepinselt. Wenn Sie lange Haare haben sollten, können Sie zu diesem auffälligen Make-up eine strenge Frisur tragen. Für kurze Haare bieten sich ein Gel und ein Glanzspray an.

„Warmes Make-up"
Auch hier wird die Grundierung wie gewohnt aufgebracht. Auch die Vorbereitungen, zum Beispiel Lippenpeeling, bleiben erhalten. Um die warmen Haut- und Haartöne dieses Typs schön zur Geltung zu bringen, empfiehlt es sich, einen Hauch Goldpuder mit dem normalen Rouge zu vermischen. Sie können auch einfach über das bereits aufgetragene Rouge eine dünne Schicht Goldpuder tupfen. Rahmen Sie die Augen jeweils am oberen und unteren Wimpernrand mit goldenem Eyeliner ein. Sollten Sie keinen zur Hand haben, können Sie auch goldenen Lidschatten mit einem feuchten, sehr feinen Pinsel auftragen. Anschließend wird das ganze Lid golden oder mit einem Bronzeton ausgefüllt. Die Wimpern sollten kräftig getuscht werden, um einen schönen Akzent zu setzen. Wählen Sie Mascara in Dunkelbraun oder Mahagoni. Für die Lippen können Sie zum Beispiel einen warmen, kräftigen Rotton nehmen. Tupfen Sie mit einem feinen Pinsel goldenen Lidschatten auf die Mitte der kräftig geschminkten Lippen. Die Ränder werden allerdings nicht betupft. Das verleiht schmalen Lippen optisch mehr Volumen und rundet vor allem das Bild harmonisch ab.

Zum Abschluß des Kapitels gebe ich Ihnen noch einige schnelle Tips, die zwar nichts mit Kosmetik direkt zu tun haben, aber durchaus zur Typberatung gehören. Vielleicht ist für Sie ja der eine oder andere interessante Punkt dabei.
- Der klassische Frauentyp kleidet sich edel und zeitlos. Meistens ist die Grundausstattung eher dezent und fällt nur durch einige gekonnt kombinierte Details auf. Eleganz steht bei ihr im Vordergrund.

- Die Kindfrau liebt es verspielt, und sie kann es sich leisten. Man verzeiht ihr Stilbrüche und vor allem Stilwechsel. Leger-sportlich zeigt sie sich am häufigsten.
- Die Romantikerin bevorzugt dezente Farben und mag alles Weiche und Fließende. Harte Kontraste passen nicht zu ihr. Auch die Stoffe sind meistens duftig und wirken manchmal durch Rüschen und Applikationen ein wenig verspielt.
- Für extravagante Frauen ist jeder Auftritt eine Inszenierung der eigenen Person und Persönlichkeit. Aus der Mode sucht sie sich lediglich einzelne Richtungen oder Details heraus, die zu ihrer aufsehenerregenden Erscheinung passen. Allerdings paßt alles wunderbar zu ihrem Typ. Sie begibt sich nie in die Gefahr, albern oder übertrieben zu wirken.
- Die unkomplizierte Frau trägt gern den sportlich-bequemen Look. Lässige Oberteile über schmalen Hosen, dazu flache Schuhe – so läuft sie am liebsten herum. Auch Jeans und darüber ein offenes Hemd stehen ihr gut. Der Mode unterwirft sie sich kaum, sie bevorzugt zeitlosen Schick.

Tricks und Kniffe der Profis

Nachdem Sie wissen, wie Sie den Mund oder die Augen korrigieren können, und nun auch eine Vorstellung davon haben, welche Farbtöne Ihnen besonders gut stehen und welche Sie vermeiden sollten, möchte ich Ihnen in diesem Kapitel Tricks verraten, die Ihnen das „dekorative Leben" einfacher machen sollen. Mal ganz ehrlich, ist es Ihnen nicht auch schon so ergangen, daß überhaupt nichts klappt, wenn's drauf ankommt? Die Wimperntusche ist fest und läßt sich nicht mehr benutzen, und die dicke Beule im Gesicht, die gestern natürlich noch nicht da war, macht Ihnen zu schaffen. Machen Sie sich nichts draus. Es gibt eine Reihe von kleinen Tricks, die zum Beispiel Maskenbildner erfolgreich anwenden. Leihen Sie sich doch mal die Kniffe, die aus „normalen Menschen" Stars machen. Oder erleichtern Sie sich einfach die tägliche Prozedur vor dem Spiegel. Sie brauchen dazu kaum aufwendige Utensilien oder Produkte und werden staunen, wie gut die Profi-Tricks funktionieren.

Schlupflider sind nicht schön, denn sie verkleinern die Augen. Dadurch sehen Sie immer ein bißchen müde aus. Heller Lidschatten schafft eine optische Täuschung. Grundieren Sie die Lider zunächst wie gewohnt. Gerade wenn man ein wenig schummelt, muß man sicherstellen, daß die Farbe lange hält. Tragen Sie einen hellen Lidschatten, der zu Ihrem Typ paßt, auf die untere Lidhälfte auf. Verwischen Sie ihn bis zu den Augenbrauen. Wählen Sie passend dazu einen zweiten Lidpuder, der möglichst im gleichen Ton gehalten und nur eine Nuance dunkler sein sollte. Tupfen Sie ihn über die äußeren Augenwinkel, und ziehen Sie die Farbe ein Stückchen in Richtung Schläfe hoch. Die Übergänge müssen natürlich verwischt werden. Zum Schluß geben Sie einen kleinen Klecks Highlighter oder auch sehr hellen glänzenden Puder direkt unter die Augenbrauen. Verstreichen Sie ihn, so daß er an die gesamte äußere Hälfte der Augenbrauen stößt. Die Wimpern müssen kräftig getuscht werden. Das Make-up der Lippen sollte dem Lidschatten angepaßt sein.

Geschwollene Augen sind lästig und lassen sich nur schwer schminken. Der Handel bietet spezielle Ringe und Masken an, die im Kühlschrank aufbewahrt und bei Bedarf aufgelegt werden können. Kostengünstiger und sehr wirkungsvoll ist die folgende Methode. Bewahren Sie sich einen Teebeutel auf, wenn Sie schwarzen Tee oder Kamillentee gekocht haben. Legen Sie ihn fünf Minuten ins Gefrierfach, nehmen Sie ihn anschließend heraus, und legen Sie ihn auf die Augen. Beide Teesorten beruhigen hervorragend. Sie können auch etwas abgekühlten Tee in den Kühlschrank stellen, einen Wattebausch darin tränken und damit vorsichtig die Augen abtupfen. Am besten ist es, wenn Sie ein paar Minuten die Füße hochlegen, während der Tee seine Wirkung entfalten kann. Bei geröteten Augen hilft diese Behandlung meistens sehr gut. Legen Sie sich für den Fall der Fälle einfach ein paar Wattepads auf Vorrat in das Gefrierfach. Sie können diese bei Bedarf entnehmen und direkt auflegen oder vorher kurz antauen lassen.

Dunkle Augenwinkel stören jedes Augen-Make-up. Tragen Sie deshalb helle Abdeckcreme auf, und verwischen Sie diese sorgfältig. Darüber wird kräftig gepudert, bis die Übergänge nicht mehr zu sehen sind.

Wenn Sie für den *Lidstrich keinen farblich passenden Stift* zum Lidschatten bekommen können, helfen Sie sich doch mit diesem einfachen Profi-Kniff. Kratzen Sie eine winzige Menge des gewünschten Lidschattens in ein kleines Schälchen. Zerkleinern Sie ihn, und rühren Sie ihn mit einem Tropfen Wasser glatt. Mit einem dünnen Pinsel können Sie die entstandene Paste vorsichtig auftragen. Lassen Sie die Augen anschließend für eine kurze Weile geschlossen, damit die Farbe richtig trocknen kann.

Fältchen sollte man am besten *vermeiden*. Das geht am besten mit regelmäßiger Pflege. Dazu gehört auch eine spezielle „Gymnastik". Legen Sie die Daumen unter den unteren Wimpernrand, die Zeigefinger werden unter den Brauen plaziert.

Ziehen Sie die Finger nun auseinander und blinzeln Sie sozusagen gegen den Widerstand an. Danach legen Sie die Zeigefinger direkt auf die Augenbraue. Mit dem Daumen können Sie das Lid ein wenig massieren, indem Sie es zur Braue ziehen und wieder loslassen. Die letzte Übung ist wunderbar zum Entspannen geeignet. Manchmal hilft sie schon, um leichte Kopfschmerzen zu vertreiben.
Schließen Sie die Augen, und legen Sie die Mittelfinger jeweils in den inneren Augenwinkeln an. Streichen Sie jetzt mit sehr sanftem Druck entlang der Lidfalte über den Augapfel. Machen Sie diese Bewegung ganz langsam, und wiederholen Sie sie einige Male. Immer wenn Sie neu ansetzen, halten Sie die Fingerkuppe für kurze Zeit ganz still in der Kuhle über dem Augenwinkel. Es ist völlig normal, wenn Sie nach einigen Wiederholungen leicht verschwommen sehen. Sie sollten es nur wissen, damit Sie die Übungen nicht machen, bevor Sie mit Ihrem Make-up beginnen wollen. Planen Sie danach ein paar Minuten ein, in denen Sie Ihre Augen nicht anstrengen müssen.

Bereits vorhandene *Fältchen* kann man selbstverständlich *kaschieren*. Treten sie an den Augen auf, sollten Sie keine harten Lidstriche oder Übergänge malen. Ziehen Sie weiche Farben und Linien vor. Bei der Grundierung sollten Sie schon darauf achten, daß beispielsweise Augenringe sorgfältig abgedeckt werden. Sie betonen vorhandene Falten noch mehr und lassen das ganze Gesicht müde und abgespannt aussehen. Generell können Sie die Regionen, auf denen sich Fältchen zeigen, mit reinem Weiß grundieren. Das neutralisiert die Schatten, die besonders ins Auge fallen.

Fleckiges Make-up entsteht häufig, wenn die Haut zu trocken ist. Wenn Sie zum Beispiel nur auf den Wangen Flecken finden, ist das ein typisches Merkmal von nicht ausreichend vorbehandelter Mischhaut. Besonders oft tritt dieses lästige Phänomen im Winter auf, wenn die Haut von den extremen Temperaturschwankungen und der Heizungsluft spröde ist. Sie sollten unbedingt darauf achten, daß Ihr Teint eine großzügige Menge Feuchtigkeitscreme bekommt. Mit einem angefeuchteten Schwämmchen läßt sich die Grundierung wesentlich gleichmäßiger auftragen. Mischen Sie doch einfach mal eine kleine Menge Make-up mit einem Tupfer Ihrer Feuchtigkeitslotion.

Im Winter, wenn wir lange keine Sonne mehr hatten, sieht der *Teint fahl* und *müde* aus. Verwenden Sie einen Puder, der mit wenigen Perlglanzpigmenten das Licht reflektiert. Ein Hauch Rosé wirkt ebenfalls optisch belebend. Verfallen Sie übrigens nicht dem Irrtum, daß besonders dunkle Brauntöne das Gesicht frischer aussehen lassen. Das Gegenteil ist der Fall. Auf Rouge sollten Sie auf keinen Fall verzichten. Aber eine zu kräftige Ladung Puder kann den Teint glanzlos und blaß wirken lassen. Streichen Sie mit einer weichen Gesichtsbürste über das fertig geschminkte Gesicht, um überschüssige Partikel zu beseitigen.

Wenn der Teint *trotz Make-up müde* wirkt, muß schnelle Hilfe her. Immer wieder eine neue Schicht überzumalen, ist auf keinen Fall die Lösung. Die gesamte Schminke zu entfernen und dann wieder zu erneuern, ist auch nicht der Weisheit letzter Schluß. Geben Sie Ihrer Haut auf andere, natürliche Weise den Frische-Kick. Gießen Sie sich ein Glas Mineralwasser ein, und halten Sie Ihr Gesicht darüber. Wenn die Haut mit einem leichten kühlenden Schleier überzogen ist, ziehen Sie den Kopf wieder zurück und lassen die Feuchtigkeit trocknen. Wer kein Mineralwasser zur Hand hat, kann einen Wattebausch mit Gesichtswasser tränken und den Teint damit sanft abtupfen. Der Markt bietet spezielle Sprays an, die Sie in einer halben Armlänge Abstand vor sich halten und dann aufsprühen. Das tut gut und frischt den Teint auf.

Zuviel Rouge kann das schönste Make-up zunichte machen. Lassen Sie sich auf keinen Fall dazu hinreißen, daran herumzureiben. Dadurch würden Sie nur erreichen, daß die Haut darunter sich rötet und Sie von vorne anfangen können. Geben Sie statt dessen losen Puder darüber, und verteilen Sie ihn, bis die Farbe stimmt.

Um den *Lippenstift haltbarer* zu machen, gibt es noch kein wirkliches Wundermittel. Ein alter Trick bringt aber immerhin einige Erfolge. Nach der Vorbehandlung mit Pflegecreme, Grundierung und Puder schieben Sie ein feuchtes, heißes Tuch zwischen die Lippen und klemmen es kurz fest. Anschließend schnell, aber sorgfältig Farbe auftragen. Danach nehmen Sie einen Eiswürfel aus dem Gefrierfach und streichen damit kurz über Unter- und Oberlippe. Falls Sie keine Eiswürfel im Fach haben, können Sie auch ein eingefrorenes Butterpäckchen nehmen. Streichen Sie einfach eine Ecke davon über den Lippenstift. Durch den großen Temperaturwechsel weiten sich die Poren zunächst und nehmen die Farbe bestens auf. Dann schließen sie sich schnell wieder und halten die Tönung lange fest.

Rote Ohrläppchen machen sich zum ansonsten perfekten Make-up äußerst schlecht. Aber gerade, wenn es schnell gehen muß und Aufregung dazu kommt, passiert genau das: Die Ohrläppchen färben sich dunkelrot. Im schlimmsten Fall zieht sich die kräftig leuchtende Farbe über das gesamte Ohr. Wenn Sie dieses Problem häufig haben oder während des

Schminkens bemerken, sollten Sie etwas dagegen tun. Verteilen Sie die Grundierung auch auf den Ohren. Das geht am besten, indem Sie ein Wattestäbchen eintauchen und kleine Punkte auf den äußeren Rand und das Ohrläppchen tupfen. Verwischen Sie die Farbe vorsichtig mit dem Finger oder mit einem kleinen Wattebausch. Für das Pudern gilt das gleiche. Verfahren Sie auch dabei in der eben beschrieben Weise. Vergessen Sie die Ohren natürlich nicht beim Abschminken.

Haben Sie auch oft *Make-up-Ränder am Kragen*? Das läßt sich wohl kaum vermeiden, glauben Sie? Stimmt nicht. Gönnen Sie Ihrem Hals eine extra große Portion Transparentpuder. Tragen Sie ihn mit einem großen Pinsel locker auf. So fixieren Sie nicht nur die Grundierung, sondern verhindern oder vermindern zumindest das unangenehme Abfärben.

Verzweifeln Sie nicht, wenn Sie während des Schminkens feststellen, daß ausgerechnet die *Wimperntusche eingetrocknet* ist, die Sie gerade benutzen wollen. Meistens täuscht der Eindruck, und die Farbe ist lediglich fest geworden. Stellen Sie das fest verschlossene Fläschchen für eine halbe Stunde in ein Glas mit heißem Wasser. Danach können Sie die Tusche wahrscheinlich wieder verwenden.

Wenn Sie Ihren Lieblings-*Lippenstift* fast *verbraucht* haben und sich ärgern, daß der Rest so in der Hülle steckt, daß er sich nicht auftragen läßt, nehmen Sie einfach einen Pinsel zu Hilfe. Damit kann man die Farbe ohnehin besser und gleichmäßiger auf die Lippen bringen. Mit diesem sehr einfachen Trick können Sie übrigens auch *abgebrochene Lippenstifte* noch verwenden. Legen Sie diese einfach in ein kleines verschließbares Döschen, und entnehmen Sie bei Bedarf mit dem Pinsel die nötige Menge.

Ob Sie es glauben oder nicht: *Jede Kosmetikbehandlung hat ihre Zeit.* In der Mittagszeit spart unser Organismus Energie, wo er nur kann. Sie merken das vielleicht daran, daß Sie müde werden. Im sonnigen Süden ist aus diesem Grund nach dem Essen Siesta angesagt. Gleichzeitig sind wir in dieser Phase aber auch weniger empfindlich gegen Schmerzen. Deshalb sind unangenehme Behandlungen, wie das Entfernen von Körperbehaarung oder das Öffnen von Pickeln, in dieser Zeit am besten untergebracht. Gleich danach, am frühen Nachmittag nämlich, legen die Talg- und Schweißdrüsen richtig los. Pudern Sie deshalb ruhig in dieser Zeit öfter über Ihr Gesicht. Am Abend beginnt die Haut langsam, sich auf den verstärkten Zellstoffwechsel der Nacht einzustellen. Sie können mit einem Peeling schon die „erste Schicht" abgestoßener Hautschüppchen entfernen.

Nachts, während Sie vermutlich schlafen, geht's richtig los. Die Erneuerung der Zellen geht um ein Vielfaches schneller als am Tage. Man kann leicht beobachten, daß das so ist, wenn man eine Nacht durchmacht, ohne zu schlafen. Bis Mitternacht werden Sie kaum eine Veränderung bemerken. Danach wandelt sich der Teint rapide. Nutzen Sie den Effekt, indem Sie der Haut gerade am Abend wirkstoffreiche Produkte zukommen lassen. Sie werden besonders gut aufgenommen. Mit diesem kleinen Trick machen Sie Ihren Schlaf zum sprichwörtlichen Schönheitsschlaf.

Es würde mich sehr freuen, wenn Sie mit den genannten Tricks möglichst viel anfangen könnten. Ich selbst habe damit gute Erfahrungen gemacht und möchte diese gern mit Ihnen teilen. Abschließend gehe ich noch kurz auf die Form Ihres Gesichts ein. Wie Sie einzelne Partien kaschieren können, wissen Sie nun schon. Um Ihr Gesicht aber möglichst perfekt zur Geltung zu bringen, sollten Sie auch seine gesamte Form berücksichtigen. Ist es eher rund oder dreieckig?

Oder ist es oval oder quadratisch? Mit einem geschickten Make-up und natürlich einer entsprechenden Frisur können Sie den Eindruck ein wenig korrigieren.

Das rechteckige Gesicht
Sorgen Sie durch Akzente dafür, daß die Aufmerksamkeit auf einige Punkte Ihres Gesichts gelenkt wird. Lassen Sie die Unterlippe beispielsweise etwas kräftiger erscheinen. Auch durch das Augen-Make-up können Sie den gesamten Eindruck erheblich verändern. Ziehen Sie die Augenbrauen zart nach. Geben Sie ihnen einen Schwung nach unten. Den Lidschatten sollten Sie dagegen an den äußeren Augenwinkeln leicht nach oben ziehen. Modellieren Sie nun die Wangen- und Kinnpartie. Tupfen Sie unterhalb des Wangenknochens etwas Rouge auf. Setzen Sie die Reihe der Tupfer bis fast zu den Ohren fort. Verwischen Sie die Farbe gründlich. Auch das Kinn verträgt einen Hauch Rouge. Es wirkt dadurch nicht ganz so kantig.
Dem rechteckigen Gesicht tut alles gut, was es weicher und runder erscheinen läßt. Dabei kann die richtige Frisur hilfreich sein. Asymmetrische Formen bieten sich an. Auch voluminöse Ansätze und weiche Wellen machen sich gut. Kurzes Haar kann fransig über die Wangen gezogen werden. Probieren Sie mal Hochsteckfrisuren, wenn Ihre Haare dafür lang genug sind. Auch ein Seitenscheitel verändert das rechteckige Gesicht vorteilhaft.

Das quadratische Gesicht
Für die Haare gelten hier die gleichen Grundsätze wie bei der rechteckigen Form. Sie sollten allerdings darauf verzichten, einen Pony zu tragen und ihn möglichst weit über die Stirn zu ziehen. Lassen Sie die Stirn lieber frei, und versuchen Sie, die Seitenpartien asymmetrisch über die Wangen zu legen. Was das Make-up betrifft, müssen Sie in erster Linie dafür sorgen,

daß das Gesicht optisch schmaler und gleichzeitig länger wirkt. Zeichnen Sie die Augenbrauen an den Ansätzen möglichst dick nach, und lassen Sie sie schmal auslaufen. Dabei sollten Sie in beide Brauen einen leichten Schwung zeichnen, der nach oben deutet. Verlängern Sie die Augenbrauen auch ein wenig. Rouge sollten Sie möglichst dicht unter den Augen ansetzen und zu den Schläfen verwischen.
Mildern Sie die Härte des Kinns ab. Dazu zeichnen Sie unterhalb der Unterlippe mittig einen Bogen, der nach unten zeigt. Nehmen Sie dazu am besten auch Rouge. Verwischen Sie die Linie sorgfältig, und pudern Sie später darüber, damit sie nicht zu stark hervorsticht. Die Mundwinkel sollten Sie künstlich etwas nach oben ziehen. Durch den Bogen, den Sie auf das Kinn gezeichnet haben, könnte die Mimik sonst Mißmut ausstrahlen. Um dem Gesicht noch mehr Weichheit zu geben, deuten Sie mit dunklem Puder einen Halbkreis vom Ohrläppchen bis zum Kinn an. Füllen Sie ihn mit dem Puder aus, und sorgen Sie für fließende Übergänge.

Das dreieckige Gesicht
In erster Linie fällt bei dieser Gesichtsform die breite Stirn auf. Im krassen Gegensatz dazu steht das schmale, oft sogar spitze Kinn. Ziel Ihres Make-ups muß sein, die obere Gesichtshälfte optisch zurücktreten zu lassen und der unteren dafür mehr Volumen zu geben. Sie erreichen das, indem Sie die Lippen recht stark schminken. Der meistens sehr schmale Mund darf ruhig mit Hilfe eines Konturenstifts leicht verbreitert werden. Stricheln Sie mit Rouge eine waagrechte Linie auf Ihr Kinn, und verwischen Sie sie. Auch das trägt dazu bei, daß die dreieckige Form abgeschwächt wird.
Wenn Sie die Augen schminken, achten Sie darauf, daß der Lidschatten nicht über die Augenwinkel hinausgezogen wird. Die Augenbrauen sollten Sie nur leicht nachmalen. Sie kön-

nen sie optisch verkürzen, indem Sie nur einen Teil an der Nasenwurzel beginnend färben. Nach außen hin nehmen Sie immer weniger Farbe. Geben Sie dem letzten Stück einen kleinen Abwärtsbogen. Mit Rouge sollten Sie sparsam umgehen.
Die Frisur kann bei der dreieckigen Gesichtsform viel kaschieren. Ein fransiger Pony eignet sich gut. Dazu sollten die Seitenpartien viel Volumen haben. Ein klassischer Pilzkopf, der über die Rundbürste gefönt wird, paßt zu dieser Gesichtsform. Wer etwa kinnlanges Haar hat, kann mit dieser Frisur von der dreieckigen Form ablenken: Kämmen Sie das Haar vom Scheitel aus ganz glatt nach unten. Ein wenig Gel oder Frisiercreme kann dafür sorgen, daß der Stirnbereich so schmal wie möglich wirkt. Wenn Sie möchten, können Sie die Seitenpartien hinter die Ohren schieben. Eine andere Möglichkeit ist, sie mit Klammern zu halten. Die Spitzen werden so weit wie möglich auseinander gebürstet. Sie sollten neben dem Kinn hängen und so buschig wie ein Pinsel aussehen. So kaschieren sie optimal die spitze Gesichtsform.

Das runde Gesicht
Ein gleichmäßig rundes Gesicht muß eigentlich nur ein wenig in die Länge gezogen werden. Rouge hilft Ihnen dabei. Tragen Sie etwas davon auf dem Wangenknochen auf, und ziehen Sie die Farbe am äußeren Augenwinkel vorbei in Richtung Haaransatz. Auch am äußeren Rand der Wangen bis hinunter zu den Kiefernknochen kann ein Hauch Rouge nicht schaden.
Die oftmals recht großen runden Augen sollten so geschminkt werden, daß sie schmaler wirken. Ziehen Sie Lidschatten und Lidstrich schräg nach oben, so daß eine leichte Mandelform entsteht. Die Lippen werden voll ausgemalt. Mit

einem Konturenstift, der eine Nuance dunkler ist, können Sie den Mund ein wenig verbreitern.

Kinnlange Haare passen zu dieser Gesichtsform besonders gut. Sie sollten in einer Frisur getragen werden, die klare Konturen schafft.

Das ovale Gesicht
Auch wenn böse Zungen für Menschen mit ovaler Gesichtsform schnell Gehässigkeiten parat haben, handelt es sich um den Typ, der am einfachsten zu schminken ist. Im Grunde ist das ja auch die natürlichste Form, die ein Gesicht haben kann. Sollte es allerdings etwas zu schmal und dafür länglich sein, muß in dieser Beziehung ein wenig kaschiert werden. Ansonsten brauchen Sie nur die Gegebenheiten sanft betonen. Um die Konturen etwas breiter erscheinen zu lassen, können Sie einen Hauch Rouge auf die Stirn und das Kinn geben und verteilen. Lassen Sie die Wangen ganz frei von Rouge, oder wählen Sie einen sehr hellen Ton, der möglicherweise sogar das Licht reflektiert. Die Augen dürfen gerne kräftig geschminkt werden. Auch die Augenbrauen vertragen viel Farbe. Für die Lippen gilt das gleiche. Tragen Sie möglichst stirnfreie Frisuren mit viel Volumen in den Seitenpartien. Locken eignen sich zum Beispiel sehr gut. Auch ein Pagenkopf mit schrägem Pony zu einer Seite sieht witzig aus.

Gepflegte Hände
und Nägel

Haben Sie es auch schon einmal gehört, das typisch wienerische „Küß die Hand, gnädige Frau"? Und wie reagieren Sie? Schön, wenn Sie sich darüber freuen und selbstbewußt die Hand entgegenstrecken. Aber vielleicht bereitet Ihnen so eine Situation handfeste Probleme, weil die Nägel gerade gestern wieder abgebrochen sind und Sie sie ganz kurz schneiden mußten. Oder weil sich die Haut an Ihren Händen so rauh anfühlt wie Sandpapier. Verzweifeln Sie nicht, und legen Sie vor allem nicht die Hände in den Schoß, denn dagegen kann man etwas tun.

Dieser Abschnitt will Ihnen dabei helfen. Er stellt Ihnen Hilfsmittel vor, die Sie für die Pflege von Händen und Fingernägeln benötigen, und verrät Wissenswertes über geeignete Utensilien. Im Vordergrund steht auch bei diesem Thema der natürliche Aspekt. Im Alltag kommen Ihre Hände schon oft genug mit Chemie in Kontakt. In der Pflege sollte das vermieden werden. Ich habe für Sie Rezepte zusammengestellt, die Sie im Handumdrehen selbst herstellen können. Alternativ können Sie natürlich auch gute fertige Naturkosmetika erwerben.

Außerdem erfahren Sie auf den folgenden Seiten einiges über die Beschaffenheit von Fingernägeln, über ihre Formen und was diese verraten. Lernen Sie zu erkennen, was Merkmale Ihrer Nägel möglicherweise über Ihre Gesundheit aussagen.

Rezepte, Rezepte

Ideal wäre, wenn Sie die Hände nach jedem Kontakt mit Wasser eincremen würden. Dazu sollte einmal pro Woche oder mindestens alle zwei Wochen eine Intensivkur kommen, die möglichst über Nacht einwirken sollte. Wer sich daran gewöhnt hat, für den ist das Einreiben nach dem Waschen so selbstverständlich wie das Abtrocknen. Leider weiß ich, daß viele in diesem Punkt nicht sehr konsequent sind. Wenn Sie Ihre Handcreme selbst zubereiten, wird es Ihnen möglicherweise leichter fallen, die Pflegeprozedur zur festen Gewohnheit zu machen. Erstens macht es viel mehr Freude, ein eigenes Produkt zu benutzen, und zweitens müssen Sie Ihre Creme ja auch zügig verbrauchen.
Wem es trotzdem nicht gelingt, sich so regelmäßig einzucremen, der sollte sich mindestens zweimal am Tag dazu aufraffen. Das ist das absolute Minimum, was Ihre Hände brauchen. Im Winter reicht selbst das auf keinen Fall aus. Auch bei bereits angegriffenen Händen kommen Sie mit dieser Minimal-Pflege wohl kaum zurecht. Ich werde Ihnen jetzt eine Auswahl von Handcremes vorstellen. Wählen Sie entweder entsprechend Ihrem speziellen Problem das passende Rezept aus, oder entscheiden Sie sich einfach nach Ihren Vorlieben.

> *Grundrezept Handcreme*
> 5 g Kakaobutter, 5 g Bienenwachs oder Lamécreme,
> 40 ml Avocadoöl, 50 ml destilliertes Wasser

Die Herstellung entspricht dem Verfahren, das Sie bei der Reinigungslotion bereits kennengelernt haben. Erhitzen Sie das Avocadoöl zusammen mit der Kakaobutter und dem Bienenwachs bzw. der Lamécreme. Alles zusammen ergibt die sogenannte Fettphase, die sich komplett auflösen und miteinander verbinden muß. Auch das destillierte Wasser wird erhitzt. Wenn beide Komponenten eine Temperatur von rund 60 Grad erreicht haben, werden Sie von der Hitzequelle entfernt und wie beschrieben vermischt.

Denken Sie daran, daß Sie das Wasser geduldig Schluck für Schluck in das Öl-Gemisch geben und sorgfältig verrühren müssen, bis es sich ganz verbunden hat. Erst dann dürfen Sie wieder eine kleine Menge Wasser nachgießen. Rühren Sie auch dann noch weiter, wenn das destillierte Wasser komplett von der Fettphase aufgenommen wurde. Nach ungefähr zehn Minuten sollte Ihre Creme nicht nur die richtige Konsistenz haben, sondern auch auf Zimmertemperatur abgekühlt sein. Sie können dann mit dem Rühren aufhören und die Creme stehenlassen, bis sie von selbst vollständig erkaltet ist.

Wie bei der Lotion können Sie auch hier die Konsistenz Ihres Produkts verändern, wenn sie Ihnen nicht zusagt. Sollte die Creme zu fest sein, erhitzen Sie sie und geben weiteres, ebenfalls erwärmtes Wasser hinzu. Empfinden Sie Ihre Creme als zu flüssig, dann lösen Sie noch einige Plättchen des Emulgators, also Bienenwachs oder Lamécreme, darin auf. Sie können die Handcreme, die sich aus dem Grundrezept herstellen läßt, ohne weiteres so benutzen. Es bietet sich hier allerdings an, ihr weitere Wirkstoffe zuzufügen, da diese wesentlich länger auf der Haut bleiben, als es beispielsweise bei den Reinigungsprodukten der Fall ist. Hier kommen Rezept-Vorschläge:

> *Algen-Handcreme*
>
> 5 g Kakaobutter, 5 g Bienenwachs oder Lamécreme, 40 ml Avocadoöl, 60 ml destilliertes Wasser, $^1/_2$ Teelöffel Agar-Agar

Herstellung wie beschrieben. Das Rezept eignet sich besonders für die reife Haut, da sie durch das Algenpulver gestrafft wird. Fügen Sie Agar-Agar zu, wenn die Creme bereits fertig und nur noch handwarm ist. Wie Sie sehen, ist die Wassermenge in diesem Rezept leicht erhöht. Das liegt daran, daß Agar-Agar ein sogenannter Gelbildner ist. Sollten Sie mit der Cremekonsistenz nicht zufrieden sein, können Sie sie genau wie beim Grundrezept nachträglich verändern.

> *Aloe-Erdnuß-Handcreme*
>
> 5 g Kakaobutter, 5 g Bienenwachs oder Lamécreme, 30 ml Erdnußöl, 10 ml Aloe-Vera-Öl, 50 ml destilliertes Wasser

Herstellung wie beschrieben. Diese Creme ist für empfindliche, extrem spröde Hände eine wahre Wohltat. Sowohl Aloe Vera als auch das Erdnußöl sorgen für eine kräftige Fett- und Feuchtigkeitszufuhr. Zusätzlich wird die Bildung neuer Zellen gefördert.

Aprikosen-Honig-Handcreme

5 g Kakaobutter, 5 g Bienenwachs oder Lamécreme, 40 ml Aprikosenkernöl, 50 ml destilliertes Wasser, 1 EL Honig

Herstellung wie beschrieben. Der einzige Unterschied bei der Zubereitung ist, daß Sie den Honig bereits im Wasser lösen. Dann gehen Sie wie gewohnt vor. Statt der Kakaobutter können Sie natürlich auch Shea-Butter nehmen, die zusätzliche Pflege liefert. Dieses Rezept schützt und pflegt die Hände. Es beruhigt gereizte Haut.

Heilende Handcreme

5 g Kakaobutter, 5 g Bienenwachs oder Lamécreme, 40 ml Weizenkeimöl, 50 ml Arnikaaufguß, $^{1}/_{2}$ Teelöffel Allantoin, 10 Tropfen Kamillenöl

Lösen Sie das Allantoin zunächst in der Wasserphase auf, dann Herstellung wie beschrieben. In dieser reichhaltigen Handcreme vereinen sich die heilenden und schützenden Wirkstoffe von Kamille, Arnika und Allantoin. Für rissige und extrem trockene Hände, die starken Belastungen ausgesetzt sind, können Sie kaum etwas besseres tun. Sollten Sie kein Kamillenöl vertragen oder bekommen, können Sie ersatzweise auch 5 Tropfen Bisabolol verwenden.

Glättende Handcreme

5 g Kakaobutter, 5 g Bienenwachs oder Lamécreme, 40 ml Nachtkerzenöl, 50 ml destilliertes Wasser, 1 Teelöffel Gelee Royale, 10 Tropfen Panthenol

Herstellung wie beschrieben. Ganz wichtig bei der Zubereitung ist, daß das Panthenol und auch das Gelee Royale erst dann zugefügt werden, wenn die Creme im Grunde bereits fertig und nur noch handwarm ist. Speziell das Panthenol verträgt keine hohen Temperaturen. Wenn Sie diese Creme täglich verwenden, versorgen Sie Ihre Haut mit einer Reihe wichtiger Nährstoffe und wirken vorzeitiger Faltenbildung entgegen. Kleine, bereits vorhandene Fältchen können dadurch außerdem geglättet werden.

Teebaum-Handcreme

5 g Kakaobutter, 5 g Bienenwachs oder Lamécreme, 40 ml Avocadoöl, 50 ml destilliertes Wasser, 5 Tropfen Teebaumöl

Herstellung wie beschrieben. Die Handcreme mit Teebaumöl heilt kleine Verletzungen. Wer beispielsweise durch seine Arbeit oder ein handwerkliches Hobby oft mit kleinen Riß- oder Schnittwunden zu tun hat, hilft der Haut mit dieser Mixtur, schneller gesund zu werden. Außerdem bekämpft Teebaumöl Krankheitserreger. Wenn Sie also viel mit aggressiven Chemikalien in Kontakt kommen, sollten Sie sich vielleicht für diese Rezeptur entscheiden. Auch für Menschen, die zum Beispiel im Krankenhaus oder bei einem Arztbesuch mit Krankheitskeimen konfrontiert werden, bietet die Teebaum-Handcreme einen guten Schutz vor Infektionen.

Neem-Handcreme

5 g Kakaobutter, 5 g Bienenwachs oder Lamécreme, 30 ml Avocadoöl, 50 ml destilliertes Wasser, 10 ml Neemöl

Herstellung wie beschrieben. Mischen Sie zunächst die beiden Ölsorten, und verfahren Sie dann wie gewohnt mit der Fettphase. Die Mischung schützt die Hände vor schädigenden Umwelteinflüssen, heilt kleine Verletzungen und macht die Haut zart und geschmeidig. Verstreichen Sie die Handcreme auch kräftig auf den Fingernägeln. Sie werden dadurch gestärkt und bekommen Glanz.

Sonnencreme für die Hände

5 g Shea-Butter, 5 g Bienenwachs oder Lamécreme, 40 ml Jojobaöl, 50 ml destilliertes Wasser, 4 g SoFiW 50%

Zwar schützen sowohl die Shea-Butter als auch das Jojobaöl die Haut schon leicht vor den gefährlichen UV-Strahlen der Sonne, aber nicht in ausreichendem Maße. Besonders im Sommer sollten Sie den Schutz erhöhen. Bei SoFiW 50% handelt es sich um ein geeignetes Mittel, das auch in den Hobbythek-Rezepten von Jean Pütz zur Anwendung kommt. Die Arbeit damit ist völlig unkompliziert. Lösen Sie die Flüssigkeit einfach in dem destillierten Wasser auf. Sollten Sie das SoFiW 50% zu kühl aufbewahren, kann es kristallisieren. Erwärmen Sie es in dem Fall entweder im Wasserbad, oder messen Sie die Menge ab und geben Sie diese in das erhitzte Wasser. Es wird dann sofort wieder flüssig.

Der Schutzfaktor des Sonnenschutzfilters hängt von der Menge ab, die Sie verwenden. Wenn Ihre Creme 2% SoFiW 50% enthält, liefert Sie Ihnen ungefähr den Schutzfaktor 2. Bei einem Anteil von 5% erreichen Sie den Faktor 5 bis 6. Ich wähle mit 4% Gehalt einen Mittelwert, Sie können die Dosis aber problemlos erhöhen.

Winter-Handcreme

5 g Bienenwachs oder Lamécreme, 5 g Shea-Butter, 35 ml Mandelöl, 30 ml Aprikosenkernöl, 20 ml Nachtkerzenöl

Gießen Sie alle Ölsorten zusammen, und erhitzen Sie sie. Dann fügen Sie die Shea-Butter und das Bienenwachs oder die Lamécreme hinzu und warten, bis die Zutaten sich aufgelöst haben. Dann nehmen Sie die Mischung vom Feuer und lassen sie abkühlen. Wie Sie sehen, gibt es bei dieser Creme keine Wasserphase. Im Winter ist die Haut der Hände noch trockener als im Sommer. Deshalb eignet sich ein solches Produkt für zwischendurch sehr gut. Ich empfehle Ihnen, im Winter diese und eine der anderen Cremes vorrätig zu haben. Wenn Sie nach dem Einreiben nicht mit den Händen arbeiten müssen, und auch, bevor Sie das Haus verlassen, können Sie die Fettcreme verwenden. Wenn Sie gleich nach dem Händewaschen etwas mit den Händen tun müssen, ist es angenehmer, eins der anderen Produkte zu benutzen. Die Fettcreme kann ein öliges Gefühl auf der Haut hinterlassen, wenn man davon einen Hauch zuviel aufträgt.

> *Kälte-Schutz-Creme*
> 10 g Shea-Butter, 10 g Kakaobutter, 50 g Vaseline,
> 40 ml Olivenöl

Erhitzen Sie alle Zutaten miteinander, und lassen Sie sie anschließend abkühlen. Um während eines harten Winters zu vermeiden, daß Ihre Hände überhaupt so extrem austrocknen und strapaziert werden, können Sie die beschriebene Creme auftragen. Sie ist extrem fettig und zieht nicht besonders in die Haut ein, sondern legt sich wie ein schützender Film darüber. Die Poren werden damit leicht abgedichtet, so daß das Produkt Ihnen einen sanften Schutz gegen scharfe Kälte bietet. Sollten Sie extrem schnell frieren, können Sie diese Creme auch für das Gesicht benutzen. Ich rate Ihnen allerdings dringend, die Rückstände sowohl vom Gesicht als auch von den Händen zu entfernen, sobald Sie wieder im Warmen sind. Die Poren sind sonst zu lange verschlossen, wodurch die Atmung und der Zellstoffwechsel der Haut gestört würden.
Noch ein Wort zur Benutzung der vorgestellten Produkte. Natürlich reicht es im Normalfall, wenn Sie einfach einen Klecks auf den Händen gründlich verteilen. Mit einer Handmassage, die gar nicht länger als fünf Minuten pro Hand dauern muß, erzielen Sie aber noch zusätzlich positive Effekte, auf die Sie nicht verzichten sollten. Ihre Hände haben zwar weniger Talgdrüsen als andere Körperpartien, dafür verfügen sie aber über extrem viele Nerven. Eine Massage entspannt daher den ganzen Menschen und wird meistens als äußerst angenehm empfunden.
Hinzu kommt, daß die vorhandenen Blut- und Lymphgefäße dadurch entstaut werden. Der Stoffwechsel wird angekurbelt, so daß die ansonsten eher spärliche Versorgung mit Nährstof-

fen gesteigert wird. Sie geben der Haut also nicht nur von außen Wirkstoffe, sondern Sie sorgen auch dafür, daß sie sich selbst besser mit vorhandenen Substanzen aus dem Blut ernähren kann.

Beginnen Sie damit, auf jeden Handrücken eine etwa haselnußgroße Menge Creme zu geben. Verteilen Sie diese, indem Sie mit der Handfläche der jeweils anderen Hand vom Gelenk zu den Fingern streichen. Nachdem Sie das einige Male getan haben, massieren Sie den Handrücken mit den Fingerspitzen. Führen Sie dabei leicht kreisende Bewegungen aus. Dieser Vorgang läßt sich besonders einfach mit dem Daumen bewältigen.

Um den Handrücken der linken Hand zu behandeln, legen Sie die Fingerspitzen der rechten Hand in die linke Handfläche und können nun mit dem Daumen den gesamten Handrücken erreichen. Danach umfassen Sie den Daumen der linken Hand mit der rechten, und arbeiten Sie mit knetenden Bewegungen vom Ansatz bis zur Fingerspitze. Das machen Sie nacheinander mit jedem einzelnen Finger. Sollte die Creme nicht ausreichen, nehmen Sie sich einfach einen kleinen Nachschub. Solange die Haut das Produkt aufnimmt, haben Sie keinesfalls zuviel davon benutzt.

Fangen Sie, wenn Sie fertig sind, wieder beim Daumen an. Diesmal greifen Sie mit Daumen und Zeigefinger das Gelenk am Ansatz und ziehen mit Kraft zu der Spitze. Wandern Sie auf diese Art erst an der Seite des Daumens und dann auf Ober- und Unterseite entlang. Auch alle anderen Finger werden in dieser Weise massiert. Wenn das geschehen ist, ist die andere Hand an der Reihe. Wiederholen Sie dort die Vorgänge. Massieren Sie zunächst den Handrücken und dann alle fünf Finger.

Die beiden Handflächen sollten durch die Behandlung automatisch genug Creme abbekommen haben. Ist das nicht der

Fall, reiben Sie diese anschließend extra ein. Sie können auch gern die Massagegriffe noch einmal für die Handinnenflächen anwenden. Beenden Sie das kleine Programm mit zwei leichten „Gymnastikübungen". Ballen Sie Ihre Hände sehr kräftig zu Fäusten, und strecken Sie sie anschließend mit viel Spannung aus. Führen Sie zehn Wechsel durch. Lassen Sie die Finger dann ganz locker, und schütteln Sie sie aus.
Anschließend legen Sie die Handflächen gegeneinander. Die Finger liegen wie zum Gebet eng aneinander. Lassen Sie die Handflächen zusammen, während Sie nun die Finger so weit wie möglich voneinander weg spreizen. Die beiden Daumen bleiben zusammen, auch die Zeige-, Mittelfinger u.s.w. Gemeint ist, daß die Daumen sich soweit wie möglich von den Zeige- und die kleinen Finger sich soweit wie möglich von den Ringfingern entfernen. Führen Sie die Finger wieder zusammen, pressen Sie sie stark gegeneinander, und lösen Sie nun die Handflächen voneinander. Beide Übungen machen Sie bitte ganz behutsam. Zerren und biegen Sie nicht an den Fingern herum, sondern gehen Sie jeweils nur so weit, wie es ohne Schmerzen möglich ist. Führen Sie auch von dem letzten Ablauf im Wechsel zehn Wiederholungen aus, und schütteln Sie die Hände hinterher zur Lockerung aus.
Für die Haut sind die eben beschriebenen Massagegriffe und Übungen absolut ausreichend. Wer jedoch mehr will, kann eine Reihe von Handgriffen folgen lassen, die sich positiv auf den gesamten Organismus auswirken. Sie haben ihre Wurzeln im indischen Ayurveda, das ich schon im Zusammenhang mit dem Neembaum erwähnt habe. Nach dieser Lehre entsprechen die fünf Finger den fünf Elementen Feuer, Wasser, Erde, Luft und Himmel. Es wird davon ausgegangen, daß Beschwerden, Verstimmungen und auch Krankheiten durch ein Ungleichgewicht dieser Elemente ausgelöst werden. Bestimmte Handgriffe sollen dafür sorgen, daß im Organismus

Schwingungen ausgelöst werden, die das Gleichgewicht aus eigener Kraft wiederherstellen.

Wem das alles zu abgehoben klingt, der kann vielleicht mit der Vorstellung, daß die Stimulation gewisser Druckpunkte auf der Haut Auswirkungen auf den gesamten Organismus hat, mehr anfangen. Diese Annahme liegt sowohl der Akupressur als auch der Akupunktur zugrunde. Probieren Sie doch einfach aus, ob sich die gewünschten Erfolge einstellen. Dazu müssen Sie allerdings für ein paar Tage oder Wochen mindestens zwei- bis dreimal täglich für einige Minuten den Griff üben, der zu Ihrer derzeitigen Situation paßt. Wenn Ihnen das alles wie fauler Zauber vorkommt und Sie denken, daß solche Methoden nichts mit Naturkosmetik zu tun haben, muß ich Ihnen widersprechen. Mit der Nutzung dieser Technik halten Sie Ihre Gelenke geschmeidig und beweglich. Die Bewegung Ihrer Hände wird an Ausdruckskraft zunehmen. Einen natürlicheren Weg, zu schönen, anmutigen Händen zu gelangen, gibt es wohl kaum.

Einführung und Abschluß
Legen Sie die Fingerspitzen beider Hände locker gegeneinander. Federn Sie diese dann mit sanftem Druck vor und zurück. Anschließend lösen Sie die Daumen voneinander und lassen sie umeinander kreisen. Wechseln Sie zwischendurch ruhig mal die Richtung. Auch wenn Ihnen das berühmte Däumchendrehen vielleicht albern erscheinen mag, können Sie damit die Geschmeidigkeit und Beweglichkeit der Gelenke gut verbessern. Deshalb sollten Sie damit auch jedes Hand- und Fingertraining beginnen und beschließen. Nach einigen Umdrehungen in beide Richtungen legen Sie die Daumen wieder gegeneinander und kreisen mit den Zeigefingern. Wiederholen Sie die Übung mit jedem Finger einige Male.

Entspannung
Ballen Sie beide Hände mit Kraft zu Fäusten. Legen Sie die Knöchel aneinander, und öffnen Sie die Hände, während Sie tief einatmen. Achten Sie darauf, daß die Hände nie den Kontakt zueinander verlieren. Wenn die Fingerkuppen aneinanderliegen, heben Sie die Unterarme in die Waagerechte. Die Hände sollten so weit wie möglich voneinander entfernt sein, so daß sich die Fingerspitzen nur noch knapp berühren. Beim Ausatmen senken Sie die Unterarme wieder ab und rollen auch die Finger wieder ein, bis beide Hände wieder zu Fäusten geballt sind.

Stärkung des Immunsystems
Wenn Sie mit Allergien zu kämpfen haben sollten oder jede Erkältungswelle Sie erwischt, dann sollten Sie unbedingt etwas für Ihre Körperabwehr tun. Wenden Sie dafür diese Übung regelmäßig an. Zweimal täglich ist das absolute Minimum. Wenn Sie drei- bis viermal am Tag mehrere Minuten üben, werden Sie vermutlich schnell Erfolge sehen. Die Kuppen von Daumen und Ringfinger pressen mit leichtem Druck gegeneinander. Gleichzeitig drückt der Zeigefinger sanft auf den Punkt des Daumens, der zwischen Fingernagel und Gelenk sitzt. Am besten führen Sie den Griff mit beiden Händen gleichzeitig aus und halten ihn jeweils einige Minuten.

Steigerung der Leistungsfähigkeit
Wenn Sie ständig müde, überlastet und womöglich auch noch nervös sind, ist dieser Griff für Sie richtig. Wenden Sie ihn für beide Hände an. Legen Sie die Fingerspitze des kleinen Fingers und des Ringfingers auf die Daumenkuppe. Der kleine Finger und der Daumen sind gestreckt, der Ringfinger muß dementsprechend leicht angewinkelt sein. Mittel- und Zeigefinger liegen eng nebeneinander und sind gerade ausgestreckt.

Auch die folgende Übung macht leistungsfähiger. Vor allem, wenn Sie Kopfarbeit leisten müssen, wird Sie Ihnen guttun. Drücken Sie einfach nur die Kuppen von Daumen und Zeigefinger sanft aneinander. Alle anderen Finger sind gestreckt, sollten aber nicht mit Kraft oder Anstrengung gestreckt werden, sondern im Grunde ganz locker. Ein Nebeneffekt dieses Griffs ist, daß der Blutdruck leicht gesenkt werden kann. Wenn Sie also ohnehin zu niedrigen Blutdruck haben, könnte es sein, daß die Übung Sie müde macht. Haben Sie dagegen hohen Blutdruck, können Sie ihn auf diese natürliche Weise vielleicht ein wenig in die richtige Richtung beeinflussen.

Regt an und sorgt für mehr Wohlgefühl
Legen Sie die linke Hand mit dem Rücken nach unten in die geöffnete rechte Hand. Greifen Sie nun mit dem rechten Daumen um die linke Hand herum, so daß er auf dem Ballen liegt. Drücken Sie den weichen Handballen sanft, und federn Sie leicht hoch und runter. Die Kraft sollte dabei ausschließlich aus der rechten Hand kommen, die linke ist völlig entspannt. Wechseln Sie nach einigen Minuten.

Stärkt den Körper
Wer sich ständig ausgelaugt und schwach fühlt, sollte es mit diesem Griff versuchen. Er steigert die körperliche Leistungsfähigkeit und hilft, Schwächephasen zu überwinden. Die Kuppen von Ringfinger und Daumen werden mit leichtem Druck aneinandergelegt, alle anderen Finger bleiben locker ausgestreckt. Hierbei können Sie wieder mit beiden Seiten gleichzeitig üben.

Probleme im Handumdrehen gelöst – Bäder und Packungen

Es gibt Umstände, die selbst gepflegte Haut stark angreifen können. Denken Sie mal an Fischer, die bei Wind und Wetter aufs Meer hinausfahren und dort ihre körperlich harte Arbeit machen müssen. Das Salz in der Luft trocknet die Haut zusätzlich aus. Vor allem sind die Hände über einen längeren Zeitraum ständig naß oder feucht. Sie quellen regelrecht auf und verlieren so wertvolles Fett und Feuchtigkeit. Aber auch wer zum Beispiel in der Landwirtschaft tätig ist oder aus Gründen der Hygiene noch häufiger als gewöhnlich die Hände waschen muß, wird möglicherweise bemerken, daß die Pflege nicht ausreicht. Wenn es erst zu rissiger, spröder Haut oder Schwielen gekommen ist, dann hilft nur noch eine intensive Kur.

In diesem Kapitel beschreibe ich Ihnen den Ablauf einer gezielten Handbehandlung. Sie können einzelne Bausteine herausgreifen und bei Bedarf anwenden. Am besten ist es jedoch, wenn Sie die gesamte Prozedur mindestens einmal pro Woche zusätzlich zur üblichen Pflege, die dadurch natürlich nicht ersetzt wird, durchführen. Schwielen bilden sich nicht von heute auf morgen, und sie verschwinden auch nicht von einem Tag auf den anderen. Konsequentes Kuren ist, wie schon erwähnt, die einzige Möglichkeit, um auf Dauer wieder zarte Hände zu bekommen.

Suchen Sie sich am besten einen festen Tag aus, der Ihr Handpflege-Tag wird. Wenn Sie den gesamten Ablauf mit einem gewissen Ritual verbinden, erleichtern Sie sich das Durchhalten vielleicht. Machen Sie sich Musik an, oder sehen Sie sich dazu einen schönen Film an. Ein bißchen Kerzenlicht kann ebenfalls äußerst angenehm sein. Wenn Sie die

Behandlung jedoch gleich mit der Maniküre verbinden, sollten Sie für ausreichende Beleuchtung sorgen. Falls Sie sich dabei ertappen, daß Sie ganz und gar keine Lust haben, denken Sie einfach daran, wie oft Ihre Hände von anderen Menschen gesehen und berührt werden. Lernen Sie Ihre Hände als ganz persönliche Visitenkarte kennen, die viel darüber aussagt, wie sehr Sie sich um Ihren Körper und vor allem um Körperpflege kümmern.

Vergleichen Sie einmal den Aufwand, sich effektvoll und komplett zu schminken und die Kur für die Hände durchzuführen. Auch wenn Sie schnell und geübt beim Make-up sind, müssen Sie die Prozedur, die dafür morgens nötig ist, und das Abschminken zusammenrechnen. Und was nützt im Endeffekt ein perfekt geschminktes Gesicht, wenn die Hände rauh und rissig und die Nägel abgebrochen, eingerissen oder womöglich ungepflegt sind? Der positive Eindruck, den man vielleicht im ersten Moment macht, wird bei einem Blick auf die Hände sofort zerstört. Nehmen Sie sich daher die Zeit, und genießen Sie die Ruhe dieser halben Stunde.

Beginnen Sie am besten mit einem speziellen Bad für Ihre Hände. Füllen Sie eine Schüssel mit der von Ihnen gewählten Mischung, und tauchen Sie beide Hände möglichst gleichzeitig hinein. Legen Sie ein Tuch bereit, damit Sie die Hände nach dem Bad sofort abtupfen können. Wenn Ihnen die Körperhaltung nicht bequem genug ist, können Sie die Mischung auf zwei Gefäße verteilen, die Sie, wenn Sie vorsichtig sind, dann links und rechts vom Körper, beispielsweise sogar auf das Sofa, stellen können. Meiner Meinung nach bekommt jeder recht schnell raus, wie das Bad der Hände für ihn am bequemsten ist. Zehn Minuten sollten Sie die Hände auf jeden Fall in der Flüssigkeit lassen, damit die Wirkstoffe ausreichend Gelegenheit haben, gut aufgenommen zu werden.

Buttermilch-Bad

500 ml Buttermilch, 500 ml destilliertes Wasser, 5 Tropfen Lavendelöl

Erhitzen Sie das Wasser; ohne es allerdings zu kochen. Gießen Sie die Buttermilch hinzu, und nehmen Sie die Mischung vom Herd. Rühren Sie dann das Lavendelöl hinein, füllen Sie alles in das entsprechende Gefäß, und tauchen Sie Ihre Hände hinein. Das Ganze darf ruhig noch schön warm sein. Die Wirksubstanzen können dann leichter einziehen. Buttermilch versorgt die Haut mit Nährstoffen und Vitaminen. Das Lavendelöl regeneriert und regt die Durchblutung an. Außerdem verströmt es einen angenehmen Duft, der für Entspannung sorgt.

Joghurt-Bad

1 Becher Vollmilchjoghurt, 750 ml destilliertes Wasser, 2 EL Weizenkeimöl

Rühren Sie den Joghurt mit dem Öl glatt. Erhitzen Sie das Wasser, und gießen Sie es langsam zu. Im Sommer können Sie die Mischung auch kalt zubereiten. Sie erfrischt und belebt die Haut angenehm. Der kühlende Effekt wird durch 3 Tropfen Pfefferminzöl noch verstärkt. Wenn Sie sich eine leichte Verbrennung zugezogen haben, sollten Sie sich ebenfalls dieses Bad machen. Verzichten Sie dann aber auf das Minzöl, und verwenden Sie nur 250 ml Wasser. Der Rest wird mit Buttermilch aufgefüllt.

> *Ölbad*
> 200 ml Avocadoöl, 200 ml Erdnußöl, 400 ml destilliertes Wasser, 200 ml Butter- oder Frischmilch, 5 g Lamécreme

Bereiten Sie das Bad wie eine Creme oder Lotion zu. Erhitzen Sie das Öl und die Lamécreme auf ca. 60 Grad. Gießen Sie dann die ebenfalls erhitzte Milch-Wasser-Mischung schluckweise hinzu. Rühren Sie das Ganze etwa zehn Minuten gut durch, und tauchen Sie dann Ihre Hände in die nur noch lauwarme Flüssigkeit. Anschließend brauchen Sie die Hände nicht mehr einzucremen. Dieses Bad eignet sich besonders gut, wenn Sie unter Zeitdruck stehen. Um die vielen wertvollen Zutaten nicht zu verschwenden, können Sie die Flüssigkeit aufbewahren und am nächsten Tag nochmal ein Bad für Ihre Hände nehmen. Sie können aber auch etwas davon nach dem Duschen als Ganzkörperpflege in die Haut einmassieren.

> *Kamillen-Bad*
> 1 Liter Kamillenaufguß

Dieses Rezept eignet sich besonders gut für Eilige. Sie brauchen nichts weiter zu tun, als aus einem Liter Wasser und einer Handvoll Kamillenblüten einen Tee zu kochen. Seihen Sie die Flüssigkeit ab, nachdem sie zehn Minuten gezogen hat. Lassen Sie sie dann abkühlen, bis sie eine für Ihr Empfinden angenehme Temperatur erreicht hat, und baden Sie Ihre Hände 10 bis 15 Minuten darin. Das Rezept ist sehr gut für rissige und aufgesprungene Haut geeignet. Während der

Aufguß leicht abkühlt, können Sie ihn übrigens als Dampfbad verwenden. Halten Sie entweder das Gesicht darüber, oder auch schon die Hände. Wenn Sie ein Gesichtsdampfbad durchführen wollen, sollten Sie ein großes Handtuch bereitlegen, das Sie über die Schale und Ihren Kopf legen. Achten Sie darauf, daß Ihr Gesicht nicht zu dicht über der Flüssigkeit ist. Die Temperatur des Dampfs könnte noch zu hoch sein.
Nach einem Bad ist die Haut Ihrer Hände optimal auf ein Peeling vorbereitet. In den wenigsten Kosmetikinstituten bietet man diese Behandlung an. Das liegt daran, daß man befürchtet, die ohnehin schon angegriffene Hornschicht damit zu stark aufzulösen. Bei den üblichen Kaufprodukten mag dies auch der Fall sein. Wenn Sie Ihr Peeling jedoch selbst anrühren und darauf achten, daß keine zu harten und zu groben Schleifpartikel darin enthalten sind, spricht ganz und gar nichts gegen die Anwendung. Hier sind die Rezepte:

Haferflockenpeeling
$1/2$ Tasse Haferflocken, 50 ml Wasser

Rühren Sie die Flocken mit heißem Wasser glatt. Sollte die Masse Ihnen zu zäh erscheinen, können Sie mehr Wasser hinzufügen. Ersatzweise können Sie hier auch Milch nehmen. Lassen Sie die Mischung ein paar Minuten quellen, bis sich ein richtiger Haferschleim gebildet hat. Tragen Sie die Masse dann mit einem Pinsel auf die ganze Hand auf, und kneten Sie sie leicht ein. Warten Sie noch einen kleinen Moment, bevor Sie das Ganze mit lauwarmem Wasser wieder abspülen. Danach ist die zweite Hand dran.

Mandelpeeling

50 ml Buttermilch, $^1/_2$ Tasse Mandelkleie, 5 ml Mandelöl

Schütten Sie die Kleie in die Buttermilch, und rühren Sie beides zu einem Brei. Anschließend gießen Sie das Öl hinzu und rühren nochmals kräftig durch. Lassen Sie das Ganze einen Moment ziehen, und wenden Sie das Peeling dann wie beschrieben an.

Quarkpeeling

50 g Speisequark, 2 Teelöffel Meersalz

Vermischen Sie beide Zutaten gründlich, und fügen Sie bei Bedarf etwas warmes Wasser oder Speiseöl hinzu, um die Masse weicher zu machen. Achten Sie unbedingt darauf, daß die Salzkörner nicht zu grob sind, damit sie die Haut nicht verletzen. Anwendung wie beschrieben.

Heilerdepeeling

3 Eßlöffel Heilerde, 1 Teelöffel Mandelöl

Geben Sie die Heilerde in eine Schale, und gießen Sie warmes Wasser dazu. Die Erde soll nur so wenig befeuchtet werden, daß ein fester Klumpen entsteht. Fügen Sie dann das Öl zu, und rühren Sie, bis Sie einen streichfähigen Brei erhalten. Sollte er Ihnen nicht weich genug sein, können Sie natürlich noch etwas mehr Wasser oder Öl zugeben. Sonst könnten Sie die Haut zu sehr zerren.

Sollten Sie Schwielen oder Verhornungen an den Händen haben, können Sie diese besonders großzügig behandeln. Massieren Sie das jeweilige Peeling kräftig in die betreffenden Stellen ein. Sofern die Partien nicht rissig oder gar verletzt sind, dürfen Sie ruhig eine kleine Extraportion Salz darauf verreiben. Wenn es sich bei den verhärteten Hautstellen um krankhafte Veränderungen handelt, sollten Sie unbedingt einen Arzt konsultieren. Sprechen Sie mit ihm darüber, ob er eine Behandlung mit einem Peeling für angebracht hält.

Um ein Produkt besonders gut in die Haut einzuarbeiten, bieten sich diverse Hilfsmittel an. Handschuhe und Schwämme aus Kaktus- oder Kokosfaser verstärken zum Beispiel den Peelingeffekt. Auch eine spezielle Tonraspel oder der ganz gewöhnliche Bimsstein haben eine ähnliche Wirkung. Wenn Sie eines dieser Werkzeuge benutzen möchten, sollte sichergestellt sein, daß die Hornschicht nicht schon zu sehr angegriffen ist. Wenn Sie nur einzelne Verhornungen an sonst gesunden Händen haben, können Sie probieren, ob Sie mit einem der genannten Hilfsmittel zurechtkommen. Wichtig ist, daß das Einmassieren des Peelings niemals unangenehm oder gar schmerzhaft sein darf. Gehen Sie sanft mit Ihren Händen um, und wiederholen Sie die Prozedur lieber in regelmäßigen, kurzen Abständen.

Tupfen Sie die Hände nach dieser ausgiebigen Vorbehandlung ab, bis sie ganz trocken sind. Nun brauchen Sie eine Intensivpflege, die möglichst lange einwirken kann. 15 Minuten sollten Sie mindestens dafür einplanen. Am einfachsten ist es natürlich, wenn Sie für eine Packung eine Handcreme nehmen, diese ganz dick auftragen und dann einziehen lassen. Eine Variante könnte sein, die für die Behandlung nötige Menge mit 3 Tropfen eines ätherischen Öls zu vermischen. Wenn Sie mögen, sollten Sie sich allerdings eine ganz individuelle Mischung anrühren. Sie können dafür diverse Wirkstoffe miteinander kombinieren. Das kostet kaum Zeit und Mühe. Lassen Sie sich durch die entsprechenden Vorschläge inspirieren.

Kressepackung

1 Handvoll Brunnenkresse, 10 ml Jojobaöl, Bienenwachs oder Lamécreme

---

Übergießen Sie die Brunnenkresse mit möglichst wenig heißem Wasser, so daß sie gerade eben bedeckt ist. Seihen Sie die Flüssigkeit nach 10 Minuten ab. Lösen Sie einige Plättchen Bienenwachs oder Lamécreme im Öl auf. Anschließend gießen Sie den Kresseabsud langsam in die Fettphase. Rühren Sie gut, und lassen Sie das Ganze abkühlen. Streichen Sie die Hände mit der lauwarmen Mischung ein. Wer Pigment- oder Altersflecken an den Händen hat, kann diese durch häufige und regelmäßige Anwendung aufhellen.

Eichenrindenpackung

$1/2$ Tasse Eichenrindenaufguß, 1 Eigelb

Schlagen Sie das Eigelb kurz auf, und rühren Sie den Eichenrindenabsud darunter. Die Mischung gut auf den Händen verteilen. Besonders Schwielen und verhärtete Stellen sollten damit gründlich eingerieben werden. Sparen Sie bei diesem Rezept die Fingernägel bewußt aus. Wenn sie nämlich häufiger mit Eichenrinde in Berührung kommen, können sie sich gelblich färben.

Heilerdepackung

2 Eßlöffel Heilerde, 10 ml Jojobaöl, 1 Eigelb

Streichen Sie das Eigelb mit dem Öl glatt, und geben Sie die Mischung auf die Heilerde. Rühren Sie einen Brei daraus, den Sie dick auf die Haut streichen. Diese Packung eignet sich hervorragend für Menschen mit aufgesprungenen Händen. Auch wer viel mit schädigenden Substanzen zu tun hat, wird das Rezept schätzen lernen, da es sich für die Tiefenreinigung anbietet.

Shea-Gelee-Royale-Packung

10 ml Gelee Royale, 10 g Shea-Butter

Verrühren Sie beide Zutaten gründlich miteinander, und streichen Sie diese dann gleichmäßig auf die Hände. Falls Sie besonders trockene Stellen haben sollten, dürfen diese natürlich etwas intensiver behandelt werden.

Avocadopackung

$1/2$ weiche Avocado, 1 Spatelspitze Allantoin

Zerdrücken Sie die Avocado mit einer Gabel zu einem sehr feinen Brei. Lösen Sie das Allantoin in etwas warmem Wasser auf, und gießen Sie es dazu. Dann rühren Sie diese Masse einige Male kräftig durch. Streichen Sie sie wie gewohnt auf Hände und Finger.

> *Bananenkur*
>
> ¹/₂ Banane, 10 ml Nachtkerzenöl, 3 Tropfen Zitronenöl

Zerdrücken Sie die Banane, und gießen Sie das Nachtkerzenöl langsam hinzu. Verquirlen Sie beide Zutaten, und rühren Sie schließlich auch das Zitronenöl ein. Die Mischung riecht nicht nur wunderbar frisch und fruchtig, sondern versorgt die Haut mit vielen Vitaminen und Nährstoffen. Die Packung bekämpft kleine Fältchen und macht die Hände zart und geschmeidig.

Die Heilerde- und auch die Kressepackung sollten Sie nach 10 bis 15 Minuten auf jeden Fall abwaschen. Danach cremen Sie die Hände wie gewohnt mit Ihrer Lieblingshandlotion ein. Alle anderen Mixturen können Sie gerne auch länger einwirken lassen. Im Grunde können Sie damit sogar schlafen gehen, so daß die Wirkstoffe über Nacht von der Haut aufgenommen werden können. Ziehen Sie dann einfach Baumwollhandschuhe über. Die entstehende Wärme sorgt dafür, daß die Poren sich besser öffnen. Am nächsten Morgen werden Rückstände, wie beispielsweise Ei, Avocado oder Banane, sorgfältig abgespült. Auch danach sollten Sie die Hände wie üblich eincremen.

Wenn Sie einfach eine Handcreme mit oder ohne ätherisches Öl dick als Kurpackung auftragen, können Sie auch die über Nacht einwirken lassen. Sie werden am nächsten Morgen staunen, wieviel von dem Produkt von der Haut aufgenommen wurde. Zeigen sich noch Rückstände, können Sie diese an den Oberarmen, Beinen oder wo immer Sie möchten, abstreichen und dort verreiben. Wenn Sie gerade keinen Bedarf haben, nehmen Sie das überschüssige Fett mit einem Kosmetiktuch ab.

Nagelprobe für die Hände

Nur mit gepflegten Nägeln können Ihre Hände wirklich vor kritischen Blicken bestehen. Genau wie bei der Haut sollten Sie zunächst einiges über diese Anhanggebilde erfahren, um damit besser umgehen zu können. Nägel wachsen aus der Oberhaut hervor. Die sogenannte Nagelplatte ist 0,3 bis 1 mm dick. Seitlich ist sie in die Lederhaut eingesenkt. Man nennt das Nagelfalz, die sich ringsum wölbende Haut Nagelwall. Die Platte besteht aus verhornten Zellen, die schuppen- oder auch plättchenartig angeordnet sind.

Der nicht sichtbare hintere Teil des Nagels ist die Wurzel. Dort wird der Nagel gebildet. Sie können diesen Vorgang gut beobachten, wenn Sie einige Wochen Nagellack aufgetragen lassen. Er wird sozusagen Stück für Stück herauswachsen. Am Ansatz der Nagelwurzel befindet sich das sogenannte Möndchen (Lunula). Es verdankt seinen Namen der halbmondartigen Form. Der Nagel hat dort eine hellere Farbe. Das liegt daran, daß er nicht so dicht auf dem Nagelbett liegt wie an anderen Stellen. Erst mit fortschreitendem Wachstum legt sich der Nagel enger an, was wiederum zu der typischen leicht rosa Farbe führt.

Auf dem Möndchen liegt die Nagelhaut. Sie wird nicht durchblutet und ist schmerzunempfindlich. Wenn sie besonders weit über den Nagel ragt, neigen viele Menschen dazu, sie zurückzuschieben oder gar zu entfernen. Wie man das tun kann, wenn man unbedingt will, werden Sie später noch ausführlich lesen können. Bedenken Sie bitte aber schon jetzt, daß die Nagelhaut durchaus eine Funktion hat. Sie soll nämlich vor eindringendem Schmutz und Bakterien schützen.

Die Fingernägel der Hand wachsen unterschiedlich schnell. Im Durchschnitt sind es 3 mm im Monat. Bei Kleinkindern geht es mit dem Wachstum noch langsamer voran, die Nägel wachsen nur ca. 1 mm monatlich. Im Alter verlangsamt sich das Wachstum wieder und geht auf 1 mm im Monat zurück. Auch von Finger zu Finger sind Unterschiede zu beobachten. Am schnellsten wächst der Nagel des Mittelfingers. Der des kleinen Fingers ist am langsamsten. Im Sommer müssen Sie sich übrigens öfter die Nägel kürzen, weil das Wachstum flotter ist als im Winter. Und noch eine interessante Information: Bei Linkshändern wachsen die Nägel der linken Hand schneller als die der rechten. Bei Rechtshändern ist es genau umgekehrt.

Eine mögliche Erklärung für dieses Phänomen liegt in der ursprünglichen Funktion, die diese Anhanggebilde in der Urzeit hatten. Während sie heutzutage nur noch Dekoration sind, dienten sie dem Menschen damals dazu, Früchte zu pflücken und Wurzeln auszugraben. Eine andere, zugegeben wesentlich einfachere Erklärung ist die, daß durch die stärkere Benutzung einer Hand diese auch mehr durchblutet wird als die andere.

Wachstum und Beschaffenheit der Nägel hängen von mehreren Faktoren ab. Einer davon ist die Ernährung. Wenn Sie sich einseitig ernähren, wird sich das nicht nur auf Ihre Gesundheit auswirken, sondern auch auf Ihr Aussehen. Haut, Haare und eben auch die Nägel werden nicht mehr ausreichend und vor allem ausgewogen mit den Stoffen versorgt, die sie zum Wachsen brauchen. Die Folgen können ganz unterschiedlich ausfallen. Eisenmangel kann beispielsweise Mißbildungen verursachen. Wenn Vitamine oder Aminosäuren fehlen, kann das Wachstum erheblich gebremst werden. Achten Sie darauf, daß Sie die folgenden Stoffe in ausreichender Menge mit Ihrer Nahrung aufnehmen.

Vitamin A
Es fördert das Wachstum und gibt dem Nagel Kraft. Vitamin-A-Lieferanten sind grünes Gemüse, Lachs, Tomaten, Kir-

schen, Möhren, Butter und Leber. Auch ein Glas Milch täglich bringt Ihnen den gesunden Stoff. Besonders zu erwähnen sind Aprikosen, die übrigens nicht nur für die Nägel, sondern auch für Haut und Haare echte Schönmacher sind.

Vitamin B6
Sie brauchen Eiweiß, damit Ihre Nägel gut wachsen können. Um dieses Eiweiß überhaupt zu verwerten, ist Vitamin B6 nötig. Es ist in Eigelb, Bierhefe, Weizenkeimen und Kohl enthalten. Auch Auberginen, Avocados, Bananen, Bohnen, Erbsen, Feldsalat, Garnelen, Hering, Lammfilet, Porree, Roastbeef, Sellerie und Walnüsse sind gute Lieferanten.

Vitamin D
Kalzium gibt den Nägeln Festigkeit. Vitamin D schafft die Voraussetzung, daß der Nagel überhaupt Kalzium aufnehmen kann. Wichtige Nahrungsmittel sind Milchprodukte, Olivenöl, Fisch und Meerestiere. Auch Camembert und Champignons enthalten Vitamin D.

Jod
Jod ist nicht nur für unsere Haut extrem wichtig, sondern auch für das Wachstum der Fingernägel. Es ist in Meeresfrüchten und Fischen, Spinat und Kresse enthalten. Außerdem kommt Jod in Ananas, Artischocken, Brokkoli, Buttermilch und Mangos vor. Sofern Sie keine Probleme mit der Schilddrüse haben, können Sie ein- bis zweimal im Jahr eine Kur mit Algenkapseln machen. Die wirken sich nicht nur positiv auf Ihr Aussehen aus, sondern versorgen den Körper nebenher mit einer Extraportion Jod.

Kalzium
Daß Kalzium ein Aufbaustoff für Knochen, Zähne und Nägel ist, ist allgemein bekannt. Lieferanten dafür sind in erster Linie Milchprodukte. Aber auch Ananas, Artischocken, Boh-

nen, Buttermilch, Camembert, Haferflocken, Kiwis, Knäckebrot, Paprika, Petersilie, rote Bete, Sellerie, Spargel und Spinat versorgen uns mit Kalzium.

Eisen
Auch Eisen ist ein äußerst wichtiger Stoff für unseren gesamten Organismus. Er sorgt zum Beispiel dafür, daß das Gewebe mit Sauerstoff versorgt wird. Die Form und das Wachstum des Nagels hängen mit der Eisenaufnahme eng zusammen. Essen Sie ab und zu Fleisch, um diesen Stoff zu bekommen. Vegetarier haben auch die Möglichkeit, aus anderen Quellen Eisen zu holen. Aprikosen, Artischocken, Datteln, Erdbeeren, Feldsalat, Fenchel, Haferflocken, Johannisbeeren, Kiwis, Knoblauch, Kresse, Linsen, Porree, Schnittlauch, Sonnenblumenkerne und Wirsing sind nur einige der fleischlosen Lieferanten.

Schwefel
Diese Substanz ist vielen im Bereich der Nahrung nicht sehr vertraut. Dennoch spielt sie eine entscheidende Rolle für das problemlose Wachstum der Nägel. In Gurken, Zwiebeln und Kohlsorten ist Schwefel enthalten. Würzen Sie doch ab und zu mit Dill, denn auch dieses wohlschmeckende Kraut enthält die wertvolle Substanz.

Silizium
Damit die Nägel widerstandsfähig und gleichzeitig elastisch bleiben, sollten Sie viel Gemüse zu sich nehmen. In vielen Sorten ist nämlich Silizium enthalten, das genau dafür sorgt.

Nageltypen

Natürlich können auch hormonelle Störungen, Stoffwechselbeschwerden oder innere Erkrankungen, wie beispielsweise der Leber oder der Nieren, Ursache für Veränderungen der Nägel sein. Sie sollten auf jeden Fall einem Arzt diese Veränderungen von Farbe oder Form zeigen. Auch mechanische Verletzungen können Deformierungen oder sogar Mißbildungen auslösen. Häufig werden diese während der Maniküre zugefügt. Aber auch Unfälle wie der berühmte Schlag mit dem Hammer auf den Fingernagel oder der ständige Kontakt mit schädigenden Substanzen wie scharfen Haushaltsreinigern können natürlich zu unschönen Konsequenzen führen.

Spalt-Nägel und die ganz besonders schlimme Nagelauflösung gehören in die Behandlung eines Fachmannes. Sie sind nicht nur in höchstem Maße unästhetisch, sondern bringen vor allem dauerhafte Gefahren mit sich. Beim Spaltnagel zum Beispiel bildet sich sozusagen ein Tunnel. Der Nagel liegt an dieser Stelle nicht dicht genug am Nagelbett an. Optisch wird das durch einen weißen Längsstreifen deutlich. Dazu kommt natürlich die auffällige Einkerbung vorne an der Nagelkante. In den Hohlraum oder auch Tunnel können leicht Krankheitserreger und Pilze eindringen und zu Entzündungen und langfristigen Schädigungen führen.

Ähnlich wie bei der Form der Finger und Hände schreibt man auch den Nägeln die Fähigkeit zu, etwas über ihren Besitzer auszusagen. Erkennen Sie sich wieder?

Kurze breite Nägel verraten einen kritischen Menschen, der viel grübelt und eher verschlossen ist. Er vermeidet es, Entscheidungen zu treffen, ist aber im Grunde seines Herzens ein umgänglicher Typ.

Runde breite Nägel sollen den Draufgänger verraten. Der Besitzer ist kein Zauderer, sondern einer, der zupackt. Große Reden liegen ihm nicht, statt dessen wird er lieber aktiv.

Mandelförmige Nägel deuten auf ein eher stilles Wesen hin. Wer diese Nagelform hat, kann stundenlang zuhören, sich in die Probleme anderer Menschen einfühlen und mit weisen Ratschlägen helfen.

Lange, nach unten gebogene Nägel sehen nicht nur aus wie Krallen, sondern gehören auch meistens zu einem Raubtier. Ein Mensch mit diesen Nägeln ist bereit, für sein Glück zu kämpfen. Er ist leidenschaftlich und stark in jeder Beziehung. Eine Mutter kämpft wie eine Löwin für ihre Kinder, die Geliebte verteidigt ihre stürmische Beziehung.

Nach oben gebogene Nägel müßten in großer Menge bei Journalisten gefunden werden. Sie verraten nämlich Neugier und Wissensdurst. Diese Menschen sind meist recht tolerant und vertreten moderne Sichtweisen.

Schmale Nägel gehören zu Personen, die vor Energie nur so strotzen. Für eine neue Idee sind sie schnell Feuer und Flamme und setzen sich mit Tatendrang ein. In einigen Fällen schlägt das Temperament um und wird zu permanenter Unruhe und Nervosität.

Lange ovale Nägel lassen einen Besitzer erkennen, mit dem man jede Menge Spaß haben kann. Er lacht gern und viel und versteht auch mal einen Ulk auf seine Kosten. Oft verbirgt sich dahinter ein Künstler mit den unterschiedlichsten kreativen Talenten.

Utensilien zur Nagelpflege

Ob Sie nun glauben, daß Ihre Nägel etwas über Ihren Charakter verraten oder nicht; sie geben auf jeden Fall einen Hinweis, ob Sie es mit der Pflege genau nehmen. Wer sich zwar

stets anständig wäscht, aber ansonsten eigentlich nicht viel von Körperpflege hält, kümmert sich vermutlich auch nicht besonders um die Fingernägel. Und das sieht man natürlich. Form und Beschaffenheit können bei gesunden Nägeln erheblich durch die ausgiebige und vor allem richtige Behandlung beeinflußt werden.
Das war den Menschen auch schon vor Tausenden von Jahren klar. 6000 vor Christus zum Beispiel benutzte man schon Stoffe zum Färben der Nägel. Im Gegensatz zur heutigen Zeit standen die Herren der Schöpfung den Frauen in dieser Beziehung nichts nach. Im Gegenteil: Da es eine Frage der gesellschaftlichen Stellung war, ob man sich schminkte, waren es sogar häufig Männer, die dekorative Kosmetik und darunter natürlich auch Nagelfarbe benutzten. In Königsgräbern fand man ganze Maniküre-Sets, die allerlei Spezialwerkzeuge enthielten. Sowohl die Griechen als auch die Araber färbten ihre Nägel auch zu Festlichkeiten wie Hochzeiten. Sie benutzten dazu die Henna-Pflanze, die auch heute noch in der Kosmetik, besonders zur Pflege und Färbung der Haare, Anwendung findet.
In China war das Färben mit Henna ebenfalls bekannt. Es diente jedoch weniger dekorativen Zwecken, sondern war ein Merkmal für unterschiedliche soziale Gruppen. Auch die Form der Nägel hat bei den Chinesen bis in die heutige Zeit eine Bedeutung. Besonders lang getragen sollen sie Weisheit symbolisieren.
Viele Geschichten und Legenden ranken sich speziell um das Gebiet der Handpflege. Im alten Ägypten malte man sich zum Beispiel vor Kämpfen die Nägel rot. Und in vielen Kulturen glaubte man sogar, die Zukunft aus dem Aussehen des Möndchens vorhersagen zu können. Selbst die abgetrennten Partikel, die nach dem Schneiden zurückbleiben, waren nicht ohne Bedeutung. Im 18. Jahrhundert war es üblich, daraus

das Schicksal des Besitzers abzuleiten. Um vor bösem Hexenzauber sicher zu sein, vernichteten abergläubische Menschen ihre abgeschnittenen Nägel und vergruben sie in der Erde.

Schon immer zeigten die Anhanggebilde unserer Finger, wer Kultur und Stil besaß und wer nicht. Entsprechend entwickelte sich ein regelrechter Kult um das Handwerkszeug. Ende des 19. Jahrhunderts gab es die ersten Vorläufer heutiger Maniküre-Sets. Die Ausstattung ist mit Exemplaren des ausgehenden 20. Jahrhunderts durchaus zu vergleichen. Nagelschere, Feile und Gerätschaften für die Nagelhaut gehörten damals dazu.

Aber auch ein Utensil, das optisch an einen Stempel erinnert, durfte um 1890 nicht fehlen. Es handelte sich dabei um ein Polierkissen, zu dem es häufig gleich ein spezielles Pulver gab. Die Behandlung damit sollte für glatte glänzende Nägel sorgen, die natürlich schimmerten. Heute kommt man wieder auf diese alte Tradition zurück. Neben der Qualität der damaligen Produkte ist auch die Aufmachung beachtlich. Die Hilfsmittel waren in kleinen Kästchen aus Holz oder auch in Lederetuis untergebracht. Aufwendige Verzierungen machten aus den Aufbewahrungsbehältern wahre Schmuckstücke. Die Gerätschaften selbst waren häufig fast zu schade, um sie zu benutzen. Wer es sich leisten konnte, kaufte ein Maniküre-Set, das zum großen Teil aus echtem Gold bestand.

Wenn Sie Ihre Nägel stets bestens in Form halten wollen, brauchen Sie dazu weder Samt noch Seide oder gar Gold. Wichtig ist, daß das Handwerkszeug von guter Qualität ist und natürlich richtig eingesetzt wird.

- Besorgen Sie sich einige Feilen. Sandblatt oder Keramik sind der Metallfeile vorzuziehen, denn beide sind nicht so scharf und führen nicht so leicht zu Verletzungen. Zusätzlich gibt es Gummi-Ausführungen, die in erster Linie zum Polieren genommen werden. Achten Sie darauf, daß Ihre Nägel möglichst trocken sind, wenn Sie sie feilen. Machen Sie dabei kurze Bewegungen von außen nach innen. Mit der Gummifeile können Sie übrigens auch den Rand glätten.

Die Form, die Sie für Ihre Nägel bevorzugen, ist reine Geschmackssache. Es gibt Kosmetikerinnen, die behaupten, daß nur die Nägel gut aussehen, die vorne gerade abgeschnitten sind. Wenn Sie die an der Spitze schmal zulaufende Form lieber mögen, die übrigens vor hundert Jahren modern war, sollten Sie sich nicht verunsichern lassen. Tatsache ist allerdings, daß solche Nägel, wenn sie extrem spitz zulaufen, an Stabilität verlieren.

Die Seitenpartien sollten vorsichtig behandelt werden. Vorstehende Ecken sind nicht nur unschön, sondern reißen leider auch schnell ein. Feilen Sie diese also immer mit, achten Sie aber darauf, daß Sie dabei nicht zu dicht an den Nagelwall geraten.

Für die Reinigung von Nagelfeilen gibt es übrigens einen sehr einfachen Trick. Legen Sie über die vollkommen trockene Feile ein gewöhnliches Pflaster, drücken Sie es kräftig an, und ziehen Sie es dann wieder ab. Partikel, die von den Nägeln abgeschliffen wurden und sich in der Feile festgesetzt haben, werden auf diese Weise gründlich entfernt.

- Ausschließlich zum Polieren gibt es kleine Kissen aus Wildleder. Sie leisten das gleiche wie die Gummifeile, sind aber anschmiegsamer und erreichen auch kleine Ecken, in die die Feile nicht kommt.
- Schneiden sollten Sie Ihre Nägel nur, wenn sie viel zu lang geworden sind. Wer regelmäßig feilt, kann sich die Nagelschere eigentlich sparen. Am besten nehmen Sie

eines der beschriebenen Handbäder, bevor Sie mit dem Kürzen beginnen. Während die Nägel sich im trockenen Zustand besser feilen lassen, sollten sie möglichst feucht und dadurch weich sein, wenn sie geschnitten werden. Sie splittern dann nicht so leicht. Schneiden Sie sie zunächst auf die richtige Länge. Dann können Sie mit einigen Schnitten schon grob die Form andeuten. Den endgültigen Schliff wiederum gibt die Feile.

- Das klassische Rosenholzstäbchen sollte in keinem Maniküre-Täschchen fehlen. Allerdings empfehle ich es nicht, um damit die Nagelhaut zurückzuschieben, sondern lediglich zum Säubern der Nägel von unten. Setzen Sie an einer Ecke an, und ziehen Sie das Stäbchen zur anderen Seite herüber. Um möglichst viele Schmutzpartikel zu entfernen, sollten Sie relativ tief unter den Nagel fahren. Sie werden selbst merken, wo Widerstand zu spüren ist. Arbeiten Sie auf keinen Fall mit Gewalt, und glauben Sie auch nicht, daß man eben leiden muß, um schön zu sein. Wenn es weh tut, waren Sie zu eifrig.

- Kommen wir nun ausführlicher zum Thema Nagelhautentfernung. Hautärzte raten im allgemeinen davon ab, denn die kleine unscheinbare Haut hat schließlich eine wichtige Schutzfunktion. Wer mit der Schere (es gibt tatsächlich welche, die nur für diesen Zweck bestimmt sind) ans Werk geht, riskiert, daß die Haut drumherum verletzt wird. Dabei kann es leicht zu Entzündungen kommen. Auch wenn das Nagelhäutchen völlig fehlt, ist die Gefahr, daß Infektionen entstehen, ziemlich groß.

Sollten Sie keinen oder ausschließlich farblosen Nagellack benutzen, sieht die Nagelhaut meiner Meinung nach überhaupt nicht schlecht aus. Bei dunkel bemalten Nägeln kann sie natürlich schon etwas störend wirken. Wenn Sie sich, aus welchen Gründen auch immer, gar nicht mit dem

Häutchen anfreunden können, sollten Sie es nur zurückschieben, aber keinesfalls entfernen. Es gibt dafür spezielle Maniküréstäbchen aus Metall, die jedoch viel zu hart sind. Ziehen Sie das besagte Rosenholzstäbchen vor. Es handelt sich dabei um ein weiches Material, das gleichzeitig leicht antibakteriell wirkt. Diese Hilfsmittel werden in entsprechender Form (eine Seite spitz, die andere Seite abgeflacht) angeboten.

Tauchen Sie die Fingerspitzen vor der Prozedur einige Minuten in ein Handbad. Haut und Nägel sind dann weicher, und Sie können leichter arbeiten, ohne zu zerren. Schieben Sie die kleine Haut vorsichtig ein kleines Stück zurück, so daß das Möndchen zu sehen ist. Hüten Sie sich davor, die Nagelhaut vollständig zurückzudrängen. Kontrollieren Sie anschließend alle Nägel. Es kommt vor, daß sich Hautrückstände auf den Nägeln festsetzen. Sie erkennen diese daran, daß sie in keiner Verbindung mehr mit der Nagelhaut stehen. Kratzen Sie diese weißen, stumpf aussehenden Partikel vorsichtig mit der spitzen Seite des Rosenholzstifts weg. Der Markt bietet Gels und Cremes an, die die Nagelhaut auflösen. Lassen Sie die Finger davon. Es handelt sich dabei um äußerst aggressive Substanzen.

- Im Grunde reichen die beschriebenen Utensilien für die Nagelpflege absolut aus. Wer sich zusätzlich etwas Gutes tun will, kann sich eine spezielle Paste mit hauchfeinen Schleifpartikeln kaufen. Sie wird auf den Nagel gestrichen und mit einer weichen Hautbürste einmassiert. Rückstände werden mit einem Lappen abgewischt. Anschließend sollten die Nägel mit einem weichen Tuch nachpoliert werden. Solche Präparate eignen sich recht gut, um Verfärbungen, die von knalligen Lackfarben verursacht werden können, zu entfernen. Für denselben Zweck werden auch Peeling-Kissen angeboten. Sie tragen damit hauchfein die obere Schicht des Nagels ab. Beide Produkte sollten Sie nicht zu häufig benutzen. Wie Sie sich leicht vorstellen können, machen sie die Nagelsubstanz dünn. Dadurch werden Ihre Fingernägel empfindlich und anfälliger für Verletzungen oder Infektionen.

Von Problemen und Lösungen

Die bisherigen Beschreibungen sollten Ihnen eine Übersicht über die regelmäßige Pflege gesunder Nägel geben. Außerdem wollte ich Ihnen einen Eindruck davon verschaffen, was alles mit falsch behandelten Nägeln passieren kann. Bisher bin ich jedoch noch nicht auf spezielle Probleme und deren Beseitigung eingegangen. In diesem Kapitel bekommen Sie ein Nagel-ABC an die Hand, in dem Sie schnell nachschauen können, wenn Sie ganz gezielt Schönheitsfehler behandeln möchten. Außerdem finden Sie hier Antworten auf die häufigsten Fragen, die im Zusammenhang mit Fingernägeln immer wieder auftauchen.

Dellen
Die Entstehung von regelrechten Gruben im Nagelbett kann ganz unterschiedliche Ursachen haben. Sie bilden sich manchmal durch Krankheiten wie Schuppenflechte. Auch mechanische Einflüsse spielen eine Rolle. Ein Schlag mit einem harten Gegenstand, aber auch schon das zu feste Zurückschieben der Nagelhaut machen Dellen. Mehrere Maßnahmen eignen sich, um die Grübchen zu mildern. Wenn Sie Lack benutzen, sollten Sie einen wählen, der Unebenheiten ausgleicht. Statt dessen oder vor der Lackierung können Sie die Erhebungen um die Dellen sanft abschmirgeln.

Dunkle Flecken
Sollten Sie einen dunklen Fleck entdecken, der unter der Nagelplatte sitzt, überlegen Sie einmal, ob Sie sich vielleicht kürzlich den Finger geklemmt oder sonstwie verletzt haben. Davon könnte nämlich ein Bluterguß im Nagelbett zurückgeblieben sein. Es kommt auch vor, daß sich dort Leberflecken bilden. Die können, genau wie an anderen Stellen auch, ganz harmlos sein. Wenn Sie nicht wissen, woher der Fleck kommt, sollten Sie damit auf jeden Fall zum Arzt gehen, vor allem, wenn sich die Stelle ohne ersichtlichen Grund gebildet oder verändert hat. Auf keinen Fall sollten Sie solche Erscheinungen einfach überpinseln. Sollte sich der Fleck als harmloser Leberfleck entpuppen, können Sie wie gewohnt lackieren oder die Nägel polieren. Bei einem Bluterguß können Sie nichts anderes tun als zu warten, bis er wieder verschwunden ist.

Eingerissene Nägel
Sofern es sich nicht um krankhaft bedingte Spaltnägel handelt, sollten Sie alle Nägel kürzen, so daß der eine, der eingerissen ist, nicht auch noch besonders ins Auge fällt. Der betroffene Nagel sollte so weit wie möglich heruntergefeilt werden. In schweren Fällen können Sie zu einem kleinen Trick greifen. Es gibt spezielle Reparatur-Sets, die für die unterschiedlichsten Schäden eine Lösung anbieten. Eingerissene, aber auch dünne oder brüchige Nägel können mit Kitt und Spezialkleber repariert werden.

French Manicure
Dabei handelt es sich um eine ganz besondere Behandlung der Nägel. Es steckt allerdings weniger eine Pflege, sondern vielmehr die Art, wie man die Nägel trägt, dahinter. Natürlichkeit steht dabei absolut im Vordergrund. Deshalb sind

lange Krallen dabei tabu. Statt dessen wird jeder Nagel relativ kurz gefeilt. Ob sanft oval oder ganz gerade, das ist Sache der Trägerin. Die Platte wird poliert.
Anschließend wird mit einem Stift Nagelweiß unter die Nagelspitze gemalt. Daß alle Nägel vorher gesäubert wurden, versteht sich von selbst. Nun können Sie farblosen Lack oder auch ein zartes Rosé auftragen. Wenn Sie keine Lust haben, den weißen Stift häufig zu erneuern, gibt es eine Variante der französischen Maniküre. Nachdem die Nägel in Form gebracht und poliert wurden, malen Sie die Spitzen mit weißem Lack an. Der Rest des Nagels wird farblos lackiert. Lassen Sie diese erste Schicht trocknen, und überziehen Sie sie dann mit einem porzellanfarbenen oder beigen Lack. Wichtig ist, daß der zuletzt aufgetragene Lack transparent ist.

Krankheiten erkennen
Daß weiße Flecken unter dem Nagel auf Kalziummangel hindeuten können, ist eine Sache. Angeblich kann man an den Fingernägeln aber auch noch eine ganze Reihe anderer Beschwerden und Krankheitsbilder erkennen. Die chinesische Medizin ordnet jedenfalls den einzelnen Fingern Organe zu. Deshalb sollen bestimmte stimulierende Griffe der Hände sich positiv auf die Gesundheit und das Innere des Körpers auswirken. Entsprechend gehen die Chinesen davon aus, daß Unregelmäßigkeiten der betreffenden Organe an Flecken oder Verformungen abzulesen sind. Der Laie sollte keine Selbst-Diagnose nach aus Büchern erworbenen Kenntnissen aufgrund irgendwelcher Nagel-Auffälligkeiten stellen. Wenn Sie sich aber für dieses Thema näher interessieren und damit beschäftigen, sollten Sie Ihren Arzt auf ungewöhnliche Veränderungen ruhig hinweisen.

Nagelbettentzündung
Durch Pilze und Bakterien können an den Nägeln Infektionen entstehen. Der Herd sitzt meistens unter der Nagelplatte und kann im schlimmsten Fall zum Verlust derselben führen. Mit einer solchen Erkrankung ist nicht zu spaßen. Sollte sie sich erst im Anfangsstadium befinden oder bereits von einem Arzt behandelt werden, können Sie zur Unterstützung der Heilung beitragen. Nehmen Sie ein Bad mit Teebaumöl (Rezept s. Handbäder). Die Essenz hat die Fähigkeit, durch den Nagel hindurch auf den Entzündungsherd einzuwirken. Der Erreger wird schnell bekämpft und der Heilungsprozeß gefördert.

Nagelkauen
Angeknabberte Nägel sehen nicht schön aus und können auch durch eine hübsche Farbe nicht vertuscht werden. Um sich von diesem Übel zu befreien, braucht man viel Disziplin, Geduld und die Kraft, Rückschläge einzustecken. Es gibt unsichtbare Lotionen, die man auftragen kann. Sie schmecken bitter und sollen am Kauen hindern. Leider handelt es sich um eine Angewohnheit, die unbewußt abläuft. Deshalb muß man in den meisten Fällen über einen sehr langen Zeitraum das übelschmeckende Präparat auftragen, um endlich von der schlechten Angewohnheit zu lassen.
Häufig beginnen Menschen aus Nervosität mit dem Kauen. Streßbewältigung ist deshalb sehr wichtig. Autogenes Training, Yoga und Meditation sind nur einige der Möglichkeiten, mit denen man das Übel an der Wurzel packen kann. Mit gezielten Übungen verschwindet oft die Knabberlust. Auch bei diesen Methoden brauchen Sie Geduld und müssen eisern üben.
Die letzte Maßnahme sollte die Verwendung von Kunstnägeln sein. Man kann sie sich in einem Studio extra modellieren lassen oder fertige selber aufkleben. Der Vorteil: Sie ge-

wöhnen sich das Kauen wie mit den bitteren Konzentraten langsam ab, und Ihre Nägel können unter den künstlichen Exemplaren ungestört wachsen.

Rillen

Im Nagel können sowohl Längs- als auch Querrillen auftreten. Bei den Querrillen, also solchen, die von einer Seite zur anderen verlaufen, ist man ziemlich sicher, daß Wachstumsstörungen verantwortlich sind. Durch eine Phase mangelhafter Ernährung kann der Nagel nicht ausreichend nachwachsen. Sobald die Phase vorüber ist, wachsen zwar wieder ausreichend Hornzellen nach, sie schieben jedoch die entstandene Furche vor sich her.
Über die Ursachen von Längsrillen gibt es unterschiedliche Meinungen. Während sie einerseits als erblich bedingte, rein optische Erscheinungen abgetan werden, halten andere sie für Signale, die ebenfalls auf Mängel hindeuten können. Auch hier sollen ernährungsbedingte Ursachen eine Rolle spielen. Genau wie bei den Dellen haben Sie die Möglichkeit, die Rillen mit Füllmasse auszugleichen und die Erhebungen drumherum durch Peelings zu mildern.

Splitternde Nägel

Meistens splittern die Nägel, wenn man sie schneidet. Verzichten Sie deshalb darauf, und feilen Sie sie lieber. Wie bereits erwähnt, können Sie die Nägel bei Bedarf mit der Schere kürzen, wenn Sie sie vorher gut angefeuchtet haben. Um Zeit zu sparen, sollten Sie nach einem Voll- oder Duschbad die Nägel schneiden. Dann sparen Sie sich das Extra-Handbad. Das gilt aber nur für den Notfall, wenn Sie wirklich unter Zeitdruck stehen. Ansonsten sollen Sie in keinem Fall auf Ihr pflegendes Bad der Hände und Nägel verzichten.

Wenn die Nägel ständig splittern, sobald Sie damit nur gegen einen harten Gegenstand kommen, sind sie brüchig und brauchen Fett und Feuchtigkeit. Achten Sie gezielt auf Ihre Ernährung. Essen Sie viele Lebensmittel, die Vitamine enthalten. Auch auf die ausreichende Aufnahme von Mineralien sollten Sie besonders achten. Von außen können Sie Ihren Nägeln mit Ölen und Cremes helfen. Es gibt zwar Menschen, die der Meinung sind, mit äußerlicher Behandlung könne man gar nichts erreichen, denn ein Nagel sei nahezu totes Material, das sich nicht reparieren läßt. Meiner Meinung nach werden jedoch immer einige Nährstoffe auch durch die Nagelplatte aufgenommen. Erwarten Sie keine Wunder, aber probieren Sie es aus. Schädigen können Sie Ihre Nägel mit Kurprodukten, wie sie im nächsten Kapitel vorgestellt werden, mit Sicherheit nicht.

Verfärbungen
Wenn Sie einen kräftigen Nagellack entfernen und feststellen, daß die Nägel eine gelbliche Farbe zurückbehalten, brauchen Sie nicht denken, der Nagel sei vielleicht unter der Lackschicht kaputtgegangen. Es handelt sich in den meisten Fällen um Rückstände roter Farbpigmente, die besonders intensiv sind und sich in der Nagelplatte festsetzen können. Mit einem Peeling-Kissen können Sie die obere Schicht sehr fein abschmirgeln und damit oft einen großen Teil der Verfärbung beseitigen. Meistens geht dadurch sogar alles restlos weg.
Sehen Sie diese recht rabiate Methode bitte nur als Notlösung, und lassen Sie sie nicht zur Gewohnheit werden. Der bessere Schutz ist ein Unterlack, der dafür sorgt, daß die Farbe anschließend länger hält, aber nicht in den Nagel eindringt. Wie bereits erwähnt, kann auch ein Bad aus Eichenrindenaufguß für eine gelbliche Verfärbung der Nägel sorgen. Wechseln Sie einfach öfter mal den Badezusatz für Ihre Hände.

Weiche Nägel
Wer sich mit weichen Nägeln herumärgert, weiß, wie lästig das sein kann. Man hat kaum eine Chance, die Nägel einmal richtig lang zu bekommen, weil sie vorher meist abbrechen. Was aber viel schlimmer ist, ist die meist sehr dünne Nagelplatte. Sie kann dazu beitragen, daß es häufiger als bei kräftigen Nägeln zu Entzündungen kommt. Aggressive Stoffe, beispielsweise Haushaltsreiniger, können das Problem erheblich verschlimmern. Schützen Sie Ihre Nägel deshalb beim Hausputz und beim Abwaschen mit Handschuhen.
Zusätzlich können Sie sich mit Nahrungsergänzungsmitteln helfen. Es gibt ein Präparat (Vitamin H), das die Nägel ohne Nebenwirkungen stärkt. Führen Sie eine komplette Kur durch. Unterstützen Sie von außen mit einem Aufbau-Präparat. Es gibt kleine Ampullen, deren Inhalt in den Nagel einmassiert wird. Außerdem werden Härter in Form eines Unterlacks angeboten. Solche Produkte versorgen den Nagel mit Kalzium und Keratin.

Weiße Flecken
Wenn Sie kleine weiße Flecken unter dem Nagel schimmern sehen, kann das auf Mineralstoffmangel hindeuten. Aber auch Fehler bei der Maniküre können zu Lufteinlagerungen führen, die auf diese Weise sichtbar werden. Es liegt auf der Hand, daß farbiger Lack Abhilfe schafft. Je dunkler er ist, um so besser versteckt er natürlich die Flecken. Ansonsten hilft nur eine Menge Geduld. Meistens wachsen die Pünktchen einfach heraus.
Ich hoffe, die Tips helfen Ihnen, Ihre Nagelprobleme in den Griff zu kriegen oder einfach mehr für schöne Nägel zu tun. Wenn Sie mit Schönheitsfehlern kämpfen, die auf Mangelerscheinungen beruhen, können Sie zwar das eine oder andere unternehmen, um Ihre Fingernägel wieder auf Vordermann zu

bringen. Sie werden aber immer mit einer Zeit von 5 bis 6 Monaten rechnen müssen, bis die Unebenheiten verschwunden sind. So lang braucht ein Nagel im Durchschnitt, bis er einmal ganz rausgewachsen ist, sich also erneuert hat. Wenn Sie in dieser Zeit aber nicht mit Extra-Pflege sparen und vor allem auch Ihre Ernährungsgewohnheiten überprüfen und verbessern, dann haben die Nägel die Chance, gesund und schön nachzuwachsen.

Fingernägel brauchen Pflege

Wie ich an einer Stelle schon erwähnt habe, gibt es Fachleute, zum Beispiel Hautärzte, die behaupten, ein Nagel sei fast totes Material. Da ich keine Ärztin bin, wage ich nicht, den „Profis" zu widersprechen. Es mag durchaus sein, daß von Wirkstoffen, die man auf die Nagelplatte gibt, kaum etwas eindringen kann. Meine Erfahrungen jedoch zeigen mir, daß Nägel wesentlich schöner, kräftiger und glänzender werden, wenn man ihnen regelmäßig mit einer Creme oder einem Öl auf die Sprünge hilft. Wie die Nährstoffe in den Nagel gelangen, kann ich nicht sagen. Ich beobachte jedoch, daß sie dort ihre Wirkung entfalten können.
Am einfachsten ist es natürlich, wenn Sie nach dem Händewaschen die normale Handcreme auch über die Nägel streichen. Sie sollten sich auch daran gewöhnen, diese ausgiebig einzumassieren. Zusätzlich können Sie die Nägel in Spezialmischungen baden. Im Grunde können Sie dazu die Rezepte verwenden, die Sie von den Händen kennen. Umgekehrt können Sie in den folgenden Mixturen auch die Hände mitbaden. Da es aber sein kann, daß Ihre Nägel eigentlich in sehr gutem Zustand, die Hände aber extrem trocken sind, sollten Sie vielleicht doch unterschiedliche Rezepte wählen. Achten Sie

dann unbedingt darauf, daß wirklich nur die Fingerspitzen eingetaucht sind.

> ## *Oliven-Nagelbad*
> 100 ml Olivenöl, 10 bis 15 Tropfen Teebaumöl

Erwärmen Sie das Olivenöl, und fügen Sie das Teebaumöl hinzu. Geben Sie die Mischung in eine dunkle Flasche, und schütteln Sie sie nochmals gut durch. Bei Bedarf gießen Sie etwas davon in einen tiefen Teller oder eine kleine Schüssel. Tauchen Sie die Fingerspitzen ein, und lassen Sie sie etwa zehn Minuten in dem Bad. Die Menge des verwendeten Teebaumöls hängt davon ab, ob Sie besonders angegriffene Nagelhaut oder Beschwerden des Nagelbetts haben. In diesem Fall können Sie die höhere Dosis wählen, um eine schnellere Heilung zu erreichen. Achten Sie aber darauf, daß Sie ein Öl von guter Qualität erhalten (s. Kapitel Rohstoffe). Sie sollten nach dem Bad entweder die Hände mit Seife waschen oder einfach nur die Fingerspitzen abtupfen und das übrige Fett über Finger und Handrücken verteilen.

> ## *Zitronenbad*
> 1 frische Zitrone

Pressen Sie die Zitrone aus, und tauchen Sie die Fingerspitzen in den Saft. Nach zehn Minuten nehmen Sie die Nägel heraus und massieren den Saft ein. Sie können es auch einfacher haben, indem Sie die Fingerspitzen einfach in die aufgeschnittene Zitrone drücken. Lassen Sie auch bei diesem Verfahren den Saft ca. zehn Minuten einwirken. Zitrone hilft gegen das Vergilben der Nägel. Außerdem kräftigt sie die Hornschicht. Bei dieser Anwendung müssen Sie besonders darauf achten, daß die Hände nicht zu tief in den Saft getaucht werden. Die Haut trocknet davon zu sehr aus. Waschen Sie die Hände am besten nach der Kur, und cremen Sie dann besonders die Fingerkuppen, die dem Zitronensaft ausgesetzt waren, gründlich ein.

Kräuter-Nagelbad

200 ml Kräuteraufguß

Bereiten Sie einen Kräuteraufguß aus 1 Eßlöffel Thymian, 1 Eßlöffel Rosmarin oder 1 Eßlöffel frischer Minze. Tauchen Sie die Fingerspitzen ein. Ein Kräuterbad stärkt die Nägel und belebt durch seinen würzig-frischen Duft. Sie können auch eine Kräutermischung aus den drei Zutaten anfertigen und mit heißem Wasser übergießen.

Neem-Nagelbad

1 Eßlöffel Neemsamen

Zermahlen Sie die Samen mit einer Hand-Kaffeemühle, bzw. zerstoßen Sie sie gründlich in einem Mörser. Gießen Sie ungefähr eine Tasse heißes Wasser darüber, und lassen Sie die Mischung zehn Minuten ziehen. Dann tauchen Sie wie gewohnt Ihre Fingerspitzen in die Flüssigkeit. Die Pflanzenwirkstoffe stärken die Nägel und beschleunigen den Heilungsprozeß von kleinen Verletzungen.

> *Schachtelhalm-Nagelbad*
> 1 Tasse Schachtelhalmaufguß

Bereiten Sie den Aufguß aus 2 Teelöffeln Schachtelhalmblüten zu. Ein Hauptbestandteil der Nägel ist bekanntlich Kalzium. Schachtelhalm enthält viel Kieselerde, die die Kalziumbildung des Körpers anregt. Deshalb sollte diese Pflanze bei Ihrem Pflegeprogramm nicht fehlen. Lassen Sie die Finger ruhig 20 bis 30 Minuten in dem Bad. Übrigens ist Schachtelhalmtee ausgesprochen gesund, weil er die Bildung von Kalzium fördert. Trinken Sie zur Unterstützung Ihrer Nagelkur täglich eine Tasse. Sie tun damit gleichzeitig etwas für Ihre Knochen und für Ihre Haare.

> *Zwiebel-Nagelbad*
> 1 Zwiebel

Entsaften Sie eine große Zwiebel, und baden Sie Ihre Fingernägel 15 Minuten in dem Saft. Die Nägel werden dadurch nicht nur gestärkt, sondern wachsen schneller. So gut die Wirkung für Ihre Fingernägel auch sein mag, der Geruch von Zwiebeln ist äußerst hartnäckig und haftet lange an Ihren Fingern. Planen Sie daher genau, wann Sie ein solches Bad anwenden. Nicht ganz so lange bleibt Ihnen der Duft erhalten, wenn Sie zunächst über die rechte Hand einen Baumwoll- oder besser Gummihandschuh streifen. Reiben Sie dann die Nägel der linken Hand gründlich mit vorbereiteten Zwiebelstückchen ab. Anschließend wechseln Sie und ziehen über die linke Hand einen Handschuh, während die Nägel der rechten abgerieben werden. So vermeiden Sie immerhin den Hautkontakt.

Wie Sie sehen, bieten sich gerade zur Pflege der Fingernägel ganz natürliche Substanzen an. Man kann also wirklich von Naturkosmetik im besten Sinne sprechen. Ich finde es immer wieder faszinierend, wie viele Frauen einerseits Anhängerinnen dieser natürlichen und ökologisch sinnvollen Art der Pflege sind, gleichzeitig aber ihre Nägel lackieren oder gar Kunstnägel benutzen. Das Beispiel zeigt immer wieder deutlich, daß beide Bereiche eng beieinander liegen und die Naturkosmetik nur dann überzeugen kann, wenn sie gleich- oder höherwertige Produkte anbieten kann, die unseren Vorstellungen von Schönheit genügen.

Für Cremes und Öle, die unsere Nägel schützen und stärken sollen, eignen sich glücklicherweise viele pflanzliche Substanzen. Kräuter leisten hier eine ganze Menge. Sehen Sie sich die Rezepte für gesunde, glänzende Fingernägel an, und gönnen Sie sich wenigstens ab und zu den Luxus, diese als Kur in die Nagelplatten einzumassieren. Nach dem Händewaschen für Haut und Nägel unterschiedliche Produkte zu verwenden, halte ich für unsinnig und überflüssig. Die Mengenangaben bei den Nagelcremes entsprechen denen der normalen Hautcremes. Da Sie davon aber wesentlich weniger brauchen, sollten Sie einfach ein kleines Töpfchen abfüllen und den Rest portionsweise einfrieren. Selbstverständlich können Sie die Mengen auch halbieren oder dritteln. Nach meiner Erfahrung ist die Arbeit mit extrem kleinen Anteilen jedoch äußerst mühsam.

Heilende Nagelcreme

5 g Kakaobutter, 5 g Bienenwachs oder Lamécreme, 40 ml Jojobaöl, 50 ml destilliertes Wasser, 1 Spatelspitze Kampfer

Die Nagelcreme wird genauso hergestellt, wie Sie es von Handcremes und Lotionen gewöhnt sind. Erhitzen Sie das Wasser, und lösen Sie die Kampferkristalle darin auf. Auch die Fettphase, also das Jojobaöl mit dem gewählten Emulgator, wird erhitzt. Wenn sich das Bienenwachs oder die Lamécreme im Öl gelöst haben und die Temperatur auf etwa 60 Grad angestiegen ist, nehmen Sie Wasser- und Fettphase vom Herd und fügen das Wasser schluckweise zum Öl. Kampfer bekommen Sie auch in Form eines ätherischen Öls. Sein würziger Duft ist unverwechselbar, die Einsatzmöglichkeiten sind unterschiedlich. Besonders in Salben für Knochen und Gelenke werden Sie Kampfer häufig finden. Er festigt die Nägel und heilt kleine Verletzungen. Da Kampferöl einen hohen Ketongehalt aufweist, kann es bei zu hoher Dosierung sehr giftig sein. Schwangere dürfen in keinem Fall Kampfer benutzen, da er abortiv wirkt. In jedem Fall ist bei der Anwendung Vorsicht geboten.

Angelika-Nagelcreme

5 g Kakaobutter, 5 g Bienenwachs oder Lamécreme, 20 ml Jojobaöl, 20 ml Angelika-Ölauszug, 50 ml destilliertes Wasser, 5 Tropfen Zitronenöl

Herstellung wie beschrieben. Wenn Sie keinen Ölauszug bekommen, oder Geschmack am Selbermachen gefunden haben, nehmen Sie ein dunkles Glasgefäß, das eine möglichst weite Öffnung hat. Geben Sie einen Eßlöffel Angelikawurzel in das Glas, und übergießen Sie diese mit Speiseöl. Wenn Sie Avocado-, Erdnuß- oder Jojobaöl verwenden, ist Ihr Angelikaöl länger haltbar. Lassen Sie das Gefäß einige Wochen an einem warmen Platz stehen. 14 Tage sind das absolute Minimum. Wenn Sie der Mischung jedoch mehr Zeit geben, können die Pflanzenwirkstoffe wesentlich gründlicher vom Öl aufgenommen werden. Nach dieser Phase entfernen Sie die Wurzelteile und verwenden das Öl in gewohnter Weise. Am besten stellen Sie sich gleich 100 ml her und bewahren den Teil, den Sie nicht direkt verwenden wollen, in einer dunklen verschließbaren Flasche auf. Auch die Angelikawurzel heilt Nagelverletzungen und gibt neue Kraft.

Aloe-Nagelcreme

5 g Kakaobutter, 5 g Bienenwachs oder Lamécreme, 20 ml Jojobaöl, 20 ml Aloe Vera-Öl, 50 ml destilliertes Wasser

Herstellung wie beschrieben. Die beiden Ölsorten versorgen die Haut um den Nagel und natürlich auch den Nagel selbst mit Feuchtigkeit. Während Aloe Vera die Zellerneuerung ankurbelt, macht Jojoba geschmeidig und schützt außerdem vor der Sonne.

> *Erfrischende Nagel-Creme*
> 5 g Kakaobutter, 5 g Bienenwachs oder Lamécreme, 20 ml Olivenöl, 20 ml Aprikosenkernöl, 50 ml destilliertes Wasser, 5 Tropfen Pfefferminzöl, 10 Tropfen Myrrheöl

Herstellung wie beschrieben. Das Produkt eignet sich hervorragend zur Verwendung im Sommer. Beide ätherischen Öle kühlen und erfrischen die Haut um die Nägel. Der Duft belebt den ganzen Körper. Gleichzeitig heilen die Wirkstoffe der Myrrhe kleine Verletzungen oder Entzündungen. Keime werden abgetötet und die Haut geschmeidig gemacht.

Genau wie die Haut können auch die Nägel alle Substanzen besser aufnehmen, wenn diese in Ruhe einziehen können. Geben Sie ihnen die Gelegenheit, indem Sie das jeweilige Produkt auftragen und mindestens eine halbe Stunde, möglichst aber länger, einwirken lassen. Wenn Sie vorsichtig einen Baumwollhandschuh überstreifen, können Sie Ihre Hände weiterhin „benutzen", ohne Angst zu haben, daß das Fett irgendwo landet, wo es nicht hingehört. Nachdem Sie die Handschuhe ausgezogen haben, können Sie den Rest des Pflegeprodukts kräftig einmassieren. Überschüssiges Fett kann auf der Haut verstrichen oder mit einem Kosmetiktuch sanft entfernt werden.

Baden und Duschen

In Asien werden Körper und Seele häufig als ein Ganzes gesehen. Es gibt zum Beispiel eine alte indische Heilkunst, die Ayurveda, „Wissenschaft vom Leben", heißt. Sie betrachtet den Menschen als Einheit und versucht, gesundheitlichen Störungen auch über den Geist zu begegnen. Meiner Meinung nach muß diese Betrachtungsweise auch im Bereich der Kosmetik angewendet werden. Ein glücklicher, zufriedener Mensch sieht besser aus als derjenige, der grollt und ständig Kummer und Sorgen hat. Genauso kann sich jemand noch so sehr pflegen oder gar schminken. Solange die Person keine innere Harmonie findet, wird sie dem erträumten Schönheitsideal vergeblich nachlaufen.

Dieser Abschnitt beschäftigt sich mit dem großen Thema der Ganzkörperpflege. Wenn Sie die Tips und Rezepte ausprobieren, werden Sie feststellen, daß Sie damit etwas für Körper und Seele gleichzeitig tun. Natürlich verschwinden Probleme nicht, wenn man eine Stunde in der heißen Wanne gelegen hat. Der Körper ist jedoch entspannter. Sie haben wieder neue Kraft und können sich aktiv um Lösungsmöglichkeiten bemühen. Vor allem aber bedeutet ein Bad oder der Saunabesuch, daß Sie sich Zeit für sich selbst nehmen. Das allein ist heutzutage bereits ein Luxus. Lernen Sie, sich selbst zu verwöhnen. Entdecken Sie, wie wunderbar es ist, eine Stunde oder länger nicht reden zu müssen und nur von wunderbaren Düften und wohligen Empfindungen umgeben zu sein. Sperren Sie alles Laute und Hektische aus und widmen Sie sich einfach nur Ihrem Körper und Ihrer Seele.

Etwas Theorie zuvor

Kleine Geschichte des Badens

Die Heilkraft des Wassers ist in den unterschiedlichsten Kulturen seit Urzeiten bekannt. Die Chinesen entdeckten sie in ihren Quellen ebenso wie die Japaner, Römer, Griechen, Türken, Syrer und zahlreiche weitere Völker. Um Trinkwasser zu gewinnen, siedelten sich Menschen von alters her an Flüssen oder anderen Gewässern an. In der reinigenden Kraft des Wassers sah man Heilung für Körper und Seele.
Mit der Entdeckung der heilenden Wasserkraft kam schnell auch die Idee des „Heilbades" auf. Ein historisches Datum, wann sich das Badewesen genau entwickelt hat, ist nicht überliefert. Die Kultur des Badens läßt sich jedoch bis ins Altertum zurückverfolgen. So gab es im Jahre 330 beispielsweise allein in Rom schon über 800 öffentliche Bäder und einige Thermen. Die damaligen Gesundbrunnen dienten nicht nur als Heilquellen, sondern auch als Kommunikationsstätten. Wie in so vielen Bereichen hatte Rom auch auf diesem Gebiet eine Vorreiterrolle inne.
Die antiken Luxusbäder Roms waren Vorbild für die späteren Thermalbäder, wie es sie in Aachen und Trier gibt, und für die mittelalterlichen Moorbäder. Die Römer entspannten sich dort und ließen ihre Sinne verwöhnen. Sie pflegten ihre Schönheit und hatten einiges von den Ägyptern abgeguckt, die auf diesem Gebiet ebenfalls weit voraus waren. Zu den exotischen Badezusätzen gehörten Eselsmilch und Erdbeeren ebenso wie kostbare Gewürze: Zimt, Safran und Myrrhe.

Auch im antiken Griechenland gab es schon Kurorte, die an Thermen und Quellen gelegen waren. Jede Quelle hat, als Bade- oder Trinkkur oder auch als Inhalationsmittel, ihre ganz eigene Wirkung. Auch damals schon war Wasser in der Heilkunde als therapeutisches Mittel anerkannt: zum Beispiel bei der Behandlung von Rheumatismus, chronischen Haut- und Atemwegserkrankungen, Unfruchtbarkeit oder Nierenleiden. Und die Palette der Heilkräfte aus den jeweiligen Quellen ist noch weitaus größer. Die Wirkung ist abhängig von Inhaltsstoffen, der genauen Zusammensetzung und natürlich der Temperatur des Wassers. Auch Radioaktivität spielt eine Rolle, ebenso das Klima in der Umgebung der Quelle.

Um sich die geheimnisvollen Heilkräfte des Wassers zu erklären, nahmen die Menschen an, daß Fabelwesen und Wassergeister in dem wundersamen Element wohnten, und erklärten vielerorts das Wasser sogar zum Sitz der Götter. Opfer und Geschenke wurden dargebracht. Aus diesem Grund wurden an den Ufern von Gewässern immer wieder Gegenstände aus verschiedenen Epochen der Menschheit gefunden. Es gab den Fluß des Vergessens, das redende Wasser und die Quelle des Gedächtnisses.

Die alten Griechen weihten Herakles gleich mehrere Quellen. Er galt als Beschützer der Thermalquellen, und an einigen Orten sind Reliefs und Statuen des Herakles noch immer erhalten. Auch Gottheiten wie Venus und Aphrodite standen in der Mythologie in enger Beziehung zu Quellen. Die alten Griechen sammelten schon früh das Quellwasser in Reservoirs und legten sogar kilometerlange Leitungen in Brunnenhäuser und später dann auch in die einzelnen Haushalte hinein. Dort mußte es allerdings geschöpft und in Terrakotta- oder Steinwannen gegossen werden.

In Europa erlebte das Bäderwesen seine Blüte zur Zeit des römischen Imperiums. Mit dessen Untergang versickerte es zunächst wieder. Körperpflege stand nicht mehr im Mittelpunkt und bedeutete den Menschen kaum noch etwas. Nur in den byzantinischen und arabischen Ländern überdauerte die Bäderkultur. Erst die Kreuzritter aus dem Morgenland brachten die Tradition wieder nach Europa zurück. Man errichtete in Burgen, Schlössern und reichen Bürgerhäusern Badestuben, die nach und nach immer luxuriöser wurden. Im 12. Jahrhundert entstanden dann die ersten öffentlichen Badeeinrichtungen. Sie dienten der körperlichen Reinigung, aber auch therapeutischen Zwecken. Um sich abzuhärten, benutzten die Menschen Schwitzbäder. Daraus entwickelten sich sehr viel später die finnischen Saunen und russischen Dampfbäder.

Zur Zeit des Rokokos verfielen erneut viele Bäder, weil man sie nicht mehr nutzte. Man zog damals Parfüm und eine dicke Puderschicht der Verwendung von Wasser zum Waschen vor. Seine Renaissance erlebte das Bäderwesen schließlich im 17. Jahrhundert. Durch erfolgreiche Methoden der Wasseranwendung und der Wasserheilkunde erlangte es erneut Ansehen. Zuerst in England und Frankreich, später auch in Deutschland. Gegen Ende des darauffolgenden Jahrhunderts ließen sich Ärzte in den Kurorten nieder. Dort spielte sich auch das gesellschaftliche Leben ab. Der Adel und das reiche Bürgertum stellten sich ein. Auch Goethe reiste nach Marienbad, Teplitz und Karlsbad, fand dort Zerstreuung und traf Beethoven, der ebenfalls kurte. Atmosphäre und Ambiente begannen wieder eine große Rolle zu spielen. Zwischenzeitlich waren Thermalbäder allerdings in Verruf geraten. Es mangelte an Hygiene. Viele Menschen hielten sich gemeinsam über Stunden und Tage in den Becken auf. So konnten sich ansteckende Krankheiten verbreiten.

Zur gleichen Zeit wurden Trinkkuren modern. Von damals sind noch viele Gefäße erhalten wie Brunnengläser, Deckelhumpen aus geschliffenem Kristall oder Wasserflaschen. Mitte unseres Jahrhunderts, nachdem die Balneologie längst als wissenschaftliche Disziplin an Universitäten zugelassen war, begann man Kurkrankenhäuser zu errichten, den Verlauf von Behandlungen genauer zu verfolgen und die Ergebnisse auszuwerten. Heute befinden sich weit über 90 % aller Bäder in Europa. So gibt es beispielsweise allein in Ungarn über 1 000 Warmwasserquellen, 30 Thermalbäder allein in der Hauptstadt Budapest. Etliche dieser Bäder erbauten die Türken während ihrer Besatzungszeit im 16. und 17. Jahrhundert. Viele wurden inzwischen renoviert und sind heute noch in Betrieb, andere hat man komplett neu errichten müssen.

Auch das heutige „Marianske Lazne", in Tschechien gelegen (früher unter „Marienbad" bekannt), entdeckte man im 16. Jahrhundert. Nachdem es jahrelang stiefmütterlich behandelt wurde und der Putz bereits von den Wänden bröckelte, hat man sich wieder seiner angenommen, und das Bad wurde herausgeputzt. Hier waren Gogol, die Komponisten Strauß und Wagner, Mark Twain und auch Kafka zu Gast. An letzteren erinnert eine Eintragung ins Gästebuch 1916. An der Wand findet man einen Auszug aus Goethes „Marienbader Elegie". Das Traditionshaus „Marianske Lazne" ist heute wieder zu einem beliebten Ausflugsziel für Touristen geworden. Ob in Ungarn, Deutschland oder anderswo in Europa – Bäderkuren sind anerkannte Heilmittel geblieben. Auch heute noch wissen viele Menschen die Heilkraft des Wassers zu schätzen.

Wohltat für die Seele

Wer kennt das nicht?: Ein hektischer Tag liegt hinter einem. Man kommt müde und völlig abgeschlagen nach Hause. Instinktiv läßt man sich das heiße Badewasser einlaufen und steigt in die Wanne. Und schon fühlt man sich besser. Die Lebensgeister erwachen, die verkrampften Muskeln lockern sich wieder. Sie sollten diese wunderbare Wirkung für Situationen, in denen Sie kaputt und ausgelaugt sind, fest einplanen. Vielleicht nehmen Sie das Baden aber auch in Ihren Alltag mit auf. Wer stets viel um die Ohren hat, sollte einmal wöchentlich, mindestens aber einmal alle zwei Wochen in der Wanne liegen. Sie werden sehen, daß der Entspannungszustand bei regelmäßiger Anwendung wesentlich länger anhält. Um Ruhe oder auch neue Energie zu tanken, müssen Sie einige wichtige Punkte beachten. Sonst verschenken Sie womöglich den Genuß oder schaden sich am Ende gar.

- Vergessen Sie bei allem Genuß die Zeit nicht. 15 Minuten reichen völlig. Wenn Sie viel länger liegen bleiben, fühlen Sie sich hinterher matt und erschöpft, schlimmer als vorher.
- Achten Sie auf die Temperatur. Das Wasser soll nie wärmer als 38 Grad sein. Zuviel Hitze belastet den Kreislauf. Unter 25 Grad sollte die Temperatur aber auch nicht liegen, damit Sie nicht zu frösteln beginnen. Lassen Sie lieber warmes Wasser nachlaufen.
- Essen Sie keine schwere Mahlzeit, bevor Sie in die Wanne steigen.
- Wenn Sie sehr müde sind, sollten Sie entweder auf das Bad verzichten oder sicherstellen, daß jemand im Haus ist. Die Gefahr, daß Sie einschlafen und ertrinken könnten, ist größer als man meint.
- Sorgen Sie für eine ausreichende Raumtemperatur. Wer aus dem warmen Bad kommt und friert, erkältet sich leicht.

Dies sind nur einige Grundregeln, sozusagen Pflichtprogramm für jedes Bad. Außerdem gibt es eine Menge Tricks,

durch die das Baden noch schöner wird. Bereiten Sie sich Ihr Badezimmer beispielsweise liebevoll vor. Wenn Sie ein kleines Radio oder Ähnliches haben, können Sie leise Musik hören. Aber seien Sie ausgesprochen vorsichtig mit Strom. Als Teenager lag ich stundenlang in der Wanne, was für Haut und Kreislauf nicht gut war. Zu allem Überfluß schlüpfte ich zwischendurch auch noch mehrmals aus dem Bad, um die Kassette, die ich gerade hörte, umzudrehen. Das war sträflicher Leichtsinn. Heute beschränke ich mich auf das Radio oder eine CD. Beides steht weit genug vom Wasser entfernt, so daß wirklich nichts passieren kann.
Auf die meist grelle Badezimmerbeleuchtung sollten Sie verzichten. Zünden Sie sich ein paar Kerzen an. Selbstverständlich müssen Sie auch damit vorsichtig sein. In einem kleinen Bad, in dem man beim Abtrocknen ständig gefährdet wäre, mit dem Handtuch ins Feuer zu geraten, sind Kerzen sicher nicht angebracht. Schließen Sie sich statt ihrer eine Lichterkette an. Das so erzeugte Licht schafft Atmosphäre und Gemütlichkeit.
Nun haben Sie also für leise Musik und eine dezente Beleuchtung gesorgt. Jetzt fehlt eigentlich nur noch der angenehme Duft. Vielleicht denken Sie, daß der richtige Badezusatz dafür sorgen wird. Oft ist das auch der Fall. Später werden Sie aber auch Bäder kennenlernen, die frei sind von jeglichem Duft. In dem Fall können Sie mit einer kleinen Aromalampe nachhelfen. Je nach Bedarf und Wirkung des Badezusatzes haben Sie die Wahl zwischen anregenden und entspannenden Ölen. Um den erwünschten Effekt des Vollbades zu steigern, empfehle ich Ihnen die Benutzung einer Duftlampe sehr.
Sind alle Vorbereitungen getroffen, sollten Sie, bevor Sie ins Wasser steigen, noch das Badezimmerfenster schließen, damit kein Durchzug entstehen kann. Am Kopfende der Ba-

dewanne sollten Sie ein spezielles Kissen befestigen und möglichst eine Gummimatte benutzen. Man liegt weicher und rutscht beim Ein- und Aussteigen nicht so leicht aus.

Wenn Sie die Möglichkeit haben, Ihr Handtuch zu wärmen, sollten Sie sie nutzen. Es gibt spezielle Handtuchwärmer; ein Heizkörper eignet sich auch. Legen Sie Ihr Handtuch aber niemals auf einen Heizlüfter aus Plastik. Durch das Tuch wird die Belüftung möglicherweise gestört, die Hitze wird zu stark, und das Handtuch könnte Feuer fangen. Es ist auch schon vorgekommen, daß solche Heizlüfter zu schmelzen begannen.

Legen Sie sich einen kleinen Teppich oder ein dickes Tuch vor die Wanne, damit Sie nach dem Bad nicht auf den kalten Fußboden treten müssen. Sie begegnen damit der Gefahr, auf nassen Fliesen auszurutschen. Auch Ihr Bademantel oder bequeme Kleidung sollte schon bereitliegen.

Wenn Sie nach einem anstrengenden Tag baden, um sich zu entspannen, und danach nur noch ein gemütlicher Fernsehabend geplant ist, sollten Sie folgendes tun, um den Genuß zu verlängern: Bereiten Sie auch Ihr Wohnzimmer ein wenig vor. Legen Sie sich ein dickes Kissen und eine Decke auf das Sofa. Zünden Sie auch dort eine Duftlampe an. Stellen Sie sich vielleicht schon einen leckeren Salat und Wasser oder einen frischen Fruchtsaft bereit. Sie werden sehen, wie mit Hilfe dieser kleinen Tricks aus dem Akt der Körperreinigung ein Fest für die Seele wird.

Von der Theorie zur Praxis

Kräuter und Blüten

Natürlich brauchen Sie nicht jedesmal, wenn Sie baden wollen, in der beschriebenen Weise ein Ritual daraus zu machen. Auch wenn Sie einfach nur in das Wasser steigen, 15 Minuten darin liegen und sich dann abtrocknen und anziehen, werden Sie eine positive Wirkung spüren. Auf den richtigen Badezusatz sollten Sie aber auf keinen Fall verzichten. Es kommt immer ganz darauf an, was Sie davon erwarten. Wollen Sie sich entspannen, Ihrer Haut etwas besonders Gutes tun oder damit gleichzeitig eine Erkältung oder Kopfschmerzen behandeln? Alles ist möglich. Sie müssen nur wissen, was Ihrem Badewasser beizumischen ist.

Wenn Sie sich für bestimmte Kräuter oder Blüten entschieden haben, dürfen Sie sich über eine äußerst einfache Herstellungsweise freuen. Es reicht nämlich, wenn Sie die entsprechende Mischung in ein Baumwoll- oder Leinensäckchen füllen und in das Badewasser hängen. Sie können auch, wie bei der Teezubereitung, den Beutel unter das einlaufende Wasser hängen. Ich werde Ihnen nun Rezepte und deren Wirkung vorstellen. Auf die jeweilige Anwendung gehe ich kurz ein, falls sie sich von der eben beschriebenen abheben sollte.

Hopfenbad
Sie benötigen für ein Vollbad etwa 200 bis 300 g Hopfenblüten. Dieses Rezept sollten Sie nur dann wählen, wenn Sie

anschließend direkt schlafen gehen möchten. Wer unruhig ist, schlecht abschalten kann und unter Einschlafschwierigkeiten leidet, sollte ein Hopfenbad ausprobieren.

Kamillenbad
Geben Sie 300 g Kamillenblüten in ein Baumwollsäckchen, und bereiten Sie damit das Badewasser in bekannter Weise zu. Sie erreichen damit zweierlei Wirkungen. Wer zu unreiner Haut neigt, kann mit Kamille die Behandlung unterstützen. Die aufsteigenden Dämpfe öffnen die Poren und lassen den heilenden Wirkstoff der Kamille, das Bisabolol, in die Haut eindringen. Der zweite angenehme Effekt des Kamillenbades ist die heilsame Wirkung bei Schnupfen. Atmen Sie, während Sie in der Wanne liegen, tief durch die Nase ein und durch den Mund wieder aus.

Eichenrindenbad
Dies ist ein weiteres Rezept für unreine Haut. Sie brauchen 100 g Eichenrinde für ein Vollbad. Besonders gut eignet sich ein Bad mit Eichenrinde für den Nachmittag, wenn Sie am Abend noch etwas vorhaben. Die Wirkstoffe erfrischen und machen Sie munter. Für trockene Haut ist es allerdings wenig empfehlenswert. Sollten Sie dennoch in Eichenrinde baden wollen, müssen Sie sich hinterher besonders gründlich mit einer Feuchtigkeits- oder Fettcreme einreiben.

Majoranbad
Sollten Sie unter hartnäckigem Schnupfen leiden, versuchen Sie es doch einmal mit Majoran. Dieses schmackhafte Kraut läßt sich nicht nur in der Küche verwenden. Es hat auch in der Kosmetik und in der Hausapotheke seinen festen Platz. Verwenden Sie es allerdings sparsam, da sonst unter Umständen Hautreizungen auftreten können. 80 g genügen völlig.

Atmen Sie auch hier, wie beim Kamillenbad beschrieben, durch die Nase ein und durch den Mund wieder aus.

Lavendelbad
Wer kennt nicht den feinen Duft von Lavendel? Verwenden Sie 150 g Blüten für eine Wanne. Das Bad entspannt und beruhigt. Gleichzeitig kann es gegen Kopfschmerzen und Husten wirken. Auch bei rheumatischen Beschwerden werden Lavendelbäder als lindernd empfunden. Die Pflanze läßt sich leicht aus einem Ableger züchten.

Rosenbad
Sie benötigen nichts weiter als eine Handvoll möglichst frischer Rosenblätter. Verwenden Sie diese entweder in bekannter Weise, oder streuen Sie sie in das Wasser. Ich ziehe die letzte Variante vor, weil der Duft intensiver ist. Außerdem sieht es schön aus, wenn unzählige Rosenblätter auf dem Wasser treiben. Das Bad besänftigt und entspannt. Besonders angenehm: Ihr Körper duftet anschließend noch lange zart nach Rosen.

Holunderbad
Pflücken Sie sich eine große Schüssel voll Holunderblüten. Wenn Sie die Blüten gründlich gewaschen haben, legen Sie sie in die Wanne und lassen dann das Wasser einlaufen. Holunderblüten entwickeln einen äußerst angenehmen Duft. Außerdem wird die Haut schonend gereinigt.

Stiefmütterchenbad
Geben Sie 200 g getrocknete oder frische Pflanzen in das Wasser. Stiefmütterchen reinigen und desinfizieren fette und unreine Haut. Sie können auch zunächst einen Absud aus den Blüten kochen und diesen dann in die Wanne gießen. Mir

sind die Pflanzen direkt im Bad allerdings lieber. So kommt der Duft besser zur Geltung.

Melissenbad
Füllen Sie 100 g Melissenblätter in ein Leinensäckchen, um damit das Badewasser anzureichern. Sie können mit jedem Hauttyp in Melisse baden. Besonders hervorzuheben ist die beruhigende Wirkung.

Liebstöckelbad
Für ein Vollbad benötigen Sie 100 g Liebstöckel. Lassen Sie den Beutel im Wasser schwimmen. Sie werden feststellen, daß dieser Zusatz angenehm auf der Haut ist. Legen Sie sich im Sommer in ein Liebstöckelbad und genießen Sie die wunderbar erfrischende Wirkung.

Minzbad
100 g Pfefferminze reichen für eine Wanne. Viele Menschen wählen dieses Bad instinktiv, wenn sie spüren, daß eine Erkältung beginnt. Tatsächlich tun die Dämpfe gut und machen die Atemwege frei. Auch die Haut profitiert von dem Minzbad. Gerade leichte Unreinheiten lassen sich damit bestens behandeln. Machen Sie nicht den Fehler, vor dem Schlafengehen in Pfefferminze zu baden. Die Wirkstoffe erfrischen und beleben. Natürlich kann man, um einer Erkältung vorzubeugen, ein solches Bad nehmen und anschließend direkt ins Bett gehen. Richten Sie sich dann aber darauf ein, daß Sie dort noch eine Weile schlaflos liegen werden. Nutzen Sie die Zeit für autogenes Training oder eine Entspannungsmethode Ihrer Wahl. Auch eine kräftige Schwitzkur bietet sich an.

Kamillen-Zinnkraut-Bad
Mischen Sie 200 g Kamillenblüten mit knapp 100 g Zinnkraut. Verwenden Sie diese Kräutermischung wie beschrie-

ben. Auch diese Rezeptur ist ein hervorragendes Mittel gegen eine Erkältung. Besonders bei starkem Husten ist sie empfehlenswert. Er wird dadurch nicht unterdrückt, was verkehrt wäre, sondern nur erleichtert. Gleichzeitig sind beide Kräuter eine Wohltat für unreine, zu Akne neigende Haut.

Wermutbad
Das Wermutbad stellen Sie anders als gewohnt her. Nehmen Sie 50 g Wermut und brühen Sie diesen mit 2,5 Litern Wasser auf. Lassen Sie das Ganze nur kurz ziehen, und gießen Sie den Aufguß dann in das Badewasser. Denken Sie daran, daß Sie zuvor nicht zu heißes Wasser in die Wanne laufen lassen. Selbst wenn Sie nun nur noch 2,5 Liter hinzufügen, erwärmt sich der gesamte Wanneninhalt dadurch doch leicht. Das Wermutbad eignet sich bei fetter Haut, die zu Entzündungen neigt.

Thymianbad
Für dieses Rezept gilt die gleiche Anleitung wie beim Majoranbad. Sie sollten ebenfalls maximal nur 80 g verwenden. Thymian hilft bei unreiner Haut. Außerdem wirkt ein Bad damit nach einem anstrengenden Tag belebend und erfrischend. Sie kommen damit schnell wieder auf die Beine, wenn Sie noch Termine und Verabredungen einhalten müssen, obwohl Sie eigentlich schon recht erschöpft sind. Mir gefällt am Thymianbad besonders der würzige Duft.

Ölbäder

Aus Kräutern und Blüten können Sie sich Ihre eigenen Badeöle herstellen. Der eine oder andere wird diese Variante den bisher eher schlichten Rezepten möglicherweise vorziehen. Ein Vorteil ist, daß die unterschiedlichen Öle, die Sie verwenden können, jeweils meist noch eine eigene Wirkung auf die Haut haben. Die Herstellung ist nicht sehr aufwendig, verlangt lediglich ein wenig Planung. Und auch das nur dann, wenn Sie Ihre Kräuterauszüge ebenfalls selbst zubereiten wollen. Die meisten gibt es bereits fertig zu kaufen. Mit Hilfe solcher Kaufprodukte ist die Herstellung Ihrer Badeöle ein Kinderspiel.

Ölauszüge: Um 50 ml Kräuteröl herzustellen, benötigen Sie 10 g der jeweiligen Pflanze und 50 ml eines hochwertigen Speiseöls. Legen Sie die Blüten und/oder Blätter in ein dunkles Gefäß, das nach oben hin möglichst weit geöffnet sein sollte. Gießen Sie das Öl darauf, und stellen Sie die Mischung an einen warmen Platz. Ideal wäre ein Ort mit indirekter Sonnenbestrahlung. Nach etwa 2 bis 3 Wochen gießen Sie das Öl durch ein sehr feines Sieb ab. In den vergangenen Wochen haben sich die pflanzlichen Wirkstoffe im Öl gelöst. Diese können Sie nun Ihrem Badeöl beimischen. Sie können alle bereits beschriebenen Kräuter und Blüten verwenden.

> Mischen Sie 25 ml des oben beschriebenen oder des gekauften Kräuterauszuges mit 75 ml Speiseöl und erhitzen Sie die Mischung. Dann geben Sie knapp 5 g Bienenwachs oder Lamécreme hinzu.

Bienenwachs und Lamécreme sind zwei Emulgatoren zur Verbindung des Badeöls mit dem Wasser. Würde sie nicht erfolgen, hätten Sie auf der Wasseroberfläche Fettaugen, die sich beim Aussteigen aus dem Bad auf Ihren Körper setzen würden. Bei der Verwendung von ätherischen Ölen kommt

hinzu, daß die Wirkstoffe auf der Oberfläche Ihres Bades konzentriert vorkommen würden, was nicht gerade empfehlenswert ist. Und noch ein Nachteil, den Sie in Kauf nehmen müssen, wenn Sie auf einen Emulgator verzichten wollen: Sobald das Wasser abgelassen ist, setzt sich das Öl in der Wanne ab. Die Rutschgefahr ist unnötig hoch und wird auch, wenn Sie das nächste Mal baden, noch nicht gebannt sein.
Ob Sie lieber Bienenwachs oder Lamécreme verwenden, ist Ihnen überlassen. Ich würde das Wachs immer vorziehen, weil es ein rein natürliches Produkt ist. Leider gibt es jedoch viele Pollenallergiker, die auch auf Bienenwachs überempfindlich reagieren. Sollten Sie dazu gehören, rate ich Ihnen, auf die qualitativ ebenfalls hochwertige Lamécreme zurückzugreifen.
Fügen Sie den Emulgator den erhitzten Ölen hinzu und lösen Sie ihn darin auf. Füllen Sie das fertige Badeöl in eine dunkle Flasche, die fest zu verschließen ist. Bewahren Sie Ihr persönliches Präparat an einem dunklen, kühlen Ort auf. Wenn Sie Jojobaöl benutzt haben, sollte der Platz jedoch nicht zu kalt sein, da es sich bei Jojoba um ein Wachs handelt, das bei niedrigen Temperaturen erstarrt. Für ein Vollbad benötigen Sie 2 Eßlöffel Ihres Badezusatzöls. Nachdem Sie das Badeöl ins Wasser gegeben haben, sollten Sie es mit den Händen kurz durchquirlen.

Weitere Rezepte:

Mandel-Wacholder-Bad
70 ml Mandelöl, 10 ml Wacholderöl, 5 g Bienenwachs oder Lamécreme

Bereiten Sie Ihr Badeöl wie beschrieben zu. Mandelöl ist für die meisten Hauttypen gut verträglich. Wacholder entwässert und strafft das Gewebe.

Eukalyptusbad

80 ml Jojobaöl, 10 ml Eukalyptusöl, 5 g Bienenwachs oder Lamécreme

---

Herstellung wie beschrieben. Das Eukalyptusbad ist eine Variante des schon vorgestellten Minzbades. Es eignet sich bei einer nahenden Erkältung in gleicher Weise. Im Sommer kühlt und erfrischt es den Körper angenehm.

Eibischbad
Bereiten Sie aus Eibischwurzel einen Ölauszug, und mischen Sie 20 ml davon mit 80 ml Olivenöl und 5 g des gewählten Emulgators. Ein Bad mit Eibischöl tut unreiner Haut gut.

Ringelblumenbad

25 ml Ringelblumenöl, 75 ml Speiseöl, 5 g Bienenwachs oder Lamécreme

---

Herstellung wie beschrieben. Die hübsche Ringelblume wird in der Kosmetik und in der Medizin wegen ihrer heilenden Wirkung gern eingesetzt. Sie regt die Bildung des Gewebes an und eignet sich deshalb hervorragend für die Behandlung von Fältchen und reifer Haut. Auch bei Cellulitis ist das Ringelblumenbad hilfreich.

Milchbäder

Schon Kleopatra hat gewußt, daß Milch und Milchprodukte nicht nur von innen schön machen. Sie reinigen und pflegen die Haut auch auf natürliche und schonende Weise. Unreinheiten und Reizungen klingen schneller ab, und die Haut wird zart und geschmeidig. Die Begründung liegt teilweise im Herstellungsverfahren verborgen. In der Milch enthaltene Fettpartikel werden in der Meierei durch eine bestimmte Düse gepreßt und so in winzige Teilchen zerlegt. Diese kleinen, mit dem bloßen Auge nicht sichtbaren Fettelemente verteilen sich in der Milch optimal, so daß man schließlich eine Emulsion erhält, die mit einer Feuchtigkeitslotion durchaus vergleichbar ist.
Buttermilch fällt als Nebenprodukt bei der Herstellung von Butter an. Daher hat sie auch ihren Namen. Sie ist eher fettarm, hat dafür aber jede Menge Kalzium, Eiweiß und Lecithin zu bieten. Auch Buttermilch versorgt die Haut mit Feuchtigkeit. Sie regt die Regenerierung der Zellen an. Zuletzt sei Kefir genannt. Er gehört auch in die Familie der Milchprodukte. Mit seinem Alkohol- und Kohlensäuregehalt erfrischt Kefir besonders gut.

Pures Buttermilchbad
Gießen Sie 3 Liter Buttermilch in die Wanne, und lassen Sie dann das Wasser zulaufen. Rühren Sie zusätzlich einen EL Honig unter.

Buttermilch-Zitronen-Bad
Geben Sie eine halbe Tasse frisch gepreßten Zitronensaft in 3 Liter Buttermilch, die Mischung in die Wanne und lassen

Sie anschließend Wasser dazulaufen. Gerade von der Sonne stark gereizter Haut tut die schonende Reinigung im Buttermilch-Zitronen-Bad wohl. Sie kann sich damit schnell wieder regenerieren.

Milch-Mandel-Bad
Gießen Sie 200 ml Milch und 20 ml Mandelöl zusammen. Rühren Sie dann 3 EL sehr fein gemahlene Süßmandeln hinein. Rühren Sie weiter, bis Sie eine dicke Flüssigkeit erhalten. Die Mixtur geben Sie dann in das Bad. Ich empfehle das Rezept bei trockener Haut. Die Reinigung erfolgt schonend. Die Haut bekommt Feuchtigkeit und verliert nicht so viel Fett wie bei anderen Bädern.

Sahnebad
Wenn Sie trockene oder strapazierte Haut haben, können Sie diese mit süßer Sahne verwöhnen. Was unserem Gaumen gefällt, tut nämlich auch unserer Schutzhülle gut. Gießen Sie einfach einen halben Liter süße Sahne in das Badewasser. Tierisches Eiweiß, Mineralstoffe, fettlösliche Vitamine und ein hoher Fettanteil geben der Haut Kraft und regulieren sowohl den Fett- als auch den Feuchtigkeitshaushalt. Nach Belieben können Sie einige Tropfen eines Duftöls hinzufügen.

Kefir-Buttermilch-Bad
Einen Liter Kefir mit 150 ml Buttermilch mischen. Lösen Sie darin einen EL Honig auf, und fügen Sie die Mischung Ihrem Bad bei. Erweiterte Blutgefäße ziehen sich zusammen. Die Haut kann sich schneller regenerieren. Leichte Entzündungen und Reizungen verschwinden. Auch wenn Sie Sonnenbrände normalerweise vermeiden, kann es vorkommen, daß die Haut doch einmal zu lange den schädlichen Strahlen ausgesetzt

war. In solchen Fällen wirkt dieses Bad wahre Wunder. Benutzen Sie dafür lauwarmes Wasser. Tupfen Sie die Haut anschließend nur ab, und legen Sie sich am besten unbekleidet aufs Bett. Tragen Sie auf keinen Fall eine Fettcreme auf. Dadurch würden die Poren verschlossen, und die Schweißabsonderung wäre gestört. Es entsteht ein Hitzestau, der wiederum ein brennendes Gefühl und möglicherweise Unwohlsein zur Folge haben kann.

Aus dem Meer in die Wanne

Wenn man von der Wohltat des Badens spricht, denkt man früher oder später zwangsläufig an die wohl schönste Art, nämlich an das Baden im Meer. Seit jeher zieht es die Menschen an die Küsten der Ozeane, aber auch an die Nord- und Ostsee. Das Salz auf Haut und Lippen, der Geruch in der Nase, ein leichter Wind – all das empfinden viele als Entspannung pur. Und tatsächlich tankt nicht nur die Seele auf. Auch der Zustand der Haut verändert sich. Wer beispielsweise unreine, entzündete Hautstellen hat, kann häufig eine deutliche Besserung beobachten. Generell reagiert unser Körper auf Meeresluft, Wind und Sonne positiv. Das sogenannte Reizklima stärkt unser Immunsystem. Deshalb schätzen gerade Allergiker derartige Bedingungen.
Wann immer Sie die Gelegenheit haben, im Meer zu schwimmen, sollten Sie diese nutzen. Das Wasser ist nämlich voller Mineralien, Salz und Spurenelemente, die bewirken, daß Verhornungen und Verkrustungen allmählich gelöst werden und Wirkstoffe in tiefe Hautschichten vordringen können.
Algen nehmen all diese Elemente in sich auf und bieten außerdem noch einen großen Reichtum an Vitaminen, Aminosäuren

und Jod. Mit ihrer Hilfe können Sie sich sozusagen den eigenen Ozean in Ihr Badezimmer holen. Auf dem Markt sind sowohl flüssige Algenextrakte, diverse Pulver als auch weiterverarbeitete Produkte erhältlich. Bevor Sie ein Präparat kaufen, sollten Sie sich möglichst über die Art der Pflanze, das Erntegebiet und über die Herstellerfirma informieren. Da es schätzungsweise 30.000 Algenarten gibt, von denen etwa 800 erforscht sind, sollte der Händler sich schon ein wenig damit auskennen. Schließlich hängt die Qualität des Produkts von mehreren Faktoren ab. Algen, die aus größerer Tiefe geerntet werden, sind beispielsweise weniger mit Schadstoffen belastet als andere. Auch die Strömungsverhältnisse spielen eine erhebliche Rolle. Das gilt auch für die sofortige Weiterverarbeitung nach der Ernte.

Sie sehen, es gibt viele Aspekte, die beim Umgang mit den kostbaren Pflanzen berücksichtigt werden müssen. Ohne fachliche Kenntnisse dürfte es für Sie zwar schwer sein, einen „guten" Hersteller herauszufinden. Wer sich über eine Firma informiert, kann aber wenigstens einschätzen, wie groß die Erfahrungen sind. Auch über die Gewichtung innerhalb des Betriebes kann man sich ein Bild machen, wenn man die gesamte Produktpalette kennt.

Madame Mireille Jochum-Guillou beschäftigt sich seit über 30 Jahren mit der Erforschung von Algen und der Entwicklung ihrer Einsatzmöglichkeiten. Im Umgang mit den wunderbaren Pflanzen hat sie eigene Baderegeln aufgestellt, die Sie unbedingt beachten sollten. Ich gebe sie Ihnen hier sinngemäß wieder.

1. Bevor Sie eine Badekur antreten oder zu Hause beginnen, sollten Sie Ihren Gesundheitszustand und besonders den Kreislauf untersuchen lassen. Klären Sie, ob Sie die Behandlung wie geplant durchführen können oder spezielle Regeln beachten müssen.

2. Wer sozusagen therapeutisch badet, nämlich um ein bestimmtes gesundheitliches oder kosmetisches Problem zu behandeln, sollte mindestens 12 Bäder einplanen. Diese werden auf 3 bis 6 Wochen verteilt. Selbst wenn Reaktionen auftreten, sind diese meistens normal und sogar erwünscht. Eine Unterbrechung der Kur sollte auf jeden Fall vermieden werden.
3. Vor dem Bad sollten Sie sich gründlich mit Algenseife reinigen. Talgablagerungen und abgestorbene Hautpartikel, die nicht entfernt werden, können verhindern, daß die Wirkstoffe in die Haut eindringen.
4. Noch stärker als das gewöhnliche Abseifen wirkt ein Algenpeeling, das vor Beginn der Kur oder mittendrin angewendet werden sollte. Auch ein leichtes Kreislauftraining ist begrüßenswert.
5. Ein Algenbad sollte nicht kälter als 25 Grad und nicht wärmer als maximal 38 Grad sein. Die jeweilige Temperatur richtet sich nach Anlaß der Behandlung und benutztem Präparat. Kontrollieren Sie vor dem Baden und während des Badens die Temperatur, damit keine zu großen Abweichungen auftreten.
6. Sofern keine besonderen Probleme bestehen, die das Herz betreffen, sollten Sie immer möglichst weit ins Wasser eintauchen. Brust und Schultern sollten bedeckt sein.
7. Trocknen Sie sich nach dem Bad nicht wie üblich ab, sondern wickeln Sie sich nur in ein vorgewärmtes großes Handtuch, und legen Sie sich dann hin. Die auf das Baden folgende Ruhezeit sollte immer mindestens genauso lang sein wie die Zeit, die Sie im Wasser verbracht haben.
8. Auch 24 Stunden nach dem Bad können Reaktionen Ihres Körpers auftreten. Das liegt an einem speziellen Verarbeitungsverfahren, das dafür sorgt, daß die Algen lange nachwirken.

9. Anders als herkömmliche Badezusätze sollten Algen möglichst präzise dosiert werden. Die Menge ist auf dem jeweiligen Produkt angegeben. Falls Sie nicht sicher sind, welches Fassungsvermögen Ihre Wanne hat, sollten Sie dies einmal mit einem 10 Liter-Eimer prüfen.
10. Zusätzlich zu einer Algen-Badekur sollten Sie weitere Algenpräparate wie Kapseln, Trinkampullen und Ähnliches benutzen, um so die Wirksamkeit zu erhöhen.

Aus den Regeln können Sie ersehen, daß eine Algenbehandlung eher an eine medizinische Kur als an ein einfaches Entspannungsbad erinnert. Weil beide Bereiche meiner Meinung nach zusammenhängen, möchte ich Ihnen die vielfältigen Einsatzmöglichkeiten gerne vorstellen.

Allgemeines Wohlbefinden: Flüssigalgenbäder werden mit Aromaöl-Badekonzentraten gemischt. So hat man einerseits die wohltuende Wirkung, die den Stoffwechsel anregt und Verspannungen löst. Andererseits hat man zusätzlich den anregenden oder entspannenden Effekt. Ergänzend dazu können Kapseln eingenommen werden, die dem Körper helfen, sich zu regenerieren.

Streßbekämpfung: Kurbäder werden mit einem speziellen Aromaöl gemischt. Zusätzlich zu den Kapseln wird ein Tee angeboten. Ein Leberwickel mit beruhigenden Ölen wirkt von außen auf die häufig betroffenen Verdauungsorgane. Ein spezieller Reflexzonenbalsam entkrampft.

Körperabwehr: Auch das menschliche Immunsystem kann mit Hilfe von Algen gestärkt werden. Die Wasserpflanzen haben die Fähigkeit, Schadstoffe aufzunehmen, und helfen dem Organismus so beispielsweise, sich von Schwermetallen zu befreien. Auch hier werden Bäder eingesetzt, die durch

Kapseln und bestimmte Nahrungsergänzungsmittel vervollständigt werden.

Übergewicht und Cellulitis: Viele Figurprobleme sind auf Störungen des Stoffwechsels zurückzuführen. Cellulitis, auch Orangenhaut genannt, gehört dazu. Fettzellen sind gewachsen und verklumpen. Durch einen nicht ausreichend funktionierenden Zellstoffwechsel lagern sich zwischen den Verklumpungen Schlacken ab, die eigentlich abtransportiert werden müßten. Die hier angewendeten Bäder haben daher in erster Linie die Aufgabe, den Stoffwechsel anzuregen und die Zellen zu entwässern. Spezielle Cremes und Kapseln verstärken die Wirkung.

Es würde zu weit führen, an dieser Stelle alle möglichen Therapien kurz aufzuführen. Es sei aber erwähnt, daß Badekuren mit Algenextrakten auch bei allergischen und rheumatischen Beschwerden sowie diversen Hautproblemen äußerst effektiv eingesetzt werden können. Um sich das Meer nach Hause zu holen, können Sie Algenpulver oder auch flüssigen Algenextrakt in Ihr Badewasser geben. Entnehmen Sie die jeweils empfohlene Menge bitte der entsprechenden Packung. Besonders schön ist es auch, das Algenpräparat zunächst in das eigene Badeöl zu rühren. Ein besonders belebendes Bad erhalten Sie, wenn Sie die Extrakte mit Salz vermischen und dann erst dem Wasser hinzufügen. Doch dazu mehr im nächsten Kapitel.

Baden mit Salz

Bäder mit Meersalz oder einfachem Haushaltssalz sind seit langem bekannt und beliebt. Nach einem anstrengenden Tag kann man darin herrlich entspannen. Gleichzeitig strengt ein solches Bad aber auch sehr an. Machen Sie deshalb danach eine ausreichende Ruhepause. Das Salz bindet Feuchtigkeit. Wer ohnehin trockene Haut hat, sollte entweder Öl hinzugeben oder sich nach dem Bad einreiben. Außerdem wird der Stoffwechsel angeregt, die Entschlackung gefördert und der Körper von Harnsäure gereinigt.

Einfaches Speisesalzbad
Streuen Sie ein Kilo Speisesalz in Ihre Wanne. Lassen Sie heißes Wasser einlaufen, und legen Sie sich für etwa 20 Minuten ins Bad. Stehen Sie anschließend vorsichtig auf. Vielleicht setzen Sie sich für einen kurzen Moment auf den Rand der Badewanne. Besonders Menschen mit niedrigem Blutdruck bekommen leicht Kreislaufprobleme. Wenn Sie merken, daß es Ihnen gutgeht, stehen Sie auf und duschen sich zunächst mit lauwarmem, dann kurz mit kaltem Wasser ab. Hinterher sollten Sie mindestens 30 Minuten ruhen.

Mit gewöhnlichem Speisesalz kann man auch hervorragende Kompressen für das Gesicht machen. Lösen Sie dazu einen Eßlöffel Salz in einem Liter lauwarmem Wasser, tauchen Sie ein Handtuch hinein, wringen Sie es kurz aus, und legen Sie es dann auf Ihr Gesicht. Nach 5 bis 7 Minuten wieder abnehmen.

Meersalz-Bäder
Noch besser als herkömmliches Kochsalz ist Badesalz aus dem Meer. Es öffnet die Poren und unterstützt die Haut inten-

siver dabei, sich von Schadstoffen zu befreien. Ware aus dem Toten Meer, das zwischen Jordanien und Israel am tiefsten Punkt unserer Erde liegt, ist besonders wertvoll. Das Salz enthält Magnesium und Brom und wirkt daher entspannend und streßlindernd. Weitere kostbare Inhaltsstoffe: Kalium, Natrium, Calcium, Sulfate und Spurenelemente. Badesalz aus dem Toten Meer wird vielfach gebrauchsfertig angeboten. In den meisten Fällen benötigen Sie nur rund 400 g für ein Vollbad. Wenn Ihre Zeit es Ihnen erlaubt, sollten Sie nicht gleich nach dem Baden duschen. Lassen Sie die Wirkstoffe noch in die Haut einziehen, und duschen Sie erst später nach der Ruhepause. So können sich Verhornungen der Haut leichter lösen.

Salz ist auch ein Emulgator. Wenn Sie also gern ein Öl ins Badewasser geben möchten, brauchen Sie bei der Benutzung von Salz nicht zusätzlich Bienenwachs oder Lamécreme zu verwenden.

Baden mit Honig

Sicher kennen Sie den Ausdruck „eine Haut wie Milch und Honig haben". Tatsächlich verhilft uns der süße Stoff zu geschmeidiger Haut und glänzenden Haaren. Süßen Sie Ihren Tee oder andere Getränke damit, denn er ist wesentlich gesünder als Haushaltszucker und hat außerdem weniger Kalorien. Sie sollten aber darauf achten, daß Heißgetränke zunächst etwas abkühlen. Bei Temperaturen über 40 Grad gehen die Wirkstoffe des leckeren Süßmittels nämlich kaputt. In der Kosmetikindustrie hat man Honig längst entdeckt. Sein ph-Wert entspricht nahezu dem unserer Haut. Außerdem ist Honig geradezu ein kosmetisches Multitalent. Das liegt vor allem an seinen Inhaltsstoffen, die bei der Zersetzung von

Blütennektar durch die Bienen und die spätere Reinigung entstehen. Dazu gehört das entzündungshemmende Inhibin, ein Antibiotikum. Außerdem kommen Enzyme, Spurenelemente, die Vitamine B1, B2 und B6 sowie Säuren, Hormone und Zucker darin vor.
Honig stärkt die Haut und sorgt dafür, daß sie elastisch bleibt. Der Anteil in Fertigprodukten ist meist eher gering. Ich verwende die zähe Schleckerei darum gerne pur oder wie in den folgenden Rezepten angegeben. Wenn Sie im Winter unter spröden, rissigen Lippen leiden, sollten Sie unbedingt zu Honig greifen. Streichen Sie ihn dünn auf die Lippen, und lassen Sie ihn möglichst lange einwirken. Den Rest können Sie ablutschen. Wiederholen Sie diese Kur täglich, damit Ihre Lippen dauerhaft zart und geschmeidig werden.
Und noch ein Wort zum Honig: Genau wie Salz können Sie auch Honig als Emulgator verwenden. Wegen seiner hautfreundlichen Eigenschaften gebe ich ihn in jedes Bad. So kann ich ölige Zusätze direkt untermischen, ohne auf Bienenwachs oder Lamécreme zurückgreifen zu müssen.

Honig-Ringelblumen-Bad
150 g Blüten der Ringelblume in einem Liter Wasser kochen. Nach 10 bis 15 Minuten durchsieben. Lösen Sie eine Tasse Honig darin auf, und geben Sie die Mischung anschließend in Ihr Badewasser. Das Rezept eignet sich hervorragend für reife und angegriffene Haut. Die Ringelblume sorgt dafür, daß sich neues Gewebe bildet, der Honig pflegt und heilt.

Honig-Lavendel-Bad
Sie brauchen 100 g Lavendel für ein Vollbad. Die Herstellung erfolgt wie beschrieben. Probieren Sie das Rezept aus, wenn Sie gestreßt oder sehr nervös sind. Sie werden feststellen, der

Duft beruhigt Sie augenblicklich. Nach dem Baden brauchen Sie kein Parfüm, denn Ihr Körper wird das feine Lavendelaroma besonders gut annehmen.

Honig-Rosen-Bad
Lösen Sie 2 EL Honig in 3 EL erwärmtem Jojobaöl. Fügen Sie der Mischung 5 Tropfen Rosenöl zu. Streuen Sie eine reichliche Handvoll Rosenblüten und -blätter auf die Wasseroberfläche, und fügen Sie zum Schluß die Ölmixtur hinzu. Auch dieses Bad ist der reinste Duftluxus.

Honig-Zitronen-Bad
Für diese Variation lösen Sie 2 EL Honig in 3 EL Mandelöl. Dazu geben Sie 10 Tropfen Zitrusöl. Wenn Sie in dieser Mischung baden, werden Sie die belebende Wirkung schnell spüren. Allein der Duft erfrischt. Wer mag, kann zusätzlich einige Scheiben Zitrone in das Wasser geben. Zitrone reinigt, spendet viel Vitamin C und strafft die Haut. Wer zu Pölsterchen und Orangenhaut neigt, sollte öfter ein solches Bad genießen. Massieren Sie die Problemzonen anschließend mit Zitrusöl ein. Das verstärkt den Effekt.

Baden mit Tomaten

Wenn Sie glauben, Tomaten gehörten ausschließlich auf den Teller, nicht aber in die Wanne, dann sind Sie im Irrtum. Zugegeben, das Rezept ist etwas ausgefallen, die Wirkung wird Sie jedoch überzeugen. Anzuwenden ist das Tomatenbad bei starkem Körpergeruch. Es kann jedem einmal passieren, daß er durch große Aufregung oder körperliche Anstrengung ins Schwitzen kommt. Gerade im Sommer ist man nie davor si-

cher, daß die Mitmenschen den Schweiß riechen können. Dagegen hilft an extrem heißen Tagen oder in bestimmten Ausnahmesituationen sogar das beste Deodorant nicht.
Es gibt allerdings auch Menschen, die schon bei der kleinsten Anstrengung, also zum Beispiel nach dem Treppensteigen oder dem Schleppen von Einkaufstaschen, anfangen zu transpirieren. Niemand kann etwas dafür. Trotzdem ist es ausgesprochen peinlich, wenn man etwa zum Vorgesetzten gerufen wird und auf dem Weg dorthin merkt, wie es unter den Achseln feucht wird. Gegen den dadurch bedingten Körpergeruch kann man durchaus etwas tun. Regelmäßige Tomatenbäder helfen. Hier ist das Rezept dafür:

Gießen Sie 750 ml möglichst reinen Tomatensaft in Ihr Bad. Fügen Sie außerdem 2 EL Olivenöl und 2 EL Honig hinzu. Mischen Sie alles gut durch, und baden Sie etwa 20 Minuten darin. Der würzige Duft während des Badens haftet nicht auf der Haut. Sie brauchen also nicht zu befürchten, daß Sie anschließend wie ein Gemüseladen riechen. Wer unter starkem Körpergeruch leidet, sollte das Rezept einmal wöchentlich anwenden. In weniger schweren Fällen hilft auch Obstessig recht gut. Gießen Sie eine Tasse davon in Ihr Badewasser.

Baden mit Kleie und Haferflocken

Auch Kleie wirkt als Emulgator, verbindet also Öl und Wasser. Außerdem macht sie, genau wie Haferflocken, das Wasser weich. Füllen Sie jeweils 3 EL in ein Leinen- oder Baumwollsäckchen, und werfen Sie es in das Bad. Damit sich Speiseöl oder ein ätherisches Öl, das Sie benutzen möchten, besonders gut mit dem Wasser verbindet, können Sie es auch zunächst mit der Kleie verrühren und den Brei dann verwenden. Sie müssen sich anschließend nur gründlich abduschen.

Kleie-Milch-Bad
Kochen Sie 300 g Kleie in 3 Litern Milch ab. Die Flüssigkeit sollten Sie anschließend gut durchsieben. Am besten drücken Sie sie durch ein grobes Tuch direkt in das Badewasser. Die Poren der Haut öffnen sich und nehmen die wohltuenden Wirkstoffe auf. Sie werden feststellen, daß Sie hinterher eine besonders weiche Haut haben.

Hefe-Milch-Bad
Mischen Sie ca. 70 g Bäckerhefe mit 150 ml Milch und einem Teelöffel Honig. Wenn das Ganze zu gären beginnt, gießen Sie alles in das Badewasser. Besonders unreine Haut reagiert positiv auf dieses Rezept, denn Hefe hat eine gründlich reinigende Wirkung.

Baden mit Backpulver

Wenn es in Ihrer Umgebung extrem hartes Wasser gibt, sollten Sie beim Baden einen Trick anwenden. Schütten Sie ein Tütchen Backpulver hinzu. Das macht das Wasser weich.

Baden mit Ei

Auch Eier haben Sie bisher vermutlich eher in der Küche als im Badezimmer verwendet. Dabei ist Eigelb für trockene Haut eine echte Wohltat. Baden Sie doch einmal darin.

Reinigendes Eibad
Stellen Sie sich zunächst eine Reinigungspaste her. Sie benötigen dazu 100 g Seife (ph-Wert zwischen 5 und 6), 300 ml destilliertes Wasser, 70 ml Olivenöl. Erhitzen Sie das Wasser, und raspeln Sie die Seife hinein. Rühren Sie, bis alle festen Bestandteile aufgelöst sind. Zum Schluß geben Sie das Öl hinzu und rühren nochmals um. Lassen Sie die entstandene Paste erkalten. Sie können die Waschpaste wie normale Seife verwenden. Um ein Eibad damit herzustellen, verrühren Sie zwei Eigelbe mit einem EL der Paste und geben den Brei in das Wasser.

Heißes Vergnügen – Sauna und Dampfbad

Die Bezeichnung „Sauna" kommt aus dem Finnischen und bedeutet „Schwitzstube". Dabei kommt das eigentliche Saunen gar nicht aus Finnland, wie viele Leute irrtümlich glauben. Der Ursprung des Schwitzens in einem speziellen Holzraum ist schon viele Jahrtausende alt. Wo genau es begonnen hat, kann man heute nicht mehr sagen. Gegen Ende des Mittelalters war die Tradition des Saunens jedoch über den gesamten nördlichen Erdball verbreitet und beliebt. Zunächst schwitzte man aus hygienischen Gründen. Jedoch kam schon bald die Erkenntnis, daß diese Einrichtung nicht nur der Sauberkeit dient, sondern auch eine heilende Wirkung auf Körper und Geist hat.
Außerdem begriff man schnell, daß das, was dem Körper guttut, auch Balsam für die Seele ist. Und damit ist durchaus nicht nur gemeint, daß man sich gut und entspannt fühlt. Tatsächlich empfangen die Nerven, die sämtliche körperliche Tätigkeiten regeln, über sogenannte Rezeptoren Reize. Das kann Licht genauso sein wie Wärme. Diese Reize werden

vom Gehirn in einer ganz bestimmten Weise aufgenommen. Die Folge ist, daß wiederum Reize bzw. Befehle an die inneren Organe gegeben werden. Dies geschieht größtenteils im Bereich des vegetativen Nervensystems. Das heißt, es sind Vorgänge betroffen, die wir willentlich nicht beeinflussen können.

Die eigentlichen Vorläufer unserer heutigen Sauna waren vermutlich die Steinschwitzbäder. Die Griechen und Römer benutzten sie als Treffpunkt der gehobenen Gesellschaft. Man traf sich, um Neuigkeiten auszutauschen oder Geschäfte abzuschließen. Richtig „in" wurde die Sauna in Deutschland erst, nachdem 1936 während der Olympischen Spiele in Berlin auf Wunsch der finnischen Mannschaft ein Saunahaus gebaut wurde. Eine ganz neue Art von Entspannungs- und Erholungsstätten hielt Einzug und ist in unserer heutigen Zeit überhaupt nicht mehr wegzudenken.

Noch immer sind trockene Schwitzstuben, wie sie in Finnland traditionell benutzt werden, auch in Deutschland die häufigste Form. Die Beheizung erfolgte ursprünglich durch eine gemauerte Feuerstelle, auf der Granitfindlinge lagen. Heutzutage wird diese Feuerstelle meistens durch einen kleinen Ofen ersetzt, auf dem auch noch ein paar kleine Granitsteine liegen. Das Feuer ist inzwischen in vielen Fällen durch elektrischen Strom ersetzt worden. Das Prinzip ist dennoch gleich geblieben. Die Steine bzw. Findlinge werden aufgeheizt und speichern die Wärme, die sie dann langsam und über eine lange Zeit abgeben. Zwischendurch wird Wasser darauf gegossen, das durch die Hitze sofort verdampft. Die Luftfeuchtigkeit steigt in diesem Moment stark an, ein Nebel entsteht.

Heute weiß längst jeder, daß regelmäßige Besuche der Sauna vor Erkältungen schützen. Die gesamte Körperabwehr wird gestärkt. Ärzte empfehlen Saunagänge nicht nur bei Infektionen der oberen Atemwege, sondern auch bei Kreislaufstörungen, mangelnder oder gestörter Durchblutung sowie bei Erkrankungen des Bewegungsapparates.

Der gesundheitsfördernde Effekt des Saunens wird durch das Zusammenspiel von Wärme und Feuchtigkeit sowie den Wechsel zwischen kalt und warm erzeugt. In dem Schwitzraum sollte eine Temperatur zwischen 90 und 100 Grad herrschen. Wer noch sehr unerfahren ist, kann mit niedrigeren Temperaturen beginnen. Öffentliche Saunalandschaften bieten meistens verschiedene Möglichkeiten an, die sich sowohl durch Temperaturunterschiede als auch durch die mannigfaltigen Zusätze voneinander abheben.

Die Hauttemperatur steigt in der Sauna pro Durchgang um ca. 10 Grad an. Diese Temperatur fällt während des Abkühlens in der Ruhephase wieder. Durch den Temperaturanstieg erweitern sich die Blutgefäße, und der Stoffwechsel wird angeregt. Das anschließende Abkühlen bewirkt, daß sich die Gefäße und auch die Hautporen schnell wieder verengen. Diese wechselnden Reize fördern das Wohlbefinden und straffen – regelmäßig angewendet – das Gewebe. Zudem wird die Nierentätigkeit angeregt, so daß Giftstoffe und Schlacken besser abgebaut werden. Auch die Schönheit wird durch die Sauna gefördert. Verstopfte Poren werden geöffnet und tiefengereinigt. Sie werden sich anschließend fühlen, als hätten Sie soeben ein Ganzkörperpeeling hinter sich: Die Haut ist samtweich und geschmeidig.

Bevor Ihnen nun richtig heiß werden darf, hier noch einige wichtige Hinweise und Tips, damit Sie alle Möglichkeiten des Saunens perfekt ausnutzen können. Was benötigen Sie?

- Vor allem viel Zeit!
  Mindestens zwei Stunden sollten Sie schon einplanen. Wenn Sie jedoch noch mehr Zeit haben, ist das natürlich um so besser.

- 2 Saunatücher
  Mit einem Tuch trocknen Sie sich nach den kalten Güssen ab. Das andere benutzen Sie, um sich in der Sauna daraufzusetzen oder -legen. Die Bänke sind häufig aus Holz. Mit dem Tuch verhindern Sie, daß der Schweiß in das Holz eindringt. Das ist einerseits hygienischer, andererseits für die optimale Belüftung wichtig. Die funktioniert in der Sauna nämlich von unten nach oben. Wenn nun Holzbänke durch Schweiß, Hautschüppchen und Rückstände von Duschpräparaten verschmutzt sind, kann die Belüftung behindert werden.
- Badeschuhe
  Häufig wird in öffentlichen Einrichtungen verlangt, daß Sie welche tragen. Lassen Sie sie nicht vor dem jeweiligen Schwitzraum stehen. Auch wenn es Ihnen albern erscheinen mag, ansonsten völlig nackt, die Badeschuhe anzubehalten, sollten Sie nicht darauf verzichten. Schließlich besteht auch in der Sauna die Gefahr der Ansteckung mit Fußpilz.
- Seife oder Duschgel
  Vor dem ersten Saunagang müssen Sie den Körper gründlich reinigen.
- Bademantel
  Was wäre ein Saunabesuch ohne den kuscheligen Bademantel? Sie würden auf das i-Tüpfelchen verzichten. Statt eines Bademantels können Sie einen Jogginganzug oder ein großes Handtuch mitnehmen, in das Sie sich während der Ruhephasen wickeln.

Nun steht also der Besuch einer Sauna an. Wer sich nicht auskennt, hat oft Angst, etwas falsch zu machen und von alten Saunahasen schief angesehen zu werden. Deshalb darauf zu verzichten wäre jedoch die falsche Reaktion. Wie man sich

richtig verhält und was es zu beachten gilt, möchte ich Ihnen im folgenden darlegen:
Es ist nicht ratsam, nach dem Verzehr der Weihnachtsgans oder eines anderen opulenten Mahls zum Schwitzen zu gehen. Eine Kleinigkeit dürfen Sie vorher schon essen, denn es nützt Ihrer Entspannung nicht, wenn Ihr Magen ständig knurrt. Zwischen der letzten Mahlzeit und dem ersten Saunagang sollte jedoch mindestens eine Stunde liegen. Und denken Sie daran, ein voller Magen belastet den Kreislauf. Deshalb gilt: Weniger ist mehr!
Jeder Saunabesuch beginnt mit der intensiven Körperreinigung. Dazu ist es gut, sich mit einer Seife oder einem Duschgel gründlich abzureiben. Dadurch werden tote Hautschuppen, Schadstoffe, die sich aus der Luft auf den Körper setzen, und Reste von den unterschiedlichsten Pflegeprodukten abgespült. Der Vorgang ist von großer Bedeutung und sollte nicht schnell und oberflächlich erledigt werden. Rückstände auf der Haut würden nämlich verhindern, daß die Poren sich öffnen und Schweiß abgeben können. Wichtig ist auch, daß Sie sich nach dem Duschen ausgiebig abtrocknen. Nur ein trockener Körper schwitzt wirklich gut, denn die sonst noch vorhandene Feuchtigkeit muß nicht erst verdunsten.
Gleichzeitig können Sie durch kräftiges Frottieren bereits im Vorwege die Durchblutung anregen. Mit ganz kalten Füßen sollten Sie nicht in die Kammer gehen. Nehmen Sie vorher ein Fußbad, das aber höchstens knöcheltief und auch nicht zu heiß sein sollte. Schließlich sollen Sie erst in der Sauna und nicht schon vorher schwitzen. Wenn Sie nun die Schwitzstube betreten, breiten Sie ein Tuch auf einem Platz Ihrer Wahl aus und setzen oder legen sich darauf. Beginnen Sie am besten auf einer der unteren Bänke. Dort ist die Temperatur ein

wenig niedriger als ganz oben, und Sie können sich nach und nach daran gewöhnen.

Am besten entspannen Sie, wenn Sie sich hinlegen. So ruht der Körper in einer ganz gleichmäßigen Temperatur aus. Die Arme sollten dabei rechts und links vom Körper entspannt liegen. Wer es besonders heiß mag, kann eine der oberen Bänke wählen. Auch dort liegen oder sitzen Sie völlig ruhig und entspannt. Laufen Sie nicht herum. Auch vom Bürsten der Haut ist während des Saunagangs abzusehen, ebenso von Gymnastikübungen. Erstens bringt es für Sie überhaupt nichts, sondern belastet statt dessen den Kreislauf, und zweitens stören Sie damit nur andere Saunabesucher.

Ein Durchgang sollte nicht länger als 15 Minuten dauern. Für Anfänger liegt die Zeit sogar deutlich darunter. Wer allerdings regelmäßig schwitzt, bekommt sehr schnell ein gutes Gefühl dafür, wann es genug der Wärme ist. Wenn Sie gelegen haben, sollten Sie sich ein bis zwei Minuten aufsetzen, bevor Sie die Sauna verlassen. So kann sich der Kreislauf besser regenerieren, und Sie laufen weniger Gefahr, womöglich umzukippen.

Anschließend brauchen Sie dringend eine Abkühlung. Damit ist nicht gemeint, daß Sie direkt ins Tauchbecken springen sollen. Vorsicht ist auch hier geboten. So langsam, wie Sie Ihren Körper erhitzt haben, sollten Sie ihn auch wieder abkühlen. Am besten ist es, wenn Sie zunächst kurz an der frischen Luft auf und ab gehen können. Das ist gerade im Winter, wenn Schnee liegt, ein Genuß. Dann folgt ein Guß mit kaltem Wasser. Ideal ist es, wenn Sie zum Abduschen nur einen Schlauch benutzen statt des Brausekopfs. Beginnen Sie mit dem Abspritzen an den Füßen, und arbeiten Sie sich langsam zum Herzen hoch. Wenn Sie mögen, können Sie danach noch eine Runde im Tauchbecken drehen. Rubbeln Sie nun Ihren Körper kräftig trocken und ziehen Sie sich warm an. Am besten ist ein flauschiger Bademantel.

Jetzt folgt die Ruhephase. In öffentlichen Saunen gibt es dafür immer einen angenehm temperierten Raum mit Liegen. Meistens sind dort auch Decken vorhanden, so daß Sie es sich gemütlich machen können. Wenn Sie sich entspannt und fit fühlen, sind Sie bereit für den nächsten Gang. Achten Sie aber darauf, daß die Pause mindestens genauso lang war wie die Zeit, die Sie in der Schwitzkammer verbracht haben. Wenn Sie nun wieder in den Saunaraum gehen, duschen Sie vorher nicht mehr. Sie brauchen also keine weiteren Vorbereitungen zu treffen. Beginnen Sie wieder auf einer unteren oder mittleren Bank, um sich erneut an die Hitze zu gewöhnen. Nach ein paar Minuten können Sie immer noch den Platz wechseln. Nach der gewohnten Viertelstunde folgt die beschriebene Ruhepause mit Dusche, Tauchbecken und Liege. Optimal sind drei Durchgänge insgesamt.

Nach dem letzten Gang sollte eine längere Ruhepause folgen. Wer sich verwöhnen will, kann sich dann zum Beispiel eine Ganzkörpermassage gönnen. Der Körper ist entspannt und gut durchblutet. Tun Sie nur das, was Sie auch wirklich tun möchten. Das gilt für den gesamten Saunabesuch. Wenn Sie beim ersten Durchgang merken, daß Ihr Kreislauf nicht stabil ist oder Sie sich nicht wohl fühlen, dann brechen Sie den Aufenthalt ab. Leute, die stolz berichten, daß sie immer mindestens vier Gänge machen und jeweils eine halbe Stunde schwitzen, haben keine Ahnung und tun sich damit sicher nichts Gutes.

Das betrifft genauso die Benutzung des Tauchbeckens wie den Gang in den Schnee. Manche Menschen vertragen extreme Kälte nicht, weil sie beispielsweise Erkrankungen der Knochen haben. Es ist kein Zeichen von Schwäche, wenn man nach der Sauna einige Schritte geht, sich dann abduscht und anschließend sofort hinlegt. Oder sagen wir es einmal umgekehrt: Derjenige, der minutenlang durch das eisige Tauchbecken schwimmt und sich anschließend mit Schnee den Körper abreibt, ist deswegen noch lange kein Held. Tun Sie wirklich nur, was Sie wollen und vertragen.

Für viele Saunagänger ist der Aufguß der absolute Höhepunkt des Bades. Aus diesem Grund steht bei öffentlichen Einrichtungen häufig sogar die Uhrzeit des nächsten Gusses an der Tür. Doch es gibt auch genau den gegenteiligen Effekt. Andere Besucher nämlich meiden die Sauna, wenn sie sehen, daß hier der nächste Guß ansteht. Notwendig ist dieses umstrittene Zeremoniell für die Wirksamkeit der Sauna nicht. Ein Saunabesuch ganz ohne Aufguß hat die absolut gleiche Wirkung. Trotzdem mögen viele nur ungern auf das Ritual verzichten.

In öffentlichen Schwitzkammern spielt sich folgendes ab: Ein Saunameister betritt den Raum und gießt mehrere Kellen Wasser auf die 300 bis 450 Grad heißen Steine, die auf dem Ofen liegen. Das Wasser verdampft durch die Hitze auf der Stelle, und die Badenden werden von einer Dampfwelle überrollt. Binnen kürzester Zeit verändert sich das Saunaklima total und der Raum wird kurzzeitig feucht. Durch dieses Prozedere wird die Tätigkeit der Schweißdrüsen nochmals angeregt. Abgeschlossen wird der Aufguß meistens durch das Wedeln mit einem Handtuch. Der Saunameister schwingt das Tuch in großen Kreisen oder wedelt damit, als wolle er es ausschütteln. Die anwesenden Saunagänger spüren gerade durch diese Abschlußhandlung die Gluthitze ganz extrem. Es kann sogar soweit gehen, daß besonders empfindliche Hautstellen wie das Gesicht ein wenig zu schmerzen beginnen.

Dafür gibt es eine Erklärung. Um alle ruhenden Dinge legt sich eine sehr dünne Luftschicht, die das jeweilige Objekt schützend einhüllt. Das ist an jedem Ort so. Durch starke Luftbewegungen wird dieser unsichtbare Schutzmantel sozusagen heruntergerissen. Die Haut ist der hohen Temperatur ausgeliefert. Das Phänomen erklärt auch, warum gerade Sturm häufig als so kalt empfunden wird. In der Sauna können Sie den Effekt übrigens auch ohne Aufguß beobachten. Probieren Sie einmal folgendes aus: Wedeln Sie mit der Hand über Ihrem Oberschenkel oder pusten Sie auf den Arm. Sie werden den entsprechenden Körperteil als extrem heiß empfinden.

Die Finnen benutzen während des Aufgusses oftmals einen Birkenzweig. Damit beklopfen sie ihren Körper, um genau diese schützende Luftschicht über der Haut wegzuschlagen und den Dampf heranzuholen. Die speziellen getrockneten Birkenzweige kann man auch hierzulande kaufen. Sie müssen vor der Benutzung eingeweicht werden. Ein angenehmer Nebeneffekt ist der durchaus erfrischende Geruch, den die Zweige in der Sauna verströmen.

Auch für die Aufgüsse werden häufig Duftstoffe dem Wasser zugesetzt. Welchen Duft Sie bevorzugen, ist reine Geschmackssache. In der öffentlichen Sauna ist meistens angeschrieben, welches Präparat im jeweiligen Raum verwendet wird. Es spielt keine Rolle, ob Sie sich für Minze, Wacholder oder Eukalyptus entscheiden. Die therapeutische Wirkung wird meistens stark überschätzt. Tatsache ist aber, daß die Mengen der ätherischen Öle, die für den Duft sorgen, zu klein sind, um eine heilsame Wirkungen beispielsweise auf die Schleimhäute auszuüben.

Der einzige nennenswerte Effekt liegt in der Wirkung des jeweiligen Duftes auf die Nerven. Mehr als wir glauben, beeinflussen Gerüche unsere Empfindungen. Die Geruchsnerven senden sozusagen Duftbotschaften an die Bereiche des Hirns, in denen die Gefühle gesteuert werden. Lautet das Signal „angenehmer Duft", so werden Hormone ausgeschüttet, die uns in eine gute Stimmung versetzen. Heißt die Nachricht „nicht angenehm", passiert natürlich genau das Gegenteil. Aus diesem Grund sollten Sie, gerade wenn Sie eine Sauna zu Hause haben, genau auswählen, welche Zusätze es sein sollen. Damit können Sie dann nämlich Einfluß auf den Grad der Entspannung und des Wohlbehagens nehmen.

Entspannend wirken: Lavendel, Rose, Kamille, Sandelholz, Pampelmuse (macht fröhlich), Hopfen (macht müde), Hyazinthe

Belebend wirken: Patchouli, Eukalyptus, Tonka, Zitrone, Myrrhe
Fügen Sie das ausgewählte ätherische Öl dem Wasser hinzu, das Sie für den Aufguß bereitstellen. Gießen Sie niemals den Zusatz direkt auf die Steine. Es handelt sich schließlich um Öl. Eine Stichflamme kann entstehen oder bei größeren Mengen sogar eine Verpuffung. Sie könnten sich schwerste Verbrennungen zuziehen.

Das Dampfbad bietet eine etwas andere Form des Schwitzens. Im Gegensatz zur Trockensauna herrscht hier dicker Nebel, der durch eine Luftfeuchtigkeit von nahezu 100 % begründet ist. Während Sie in der Sauna bei 90 bis 100 Grad schwitzen, wird das Dampfbad nur auf 40 bis 45 Grad aufgeheizt. Mehr Schweiß verlieren Sie vermutlich in der trockenen Variante, obwohl viele vom Gegenteil überzeugt sind. Die Luftfeuchtigkeit schlägt sich auf der Haut nieder und läßt so den Eindruck entstehen, man würde ordentlich schwitzen.

Mittlerweile gibt es unter den Badenden viele Freunde des Dampfbades. Der Erholungs- und Entspannungswert ist der gleiche. Auch der Ablauf unterscheidet sich nicht. Sie gehen genauso vor wie bei der Sauna. Und auch hier sind drei Gänge empfehlenswert.

Falls Sie in fernen Ländern einmal das Verlangen haben, die Sauna oder das Dampfbad zu besuchen, sollten Sie diesem nachgeben. Die Türkei und Tunesien laden ihre Urlauber gern ins Hammam ein. Es handelt sich dabei um eine Anlage, die im Islam ursprünglich dazu diente, die vorgeschriebenen rituellen Waschungen durchzuführen. Außerdem waren und sind solche Einrichtungen für die ganz normale Körperhygiene da. Bedenken Sie, daß es, wie in so vielen Bereichen, auch hier heißt: „Andere Länder, andere Sitten!" Nehmen Sie Rücksicht auf das Schamgefühl Einheimischer und lassen Sie sich die Benutzung und die Regeln für den Aufenthalt erklären. Wer sich breitmacht, nach dem Motto: „Ich weiß schließlich, wie ich mich in der Sauna zu verhalten habe", kann in so manches Fettnäpfchen treten. Es ist zum Beispiel möglich, daß ein Hammam-Meister mit Ihnen den Raum betritt, um einen Gast zu massieren oder zu waschen oder um Güsse zu verabreichen. In diesem Fall erwartet man von Ihnen eventuell, daß Sie sich ein Handtuch um die Hüften schlingen. Außerdem wird in klassischen öffentlichen Einrichtungen meistens nach Geschlechtern getrennt gesaunt.

Ein Hammam ist übrigens viel mehr als eine einfache Sauna. Oft gibt es mehrere Räume, in denen sich Schwimmbecken, Schwitzkammern und Ruhelager befinden. Bei dem einen oder anderen Hammam suchen Sie die Duschen vergeblich. Dafür gibt es in Nischen kleine Waschbecken mit Schüsseln. Sie lassen die Schalen einfach vollaufen und gießen das Wasser dann über den Körper. Und noch etwas zum Thema türkisches Bad, wie es gern genannt wird. Der Hammam-Meister bietet außer Massagen in vielen Fällen auch Waschungen an. Er seift Ihren Körper dabei gründlich komplett ein und spritzt Sie anschließend ab. Wenn Sie sich an alle Spielregeln halten, ist der Besuch einer solchen Einrichtung ein Erlebnis und vor allem ein Genuß. Überwinden Sie Ihre Scheu und probieren Sie es bei Gelegenheit aus.

Während des Schwitzens verlieren Sie bis zu zwei Litern Gewicht. Wenn Sie sich beim Blick auf die Waage darüber vielleicht freuen, muß ich Sie enttäuschen. Es handelt sich dabei um Körperflüssigkeit, die hinterher dringend wieder ergänzt werden muß. Daß auf Alkohol verzichtet wird, versteht sich von selbst. Schon zwischen den einzelnen Saunagängen können Sie etwas trinken. Empfehlenswert ist Wasser oder auch Buttermilch. Viele Menschen verspüren nach der Schwitzkur großen Hunger. Belasten Sie Magen und Kreislauf jetzt aber nicht mit fettem Essen. Verzichten Sie auf Kalorienbomben zugunsten leichter Gerichte. Salate sind optimale Energielieferanten.

Ich möchte Sie jedoch noch kurz darauf hinweisen, daß es einen Kreis von Menschen gibt, der einen Saunabesuch aus gesundheitlichen Gründen unterlassen sollte. Dazu gehören Personen mit akutem Fieber, Epilepsie, Leber- oder Nierenerkrankungen, Herzbeschwerden oder solche, deren Konstitution stark angeschlagen ist. Fragen Sie im Zweifelsfall Ihren Arzt. Er weiß am besten, was für Sie gut ist. Wenn Sie saunen dürfen, sollten Sie immer auf Ihren Körper hören. Er wird Ihnen sagen, wenn ein Tag fürs Schwitzen ungeeignet ist.

Ihre Wunschfigur

Ärgern Sie sich auch über die eine oder andere Rundung Ihres Körpers an der falschen Stelle? Sind Sie unzufrieden mit Ihrer Figur und wollen daran etwas ändern? Dieses Buch will Ihnen dabei helfen. Überdenken Sie aber noch einmal ganz in Ruhe, welche Motivation Sie haben, um an sich zu arbeiten. Die besten Gymnastik- und Massageprogramme werden Ihnen nichts nützen, wenn Sie nicht wirklich aus Überzeugung damit anfangen. Sollten Sie also Ihren Körper verändern wollen, weil er nicht so aussieht wie der von Claudia Schiffer, dann stehen Ihre Erfolgschancen schlecht.

Wenn Sie aber Freude an Ihrem Körper haben oder endlich haben wollen und ganz bewußt für sich selbst Ihre Figur verändern möchten, dann werden Sie aus der Fülle der Tips auf den nächsten Seiten sicher eine Menge praktikabler Anregungen umsetzen können. Und der Erfolg läßt dann auch nicht lange auf sich warten. Grundgedanke dieses Büchleins ist, Ihnen auf natürlichem Weg zu einem straffen, wohlproportionierten Körper zu verhelfen. Sie brauchen also keine teuren Kosmetikprodukte zu kaufen, die Ihnen Wunder versprechen, die sie sowieso nicht halten können. Statt dessen machen Sie sich Ihre Mittel zur äußeren Anwendung selbst. Ergänzt wird das Programm durch Tips zur körperfreundlichen Ernährung und Anleitungen für einfache Gymnastikübungen. Das Training an der eigenen Figur sollte ein sinnliches und erfreuliches Erlebnis sein, damit man bis zum ersehnten Erfolg durchhält. Darauf kommt es mir in diesem Buch an.

Ernährung

Grundlegendes für eine tolle Figur

Wenn Sie ein Genußmensch sind, spielt Essen in Ihrem Leben sicher eine große Rolle. Das ist in Ordnung. Ich möchte Sie nicht auffordern, sich selbst mit wenig und dann womöglich auch noch fader Nahrung zu kasteien. Viel wichtiger ist es, das eigene Eßverhalten zu untersuchen und möglicherweise zu korrigieren. Es besteht nämlich durchaus ein Unterschied, ob man bewußt gerne und gut ißt oder Essen als Ersatz oder Unterstützung gewisser emotionaler Zustände ansieht.
Es ist kaum verwunderlich, daß wir ein gestörtes Verhältnis zur Nahrungsaufnahme bekommen haben. Schließlich hat ein gutes Essen in der Gesellschaft einen hohen Stellenwert. Wenn uns etwas gelungen ist, gehen wir in ein gutes Lokal. Um einen lieben Menschen zu belohnen oder zu trösten, kochen wir ihm ein aufwendiges Menü. Viele Menschen, leider besonders Frauen, greifen zu Süßigkeiten oder auch zu fetten und herzhaften Dingen, wenn sie Kummer haben und sich einsam fühlen. Das hat mit dem Stillen von Hunger, also der Befriedigung eines Grundbedürfnisses, nichts mehr zu tun.
Dagegen steht ein Schönheitsideal, das uns von den Seiten der Hochglanzmagazine und natürlich auch und besonders von dem leider ziemlich einflußreichen Fernsehschirm täglich entgegengeschleudert wird. Nur schlanke, durchtrainierte Körper sind schön, wird uns eingeredet. Es liegt auf der Hand, daß wir in einen Konflikt geraten. Genau aus diesem Grund schlittern so viele Frauen jedes Jahr von einer Diät in

die andere und nehmen vielleicht sogar kurzfristig ab. Allerdings legen sie anschließend wieder zu und bringen meist mehr auf die Waage als vor der Hungerkur. Sich dauerhaft von überflüssigen Pfunden zu trennen, gelingt ihnen nur in seltenen Fällen.

Hinzu kommt, daß Abnehmen allein noch keine tolle Figur macht. Da hat man kräftig abgespeckt und sieht deshalb noch lange nicht aus wie ein Top-Model. Dafür gibt es mehrere Gründe. Erstens herrscht der weitverbreitete Irrglaube, daß man durch Null-Diäten oder sonstige Ernährungstorturen allein die gewünschte Körperform bekommt. Das stimmt aber nicht, denn nur mit der Ergänzung eines geeigneten Bewegungsprogramms und zusätzlichem Hauttraining kommt man diesem Ziel näher. Außerdem gibt es in Form und Beschaffenheit des Körpers nun mal Gegebenheiten, die uns unverwechselbar machen. Und die sind leider nicht immer so, wie wir es möchten.

Sie sollten erst mal lernen, daß die Bedeutung von Ernährung in bezug auf Ihre Figur nicht unbedingt heißt, daß Sie weniger essen, also weniger wiegen müssen. Viel wichtiger ist, was Sie zu sich nehmen. Der Verzicht auf Schädliches ist nämlich nur eine Seite der Medaille. Die andere Seite verlangt von Ihnen, daß Sie Ihrem Körper all die Schönmacher geben, die die Natur uns anbietet. Und davon gibt es eine ganze Menge. Mangel an bestimmten Stoffen, der von vielen Diäten hervorgerufen wird, schadet nicht nur unserem Aussehen. Auch die Gesundheit leidet erheblich. Müdigkeit und Abgeschlagenheit sind noch die kleinsten Beschwerden. Leider können auch Nierenversagen durch starken Wasserentzug, Übelkeit und Bewußtlosigkeit Folgen sein.

Bitte bedenken Sie auch, daß Ihr Körper versuchen wird, Mängel auszugleichen und sich selbst mit den Stoffen zu versorgen, die ihm fehlen. Teilweise zieht er diese aus Muskelmasse, so daß dabei Muskeln schwinden. Wenn Sie nun sündigen oder ganz mit Ihrer Diät aufhören, legen Sie Fettgewebe zu. Dieser Wechsel zwischen Ab- und wieder Zunehmen kann also bedeuten, daß Sie ganz allmählich an Muskeln verlieren und dafür schwammiges Fettgewebe aufbauen. Was das für Ihre Figur heißt, können Sie sich sicher leicht vorstellen.

Wenn Sie es auch schon hundertmal gelesen oder gehört haben: Nur eine dauerhafte Umstellung Ihrer Ernährung und Ihrer Eßgewohnheiten kann Ihnen zu einem gesunden und schönen Körper verhelfen. Von Blitzdiäten mit schnellen Erfolgen müssen Sie sich leider verabschieden. Gehen Sie mit Geduld an die Sache heran. Schließlich haben Sie seit Jahren Gewohnheiten angenommen, denen Sie nun abschwören müssen.

Das ist nicht einfach. Wer glaubt, er könne sich noch einmal eine richtig große Sünde erlauben und danach eine völlige Kehrtwendung vollziehen, irrt. Erwarten Sie nicht von sich, daß Sie ab morgen völlig anders leben. Diese Erwartung wird sich kaum erfüllen lassen. Sie erleben Frust und werden vermutlich schon deshalb ganz schnell in alte Gewohnheiten verfallen. Häufig ist die Folge solcher Frustrationen sogar, daß man sich wiederum mit Essen tröstet. Um gar nicht erst in diesen Teufelskreis zu geraten, sollten Sie eine Politik der kleinen Schritte wählen.

Machen Sie sich immer wieder klar, was essen in erster Linie bedeutet: Zufuhr von lebensnotwendigem Brennstoff. Stellen Sie sich vor, es gibt unterschiedliche Qualitäten des Brennstoffs, genau wie beim Benzin für Ihr Auto. Würden Sie auf die Idee kommen, Ihren Wagen mit normalem Benzin oder Diesel zu betanken, wenn er Super-Kraftstoff braucht? Na also! Mit Ihrem Körper sollten Sie nicht schlechter umgehen als mit dem Auto. Lernen Sie die für Sie wichtigen und guten

Brennstoffe genauso kennen wie die minderwertigen. Dann werden Sie ein für Sie ideales Gewicht erreichen und halten können. Glauben Sie ruhig dem Sprichwort: „Der Mensch ist, was er ißt."

Bevor ich Ihnen etwas über die für Sie richtigen Nahrungsmittel erzähle, sollten Sie sich Gedanken darüber machen, wann und warum Sie essen. Typischerweise nehmen wir zu festen Zeiten etwas zu uns, obwohl wir gar keinen Hunger haben. Wenn wir am Vortag beispielsweise besonders viel verzehrt haben, kann es vorkommen, daß wir den ganzen Tag überhaupt kein Hungergefühl haben. Trotzdem beginnen wir mit dem Frühstück, weil es sich so gehört. Vielleicht haben wir sogar von unseren Eltern noch im Ohr, daß man auf keinen Fall ohne Essen das Haus verlassen soll.

Glauben Sie nicht an solche Weisheiten. Essen Sie wirklich nur dann, wenn Sie auch Hunger haben. Sollten Sie abends eingeladen sein und wissen schon vorher, daß es dort auch eine Mahlzeit geben wird, können Sie das Mittagessen ruhig ausfallen lassen. Oder essen Sie an diesem Tag besonders früh. Sie können dann eher davon ausgehen, daß Sie tatsächlich Hunger haben, wenn es soweit ist. Nur aus Höflichkeit etwas in sich hineinzuschaufeln, sollten Sie sich als erstes abgewöhnen.

Wie eingangs bereits erwähnt, brauchen wir *Fett* zum Leben. Die meisten nehmen davon aber viel zuviel zu sich. Das schadet der Gesundheit und schlägt sich als unschöne Rollen und Polster an den Problemzonen nieder. Wichtig ist, daß wir zwischen gesättigten und ungesättigten Fettsäuren unterscheiden. Während die einen nämlich unsere Arterien verkleben und uns schaden, sind die anderen keine Feinde. Sie sollten Ihren Fettbedarf deshalb mit Nahrungsmitteln decken, die ungesättigte oder gar mehrfach ungesättigte Fettsäuren enthalten. Das bedeutet, daß Sie Nüsse, Fisch, Avocados, Oliven und bestimmte Öle verzehren dürfen. Auf Schokolade, Butter, Käse, Schmalz, Eier, Fleisch und Milch dagegen sollten Sie weitgehend verzichten.

Generell gilt: *Der Fettanteil in Ihrer Nahrung sollte 10 % auf keinen Fall übersteigen.* Selbst mit 5 % kommt ein Erwachsener Mensch normalerweise aus. Da man kaum den genauen Anteil täglich errechnen kann, sollten Sie versuchen, den Wert irgendwo in der Mitte einzupendeln.

Die zweite wichtige Gruppe nährender Stoffe sind *Kohlehydrate*. Man hat ihnen leider lange Zeit nachgesagt, daß sie dick machen. Wahr ist, daß sie sättigen und kaum Fett oder Kalorien enthalten. Es kommt darauf an, was Sie dazu essen. Nudeln allein sind nicht die Sünde, aber eine fette Käsesoße hat's in sich.

Auch *Eiweiß* spielt im Rahmen unserer Ernährung eine wesentliche Rolle. Wie Fett nicht gleich Fett, so ist Eiweiß nicht gleich Eiweiß. Oder vielleicht sollte man besser sagen, die Stoffe, die Eiweiß enthalten, sind in Ihrer Wirkung auf den Organismus extrem unterschiedlich. Ziehen wir die nötige Zufuhr aus pflanzlichen Produkten wie Körnern, Bohnen, Mais, Hafer oder Soja, so wird unser Körper gut versorgt und kann neues Gewebe bilden.

Wenn das Eiweiß aber überwiegend oder sogar ausschließlich aus tierischen Quellen stammt, nehmen wir gleichzeitig Fett und Cholesterin auf. Begreifen Sie den Unterschied: Eier und Milch geben Ihnen zwar auch das nötige Eiweiß, zwingen Sie aber, gleichzeitig überflüssige und vor allem schädigende Stoffe zu sich zu nehmen. Das bleibt Ihnen bei den richtigen Eiweißlieferanten erspart.

Natürlich sind noch andere Stoffe als Kohlehydrate, Eiweiß und Fett in Ihrer Ernährung von Bedeutung. Es würde allerdings zu weit führen, in diesem Buch eine wirklich ausführliche Abhandlung über Nahrungsmittel und ihre Wirkung auf unseren Organismus anzubieten. Wenn Ihr Interesse geweckt ist, können Sie sich mit Fachliteratur versorgen oder auch einen Kurs belegen. Einige Volkshochschulen und Krankenkassen bieten solche Kurse an. Ich halte das für eine gute Möglichkeit, auf praktischem Wege das eigene Eßverhalten zu verändern.

Generell sei gesagt, daß die Zufuhr von Ballaststoffen, Kalium und viel Wasser gut für Ihre Figur ist, wogegen Salz, Zucker, aber auch Koffein und Alkohol wahre Feinde sind. Essen Sie viel rohes Gemüse und vor allem frische Lebensmittel. Bedenken Sie, daß Sie sich nach dem Essen nicht müde und zerschlagen fühlen sollten. Vielmehr sind Mahlzeiten auch dazu da, Sie mit Energie zu beliefern, die man bei richtiger Ernährung spüren kann.

Und noch ein Punkt ist ausschlaggebend, wenn wir mit dem, was wir zu uns nehmen, unseren Körper verschönern möchten: Essen Sie die Lebensmittel, die helfen, den Organismus und das Gewebe zu reinigen und zu entschlacken. Dazu gehören Sprossen, Gemüse, Obst und Salat.

Abschließend möchte ich auf die Verdauung aufmerksam machen. Wenn wir die Lebensmittel nicht verdauen können, ziehen wir auch nicht alle darin enthaltenen Nährstoffe heraus. Bevor ich Ihnen eine Liste von Lebensmitteln gebe, die Ihnen zur Orientierung bei einer neuen Ernährungsweise helfen soll, möchte ich noch kurz auf den Vorgang des Essens selbst zu sprechen kommen. Lassen Sie sich Zeit! Gerade in hektischen Zeiten, die wir in unserem Alltag allzu häufig erleben, neigen viele dazu, ihr Essen hinunterzuschlingen. Ich erlebe oft, daß andere schon mit dem Essen fertig sind, während ich kaum die Hälfte meines Tellers leergegessen habe. Es macht mir nichts aus, daß ich deswegen oft belächelt werde. Schließlich weiß ich, daß das Sättigungsgefühl sich erst mit einer Verzögerung von einigen Minuten einstellt. Wer schnell ißt, füllt sich den Teller nach und futtert weiter, obwohl er eigentlich genug hat. Er merkt es nur nicht.

Das gehört unbedingt auf den Speiseplan für einen schönen Körper:
- Vollkorn
- Samen, Nüsse
- Tomaten, Kartoffeln, Karotten, Spinat, Paprika, Weißkohl, Blumenkohl, Brokkoli, Rosenkohl, Spargel, Zwiebel
- Zitrusfrüchte, Papaya, Kiwi, Mango, Aprikosen, Äpfel, Bananen, Wassermelonen, Avocados
- kalt gepreßtes Pflanzenöl, z. B. Weizenkeim-, Sonnenblumen- oder Olivenöl
- Mais, Bohnen, Hafer, Weizen, Sojaprodukte
- Fisch und Meeresfrüchte

Das sollten Sie von Ihrem Speiseplan für einen schönen Körper verbannen:
- Salz (mit Kräutern würzen!)
- Schmalz, Butter, Vollfettkäse
- Zucker
- Salzstangen oder -gebäck
- Salzheringe
- fettes Fleisch, Speck
- Fertigkost, Konservenkost und Fast food

Wenn ich sage, Sie sollen etwas aus Ihrem Speiseplan verbannen, dann klingt das recht kraß. So ist es nicht gemeint. Sie sollten sich nur klarmachen, daß diese Dinge nicht gut für Sie sind. Denken Sie daran, während Sie etwas davon essen. Vielleicht schaffen Sie es dann, den Konsum dieser „Schädlinge" zumindest einzuschränken. Niemand wird ernsthaft von Ihnen verlangen, auf eins der aufgeführten Nahrungsmittel für den Rest Ihres Lebens zu verzichten. Es geht lediglich darum, daß Sie sich in Zukunft ausgewogen ernähren sollen. Die Dinge von der Positivliste sollen die der Negativliste auf jeden Fall zurückdrängen. Beobachten Sie Ihre Ernährung immer über längere Zeiträume. Kleine Sünden sollten im Laufe einer Woche ausgeglichen werden.

Fasten und Abnehmen

Auf den letzten Seiten haben Sie gelesen, daß Diäten viele Nachteile bringen. Sie haben gelernt, warum schnelles Abnehmen weder gut noch erstrebenswert ist. Nun widmet sich noch ein Kapitel ausgerechnet diesem Thema. Vielleicht halten Sie das Fasten für die radikalste Methode, um Gewicht zu verlieren. Trotzdem möchte ich Ihnen gerade diese „Therapie" nahebringen.
Es gibt zwei Möglichkeiten, eine Fastenkur besonders sinnvoll und gezielt zu gestalten. Eine große, über einen langen Zeitraum anhaltende Kur eignet sich hervorragend, um den Körper einmal gründlich zu reinigen und ernährungstechnisch sozusagen ganz von vorn anzufangen. Wenn Sie sich dazu entschließen sollten, rate ich Ihnen, einen Arzt hinzuzuziehen, der Sie beraten und vor allem beobachten kann.
Wer es sich finanziell und zeitlich leisten kann, sollte eine spezielle Klinik aufsuchen, in der man mit Gleichgesinnten gemeinsam fastet. Während der Kur spielt sich im Körper und im Geist einiges ab. Man bereitet sich zunächst beispielsweise mit einem Rohkosttag vor. Dann gibt es nichts mehr außer Wasser und vielleicht Kräutertees. Einige Fastenkuren erlauben sogar leichte Brühen. Auf die Unterschiede gehe ich später noch ein.

Die Dauer der Therapie ist ganz unterschiedlich. Viele Menschen haben sich daran gewöhnt, zweimal im Jahr eine Fastenwoche durchzuführen. Andere wollen es richtig wissen und planen drei Wochen ein. Ein gesunder Organismus kommt damit klar. Sie sollten trotzdem nicht, auch wenn Sie sich noch so gesund fühlen, ohne vorherige Untersuchung und begleitende ärztliche Kontrollen drei Wochen lang fasten.
Diejenigen, die auf diesem Gebiet schon Erfahrungen gesammelt haben, erzählen, daß das Hungergefühl völlig verschwindet. Bei einem ist das schon am zweiten Tag der Fall, der andere leidet noch bis zum dritten Tag. Dann allerdings, so die einhellige Meinung, verlieren Essen und Hunger ihre Bedeutung. Man denkt nicht mehr ständig darüber nach, was man alles zu sich nehmen könnte und worauf man Appetit hat. Statt dessen ist der Kopf frei. Einige Menschen entwickeln während Fastenzeiten Kreativität. Andere können endlich Entscheidungen treffen, die sie schon lange vor sich her geschoben haben.
Auch das Gefühl zum eigenen Körper verändert sich. Man wird sensibler und spürt die Signale des Organismus wieder deutlicher. Von Tag zu Tag werden Sie mehr beobachten können, wie Ihre Haut glatter und reiner wird. Ein Zeichen, daß die Entgiftung vorangeht. Möglicherweise nimmt die Haut in der Zeit einen nicht besonders angenehmen Geruch an, den Sie mit entsprechenden Körperpflegemitteln allerdings überdecken können.
Zum Schluß der Kur wird der Körper im Laufe von zwei bis drei Tagen wieder auf normale Kost vorbereitet. Wenn Sie ernsthaft beschlossen haben, Ihre Ernährung dauerhaft zu verändern und sowohl Ihrer Gesundheit als auch Ihrem Aussehen damit endlich gerecht zu werden, ist eine solche Kur eine ideale Vorbereitung. Anschließend beginnen Sie motiviert und frisch mit einem ganz neuen Eßverhalten. Natürlich

können Sie jederzeit mit dem Fasten anfangen. Am besten eignen sich jedoch Frühling und Herbst.

Ich möchte Ihnen kurz einige Methoden zum Entschlacken vorstellen, die man im weitesten Sinne als Fastenkuren bezeichnen kann.

Milch-Semmel-Kur nach Franz Xaver Mayr: Grundlage dieser Methode ist es, ungefähr drei Tage alte Brötchen, die noch weich sind, extrem lange zu kauen. Dazu schlürft man teelöffelweise Milch. Damit wird eine Darmreinigung erreicht, die besonders für Leute mit Verdauungsschwierigkeiten günstig ist.

Rohobst-Kur: Die Durchführung dieser Kur ist recht einfach. Sie beruht darauf, daß Sie über den Tag verteilt ein Kilo Obst zu sich nehmen. Je nach Hunger darf es ruhig auch etwas mehr sein. Trinken Sie mindestens drei Liter natriumarmes Wasser dazu. Sie dürfen alle Sorten kombinieren, die Ihnen schmecken. Besonders empfehlenswert sind Trauben, Ananas, Bananen, Äpfel, Mango und Papaya. Wenn es die Saison erlaubt, sollten Sie auch Erdbeeren und Himbeeren auf den Speiseplan setzen. Kirschen, Pflaumen und Zwetschgen eignen sich dagegen nicht.

Molke-Kur: Außer einer Menge Mineralwasser nehmen Sie spezielle Säfte zu sich: Brennessel-, Artischocken- und Löwenzahnsaft. Der Geschmack ist für viele Menschen gewöhnungsbedürftig. Wenn Sie sich nicht damit anfreunden können, weichen Sie auf Brennesseltee und andere Kräutertees aus. Außerdem bekommen Sie täglich Kurmolke. Beginnen Sie mit 250 ml täglich und steigern Sie die Ration auf einen ganzen Liter. Auch diese Methode bietet sich bei Verdauungsproblemen an.

Es gibt noch zahlreiche andere Möglichkeiten, mit Hilfe von Fastenkuren den Körper zu entgiften und entschlacken. Lassen Sie sich von einem Fachmann beraten oder stöbern Sie in der entsprechenden Literatur. Allen Methoden gemeinsam ist das Frischegefühl, das Sie allmählich erwerben. Ein gereinigter Körper und ein entgifteter Darm wirken sich positiv auf unser Wohlbefinden und die Fitness aus. Sollte Ihnen jedoch eine Fastenkur nicht zusagen, können Sie auch einfach mal zwischendurch einen oder zwei Entschlackungstage einlegen. Ich tue dies bevorzugt dann, wenn ich am Tag zuvor zuviel hatte. Das bezieht sich nicht nur auf Essen, sondern auch auf Alkohol oder andere Genußmittel.
Vielleicht möchten Sie aber auch einen Wochentag zu Ihrem festen Fastentag machen. Ihr Körper wird es Ihnen sicher danken, und Diäten bzw. Gewichtszunahme wird vermutlich nie wieder ein Thema für Sie sein. Der Abwechslung wegen oder einfach als Anregung stelle ich Ihnen unterschiedliche Entschlackungstage vor, die mit Fasten nur noch teilweise etwas zu tun haben.

Buttermilch-Tag: Sie dürfen täglich einen Liter Buttermilch trinken. Ansonsten gibt es nur Mineralwasser und Kräutertee. Wenn Sie mögen, würzen Sie sich die Milch doch mal mit Kräutern und frischer Kresse.

Apfel-Ei-Tag: Auch hier gibt es jede Menge Wasser und Tee. Der Tee sollte übrigens nicht gesüßt sein. Schwarzer Tee ist tabu. Zur Abwechslung können Sie ab und zu ein Glas ungesüßten Fruchtsaft trinken. Immer wenn Sie Hunger haben essen Sie einen Apfel und ein hartgekochtes Ei. Machen Sie die Apfel-Ei-Methode nie länger als einen Tag. Wenn Sie der Hunger extrem häufig überfällt, sollten Sie zwischendurch auch mal nur einen Apfel essen, da zu viele Eier schädlich sind.

Salat-Tag: Zum Frühstück gönnen Sie sich einen Obstsalat aus Papaya, Kiwi und Himbeeren. Schmecken Sie mit Orangen- und Zitronensaft ab. Zum Mittag gibt's Blattsalat mit Zwiebel, Tomate, Mais und Kräutern. Am Abend bereiten Sie Ihren Salat aus Salatgurke, Paprika, Sellerie und rohen Champignons zu. Als Dressing sollten Sie folgende Varianten probieren:
2 EL Obstessig mit Apfelsaft und 1 EL Speiseöl verrühren. Heben Sie einen halben sehr klein geschnittenen Apfel und eine Schalotte unter.
Auch mit Joghurt kann man eine leichte Salatsoße herstellen. Mixen Sie einen Becher Vollmilchjoghurt mit etwas Salz, Pfeffer und Zitronensaft oder als würzige Variante mit einem halben TL Senf oder Paprikapaste und 1 TL Olivenöl. Zum Abschmecken eignen sich viele frische Kräuter immer besser als Salz.

Saft-Tag: Den ganzen Tag über bekommen Sie die leckersten Säfte, die Sie fit machen. Folgende Rezepte sollten Sie unbedingt probieren:
- $1/2$ Liter Möhrensaft mit $1/2$ Liter Apfelsaft mischen und mit einem Spritzer Zitronensaft abschmecken.
- 100 g Salatgurke schälen und pürieren. Mit $1/2$ Liter Tomatensaft verrühren und zum Schluß $1/2$ Beet Kresse unterheben.
- 125 ml Ananassaft mit Mineralwasser verdünnen, 100 ml Orangensaft und eine pürierte Kiwi hinzufügen.
- Gibt Power und macht fröhlich: eine Banane pürieren und mit $1/2$ Liter Milch und einem Spritzer Zitrone mischen.

Joghurt-Tag: Sie dürfen den ganzen Tag Joghurt in den verschiedensten Variationen verspeisen. Wenn Sie kräftig abspecken wollen, sollten Sie Magerjoghurt nehmen. Für den

besseren Geschmack können Sie aber auch Mager- und Vollmilchjoghurt miteinander mischen. Besonders lecker wird die Mahlzeit, wenn Sie einen halben Teelöffel Honig und einen Spritzer Zitrone zum Joghurt geben. Gönnen Sie sich auch ruhig mal ein paar Früchte dazu, die Sie kleinschneiden und unterheben.
Als herzhafte Variante bietet sich Joghurt mit Rohkost an. Sie können Radieschen, Salatgurke, Zwiebel, Paprika und Kräuter sehr fein hacken und unterrühren oder einfach dazu essen. Falls Sie den Joghurt als Dip zur Rohkost verwenden, sollten Sie ihn nach Geschmack mit Pfeffer und Knoblauch abschmecken.

Sauerkraut-Tag: Wenn Sie Sauerkraut nur heiß als Beilage zu Fleisch kennen, haben Sie wirklich etwas verpaßt. Zum Frühstück schmeckt es herrlich als fruchtiger Salat. Schneiden Sie einen Apfel in kleine Stücke und heben Sie ihn unter 150 g Sauerkraut. Wenn Sie mögen, können Sie statt des Apfels – oder auch zusätzlich – eine kleine Birne oder 100 g Weintrauben nehmen.
Die herzhafte Salatvariation sieht folgendermaßen aus: Schneiden Sie Tomaten in Scheiben. Legen Sie in eine Schüssel zunächst eine kleine Lage Kraut und verteilen Sie einige Tomatenscheiben darüber. Jetzt können Sie noch fein gehackte Zwiebelstückchen darauf streuen. Etwas Pfeffer und ganz wenig Salz sowie einige Tropfen Pflanzenöl runden den Geschmack ab. Schichten Sie in der gleichen Weise noch weitere Lagen Sauerkraut und Tomaten übereinander. Echte Sauerkraut-Fans können im Laufe des Tages zusätzlich Sauerkrautsaft trinken.

Gezieltes Bewegungstraining

Ein wichtiger, wenn nicht der wichtigste Bestandteil Ihres Programms zur Verschönerung Ihres Körpers ist die Bewegung. Auch wenn die Werbung es behauptet, es gibt noch keine Wunderpillen oder -geräte, die Ihnen die Traumfigur ganz ohne Anstrengung liefern. Wer Ihnen das verspricht, hat es nur auf Ihr Geld abgesehen. Wenn Sie den inneren Schweinehund erst mal überwunden haben, werden Sie entdecken, wieviel Freude körperliche Betätigung machen kann. Vielleicht treiben Sie schon regelmäßig Sport. Dann brauche ich Sie davon wohl kaum noch zu überzeugen. Auch wenn Sie Sport mögen, haben Sie sich bisher vielleicht noch nicht für Gymnastik interessiert. Fangen Sie jetzt damit an. Der sichtbare Erfolg wird Sie schnell begeistern. Hören Sie doch etwas Musik dabei. Das macht Laune und bringt in Schwung.

Die folgenden Workouts sind jeweils auf eine Problemzone abgestimmt. Sie sollen kräftigen und straffen. Ich habe Ihnen jeweils eine große Auswahl an Übungen zusammengestellt. Sie brauchen natürlich nicht immer das gesamte Programm zu turnen. Wahrscheinlich finden Sie sehr schnell Ihren eigenen Rhythmus. Sie können jeden Tag zwei bis drei Übungen pro Körperpartie machen oder sich täglich einer Zone intensiv widmen. Wechseln Sie die Übungen ab und zu, wenn Sie nicht alles hintereinander machen wollen, und verändern Sie die Reihenfolge, damit keine Langeweile entsteht. Ich schlage vor, daß Sie sich alle Anleitungen einmal gründlich durchlesen und die jeweilige Übung auch einmal ausführen. Lernen Sie dann alle Anleitungen Stück für Stück auswendig, damit Sie während des Trainings nicht immer ins Buch schauen müssen.

Kleiner Trick zur Motivation: Sie werden bald feststellen, daß sich einige Übungen als Ihre Favoriten herauskristallisieren. Wenn Sie an einem Tag überhaupt keine Lust zum Training haben, machen Sie doch einfach nur genau diese Lieblingsübungen. Aber Vorsicht: Dieser Trick sollte die Ausnahme bleiben! Wenn Sie Ihre Figur extrem verändern wollen, sollten Sie täglich eine halbe Stunde für Ihre Gymnastik einplanen. Sie brauchen dazu eine Menge Disziplin, werden aber durch den sichtbaren Erfolg auch schnell belohnt.

Falls Sie nicht ganz so viel Zeit aufwenden können oder möchten, sollten Sie dennoch mit einer halben Stunde dreimal wöchentlich rechnen. Beginnen Sie auf jeden Fall mit einem leichten Aufwärmtraining. Seilspringen bietet sich an. Es beansprucht viele Muskeln, kurbelt den Kreislauf an und bringt Kondition. Außerdem macht es viel Spaß.

Achten Sie immer darauf, daß Sie sich während des Trainings nicht überanstrengen. Erwarten Sie keine Meisterleistungen von sich, sondern steigern Sie Ihr Pensum langsam, aber kontinuierlich. Wenn Ihnen etwas weh tut, sollten Sie sofort aufhören. Gehen Sie zu einer anderen Muskelgruppe über oder brechen Sie das Training gegebenenfalls ganz ab. Sollten Sie mit bestimmten Gelenken generell Schwierigkeiten haben, fragen Sie Ihren Arzt, ob und welche Gymnastik Sie machen dürfen. Wie Sie Motivationstiefs überstehen, ohne das Handtuch zu werfen, verrate ich Ihnen am Ende des Kapitels „Bewegungstraining".

Übungen für den Bauch

Auch wenn ein kleines Bäuchlein überhaupt nicht häßlich ist, wollen wir es doch gerne loswerden und träumen statt dessen von einem Waschbrettbauch. Stecken Sie Ihr Ziel nicht zu hoch. Gerade die Arbeit am Bauch ist schwer und kostet Kraft, denn die Muskeln, die angesprochen werden, wurden meistens eine lange Zeit vernachlässigt. Trainieren Sie nach folgenden Übungen regelmäßig, und Sie kommen dem straffen Traum-Bauch näher.

1. Legen Sie sich auf den Rücken und ziehen Sie die Beine an. Die Füße stehen etwa hüftbreit auseinander. Das Kreuz sollte gerade sein und am Boden liegen. Wenn Sie zum Hohlkreuz neigen, drücken Sie es ganz bewußt runter. Die Fingerspitzen liegen am Hinterkopf. Richten Sie den Oberkörper nun langsam bis zur Schräglage auf und bleiben Sie in dieser Haltung ca. zehn Sekunden. Dann legen Sie sich langsam wieder zurück in die Ausgangsposition. Wiederholen Sie das zehnmal. Solange Sie noch keine Bauchmuskeln haben, reicht es, fünf Sekunden in der Schräglage zu bleiben. Außerdem können Sie mit fünf Wiederholungen anfangen. Später, wenn Sie die beschriebene Übung in voller Länge durchführen, können Sie sich steigern, indem Sie während der Schräglage jeweils ein Bein in die Höhe strecken. Nochmals erschwert wird die Übung, wenn Sie beide Beine gleichzeitig in die Luft strecken und den Oberkörper halten.

2. Setzen Sie sich auf den Boden. Die Beine sind angezogen. Stützen Sie die Arme hinter dem Körper auf. Achten Sie darauf, gerade zu sitzen und nicht ins Hohlkreuz zu fallen. Nun heben Sie beide Beine gleichzeitig an und strampeln in der Luft wie beim Fahrradfahren. Probieren Sie aus, wie lange Sie durchhalten. Eine halbe Minute sollten Sie nach einigem Training schaffen. Wenn Sie diese Zeit ohne Schummeln hinkriegen, probieren Sie, die Hände vom Boden zu nehmen. Sie können entweder mit den Fingern den Hinterkopf fassen oder die Arme gegengleich zu den Beinen strecken und wieder an-

ziehen. Drehen Sie den Oberkörper nach rechts und dann nach links. Wenn das rechte Bein gerade gestreckt ist, zeigt der Oberkörper nach links und umgekehrt. Schaffen Sie zehn Wiederholungen?

3. Gehen Sie in die gleiche Ausgangsposition wie zuletzt. Sie sitzen also auf dem Boden, die Arme sind hinter dem Körper aufgestützt, die Beine angezogen. Heben Sie nun die Füße vom Boden ab. Zur Erleichterung dürfen die Arme dabei leicht einknicken. Drücken Sie dann die Knie durch, so daß die Beine nahezu senkrecht nach oben zeigen. Öffnen Sie sie ein wenig und kreuzen Sie die Beine beim Schließen voreinander. Wiederholen Sie auch diese Übung mindestens zehnmal.

Für echte Profis gibt's eine Variante, die jede Menge Gleichgewichtssinn verlangt und auch trainiert. Gehen Sie in die Ausgangsposition zurück. Die Arme sind diesmal nicht hinter dem Körper, sondern die Hände umfassen die Fußknöchel. Heben Sie nun wie zuvor die Füße leicht vom Boden ab. Halten Sie mit den Händen Kontakt zu den Fußgelenken oder zumindest zu den Waden, während Sie die Unterschenkel langsam in die Waagerechte bringen. Strecken Sie die Beine dann ganz in die Höhe. Je mehr Sie den Bauch anziehen, desto leichter wird es Ihnen fallen, Balance zu halten. Ziehen Sie die Beine so weit zu Ihrem Gesicht wie möglich, lassen Sie Arme und Beine dann langsam wieder sinken. Fünf Wiederholungen sind ein ausgezeichnetes Training.

4. Nehmen Sie sich einen Stuhl ohne Armlehnen und setzen Sie sich darauf, ohne sich mit dem Rücken anzulehnen. Die Beine sind angezogen, die Füße hängen in der Luft. Die Arme sind waagerecht nach vorn ausgestreckt. Ziehen Sie die Arme nun zum Körper, während Sie gleichzeitig die Beine

waagerecht nach vorn strecken. Bleiben Sie einen Augenblick in dieser Stellung und nehmen Sie dann wieder die Ausgangsposition ein. Wiederholen Sie zehnmal. Achten Sie bei dieser und bei allen anderen Übungen darauf, daß Sie ruhig weiteratmen. Gerade wenn man den Bauch trainiert und die entsprechenden Muskeln häufig anspannen muß, hält man gern die Luft an.

5. Stellen Sie sich hin. Die Füße stehen etwas weiter als hüftbreit auseinander. Nehmen Sie ein Handtuch oder Seil zwischen beide Hände und halten Sie es über Ihren Kopf. Die Arme sind dabei gut schulterbreit auseinander. Spannen Sie das Tuch oder Seil zwischen den Händen und beugen Sie den geraden Oberkörper langsam nach rechts. Wenn Sie das Gefühl haben, Sie können nicht weiter, heben Sie die linke Ferse vom Boden ab. Richten Sie sich wieder auf und dehnen Sie in der gleichen Weise die andere Seite. Jede Seite sollte zehnmal trainiert werden. Wiederholen Sie den ganzen Ablauf nach einer kleinen Pause. Mit dieser Übung bearbeiten Sie die seitliche Bauchmuskulatur und sorgen so für eine schöne Taille.

6. Legen Sie sich wieder auf den Boden. Der Kopf ruht auf den Unterarmen. Achten Sie darauf, daß das Kreuz ganz auf dem Boden aufliegt. Heben Sie die Beine an, so daß die Unterschenkel in der Waagerechten und die Oberschenkel senkrecht sind. Legen Sie ein Gewicht – zum Beispiel ein schweres Buch oder einen mit Sand gefüllten Ball – auf die Schienbeine.
Strecken Sie die Beine nun und ziehen Sie sie wieder an. Nach zehn Wiederholungen legen Sie die Beine kurz ab und entspannen. Gehen Sie dann zurück in die Ausgangsposition und strecken Sie die Beine erneut. Versuchen Sie, die gestreckten Beine mit dem Gewicht darauf leicht zu heben und

zu senken. Bringen Sie die Oberschenkel wieder in die Senkrechte und ruhen Sie so einige Sekunden aus. Dann wiederholen Sie die letzte Übung. Davon sollten Sie fünf Durchgänge schaffen.

7. Für diese Übung brauchen Sie wieder ein Seil. Setzen Sie sich mit ausgestreckten Beinen auf den Boden. Das Seil wird um die Füße gespannt. Es sollte nicht ganz Ihre Beinlänge haben. Fassen Sie das Ende des Seils und lassen Sie sich vorsichtig auf den Rücken kippen, so daß die Beine senkrecht in die Höhe ragen. Versuchen Sie nun, sich am Seil Stück für Stück hochzuziehen, bis Ihre Hände fast die Füße erreicht haben. Anschließend wandern Sie mit den Händen wieder nach unten und legen den Oberkörper kurz ab. Machen Sie zehn Wiederholungen. Wem dieser Ablauf zu einfach ist, der kann auch am Seil auf- und abwandern, ohne den Oberkörper zwischendurch zu entspannen.

8. Und weiter geht's mit dem Seil. Legen Sie es etwa auf Schulterbreite zusammen, fassen es an den äußeren Enden und strecken die Arme nach oben. Stellen Sie sich gerade hin, die Beine sind gekreuzt. Drehen Sie nun langsam den Oberkörper von einer Seite zur anderen. Achten Sie darauf, daß das Seil waagerecht bleibt. Dieser kleine Trick hilft Ihnen, Ihre Haltung zu kontrollieren. Führen Sie zehn Seitenwechsel durch. Die Übung spricht die seitliche Bauchmuskulatur und die Taille an.

9. Setzen Sie sich wieder auf den Boden. Die Beine sind ausgestreckt, der Oberkörper ist gerade. Heben Sie nun abwechselnd das linke und das rechte Bein vom Boden ab. Es kommt nicht auf die Höhe an. Viel wichtiger ist, daß das jeweilige Bein gestreckt bleibt und der Rücken gerade. Sie schaffen die

Übung nur, wenn Sie die Kraft Ihrer Bauchmuskeln einsetzen. Wenn's am Anfang auch noch so schwerfällt, bleiben Sie dran! Beginnen Sie mit zehn Durchgängen, also fünf pro Seite. Machen Sie zwischendurch kleine Pausen. Sie werden sehen, daß Sie mit etwas Training zehnmal pro Bein schaffen werden, ohne hin und wieder zu verschnaufen.

10. Noch eine recht einfache Übung im Liegen: Sie legen sich auf den Rücken, die Beine sind angezogen. In der Ausgangsposition sollte das Kreuz durchgedrückt sein und den Boden berühren. Heben Sie nun langsam das Becken hoch und bleiben Sie etwa fünf Sekunden in dieser Position. Ziehen Sie das Becken mit der Kraft der Bauchmuskulatur in die Höhe. Nach den fünf Sekunden legen Sie das Becken ab und atmen tief durch, bevor Sie die Übung zehnmal wiederholen. Wer gut im Training ist, kann das Becken auch anheben und es fünf Sekunden lang möglichst hoch halten. Dann das Becken wieder leicht absenken, aber nicht ganz ablegen. Auch in dieser Haltung zwei bis drei Sekunden bleiben und dann das Becken wieder hochheben.

11. Sie liegen wieder ausgestreckt auf dem Rücken. Die Arme ruhen parallel zum Körper. Ziehen Sie die Knie an, bis diese auf der Brust liegen. Nun versuchen Sie, mit den Knien einen Kreis zu beschreiben. Lassen Sie sie erst links von Ihrem Körper in Richtung Boden wandern. Bewegen Sie die Knie dann im großen Bogen auf die rechte Seite und zum Schluß wieder zurück zur Brust. Fünf Wiederholungen sind gut für eine schlanke Taille.

12. Bei dieser Übung können Sie besonders gut sehen, wie fit Ihre Bauchmuskeln sind. Legen Sie sich wieder in die Ausgangsposition auf den Rücken. Der Kopf ruht auf den Unter-

armen. Ziehen Sie die Beine an. Der linke Fuß ist aufgestellt, der rechte wird auf dem linken Knie abgelegt. Das Seil sollte auf etwa einen Meter Länge zusammengelegt und -gerollt sein. Sie können auch ein Handtuch benutzen, das Sie zu einer Schlange drehen. Legen Sie nun Handtuch oder Seil auf Ihren Bauch und versuchen Sie nur mit Hilfe der Muskeln, den Gegenstand so heftig wie möglich zu bewegen. Gelingt es Ihnen, das Seil bzw. Tuch „zu öffnen"? Wem das zu schwer ist, der kann auch mit einer leeren Flasche üben. Rollen Sie die Flasche mit Ihren Bauchmuskeln hin und her.

13. Für zwischendurch: Ob Sie im Büro sitzen, an der Kasse im Supermarkt in der Schlange stehen oder abends gemütlich auf dem Sofa liegen – diese kleine Übung können Sie jederzeit unbemerkt durchführen. Spannen Sie die Bauchmuskeln kurz an und lassen Sie sie dann wieder locker. Zehn Wiederholungen sollten es pro Übungseinheit schon sein.

Übungen für den Po

Ein fester runder Po ist unbestritten ein echter Hingucker. Frauen geben zu, daß sie den Hintern eines Mannes wichtig finden und teilweise sogar direkt darauf schauen. Und umgekehrt ist es ähnlich. Auch Männer gucken nicht nur auf den Busen, sondern interessieren sich auch für die Rückansicht. Wenn Sie mit Ihrem Hinterteil nicht zufrieden sind, sollten Sie mit den folgenden Übungen schnellstens anfangen. Eigentlich gibt es für einen schlaffen Hängepo nämlich keine Ausrede. Im Gegenteil: Das Gesäß besteht zu einem großen Teil aus Muskeln, die sich hervorragend trainieren lassen. Das Gute daran ist, daß Sie den Erfolg bei konsequentem Training entsprechend schnell sehen können. Führen Sie die Übungen nach der Aufwärmphase durch und konzentrieren Sie sich darauf, wo Sie überall Muskeln spüren. Schon in einigen Wochen wird Ihr Po knackiger und schöner sein als jemals zuvor.

1. Stellen Sie sich in etwa 30 Zentimeter Entfernung vor eine Wand. Stützen Sie sich mit den Händen ungefähr auf Bauchhöhe leicht ab. Die Füße stehen parallel nebeneinander. Heben Sie nun den ganzen Körper an, indem Sie auf die Zehenspitzen gehen. Achten Sie darauf, daß der Oberkörper dabei nicht zur Wand kippt. Strecken Sie das rechte Bein gerade nach hinten. Die Zehen des rechten Fußes berühren den Boden dabei nur noch knapp. Ziehen Sie das Bein zurück und senken Sie den Körper wieder ab. Die gleiche Übung führen Sie anschließend mit dem linken Bein aus. Wechseln Sie zehnmal die Seiten.

2. Im Anschluß gehen Sie wieder in die Ausgangsposition vor der Wand. Wie in der Übung zuvor heben Sie sich auf die Zehenspitzen. Beginnen Sie ebenfalls mit dem rechten Bein, das Sie nach hinten ausstrecken. Heben Sie nun den rechten Fuß so hoch wie möglich. Das Bein muß dabei gestreckt bleiben. Achten Sie darauf, daß Sie weder ins Hohlkreuz gehen noch mit dem Oberkörper zur Wand kippen. Auch die Schultern sollten gerade bleiben. Setzen Sie den Fuß wieder ab, ziehen ihn in die Startposition zurück und senken den Körper komplett ab. Anschließend ist das linke Bein dran. Jede Seite sollte zehnmal trainiert werden. Es ist nicht schlimm, wenn der Fuß zu Beginn Ihrer Arbeit nicht sehr weit vom Boden abhebt. Belassen Sie es dabei und steigern Sie sich langsam. Es ist viel wichtiger, daß Ihre Haltung während des gesamten Bewegungsablaufs gerade bleibt. Wer Rückenprobleme hat, sollte diese Übung besser unterlassen.

3. Knien Sie sich auf den Boden vor Ihre Wand. Sie können wahlweise auch einen Stuhl oder ein Regal nehmen. Wichtig ist, daß Sie sich etwa auf Bauchhöhe festhalten können. Wenn Sie knien, sollten Sie ungefähr auf Höhe von Hals oder Kinn Halt finden. Ich halte eine Wand für geeignet, da man sich lediglich leicht abstützen muß. Man kann damit bestens die Höhe variieren und verkrampft sich nicht, weil die Hände zu hoch oder zu tief liegen. Der Abstand zur Stütze sollte auch bei dieser Übung etwa 30 Zentimeter betragen. Achten Sie darauf, daß der gesamte Körper ganz gerade ist. Heben Sie dann das rechte Bein seitlich in die Höhe. Die Beinhaltung bleibt dabei erhalten, der Unterschenkel zeigt waagerecht zum Boden. Weichen Sie nicht mit dem Oberkörper nach links aus, während Sie das rechte Bein heben. Anschließend ist die linke Seite dran. Wenn Sie eifrig trainieren, wird es Ihnen sicher gelingen, das jeweilige Bein bis in den 90-Grad-Winkel zu bringen. Zehn und später auch zwanzig Wiederholungen sollten Sie schaffen.

4. Schwieriger und deshalb eher für Fortgeschrittene geeignet ist folgende Bewegung: Setzen Sie sich mit geradem Rücken hin. Das rechte Bein ist wie beim Schneidersitz angewinkelt vor dem Körper. Das linke Bein wird ebenfalls leicht gebeugt hinter den Körper gestreckt. Versuchen Sie das linke Bein aus dieser Haltung vom Boden abzuheben. Der Oberkörper darf dabei nach vorn kippen. Halten Sie das Bein zwei Sekunden und legen Sie es anschließend wieder ab. Nach zehn Wiederholungen ist die andere Seite an der Reihe. Solange Ihr Körper noch nicht gut trainiert ist, könnte Ihnen diese Bewegung einige Schwierigkeiten bereiten. Zwingen Sie sich zu nichts, sondern arbeiten Sie zunächst die anderen Übungen ab. Sie können zwischendurch immer mal wieder probieren, ob Sie schon soweit sind, diesen Programmpunkt zu absolvieren.

Wenn Sie einen Krampf kriegen, lösen Sie die Haltung sofort auf. Bleiben Sie auf dem Boden sitzen und strecken Sie die Beine locker nach vorne. Leichtes Beklopfen oder Schütteln der Muskeln hilft.

5. Für die nächste Übung brauchen Sie keine Stütze. Knien Sie sich hin und gehen Sie auf alle viere. Statt sich auf den Händen aufzustützen, halten Sie den Oberkörper jedoch auf den Unterarmen. Strecken Sie nun das rechte Bein gerade nach hinten in die Luft, so daß es mit dem Rücken nahezu eine Linie bildet. Beschreiben Sie in dieser Haltung mit dem rechten Bein Halbkreise – so, als würde unter dem Knie etwas stehen, daß Sie einkreisen möchten.

Wenn Ihnen die Übung so zu schwer fällt, können Sie sich als Hilfestellung einen Stapel Bücher, eine Flasche oder auch einen Ball dort hinlegen. Das Bein sollte dann von einer Seite der „Hürde" auf die andere wandern.

Nachdem Sie zehn Halbkreise beschrieben haben, ziehen Sie das Knie wieder an und setzen den rechten Unterschenkel ab. Führen Sie mit dem linken Bein den gleichen Ablauf durch. Wenn Sie sich ein Hilfsmittel zurechtgelegt haben, sollten Sie das nun etwas verschieben oder die Position Ihres Körpers so verändern, daß der entsprechende Gegenstand sich etwa unter dem linken Knie des gestreckten Beines befindet. Sie müßten sich sonst zu sehr verdrehen und würden Ihrem Rücken damit sicher keinen Gefallen tun.

6. Eine einfache Übung, die besonders Kindern viel Spaß macht: Setzen Sie sich aufrecht auf den Fußboden. Die Beine sind leicht angewinkelt. Bewegen Sie sich mit aufrechtem Oberkörper vorwärts, indem Sie von einer Pobacke auf die andere schaukeln. Benutzen Sie die Gesäßhälften also sozusagen anstelle Ihrer Beine. Wenn Sie sich ein gutes Stück vor-

wärts bewegt haben, legen Sie den Rückwärtsgang ein und rutschen wieder an Ihren Startplatz zurück. Beim zweiten Durchgang machen Sie die Übung mit gestreckten Beinen. Falls Sie Kinder haben sollten oder gemeinsam mit Freundin oder Partner trainieren, können Sie mehrere Durchgänge hintereinander auf Zeit absolvieren. Achten Sie aber auch im größten Wettkampfeifer darauf, daß Ihr Rücken gerade bleibt.

7. Der folgende Bewegungsablauf ist sowohl für den Po als auch für Oberschenkel und Bauchmuskeln gut. Knien Sie sich hin und setzen Sie sich auf Ihre Fersen. Verschränken Sie die Hände am Hinterkopf. Jetzt heben Sie den Po an und setzen ihn links neben den Fersen ab. Berühren Sie den Boden nur kurz und heben Sie den Po anschließend gleich wieder hoch, führen Sie ihn über die Fersen, ohne sie jedoch zu berühren, und setzen Sie sich nun rechts neben Ihre Fersen. Sie sollten zehnmal auf jeder Seite zum Sitzen kommen. Falls Sie Schwierigkeiten haben, diese Übung richtig durchzuführen, können Sie sich zwischendurch zum Ausruhen kurz auf die Fersen setzen. Einigen hilft es, wenn sie die Arme waagerecht nach vorn strecken können. Wählen Sie die Armhaltung, die Ihnen lieber ist.

8. Auch für den Po gibt es eine wunderbare Übung mit einem Seil. Wickeln Sie ein Ende des Seils um den rechten Fuß, so daß es nicht abrutschen kann. Das andere Ende halten Sie fest. Legen Sie sich auf den Bauch und strecken Sie die Arme nach vorn. Beide Arme sind leicht gebeugt. Dadurch verläuft das Seil von den Händen über den Hinterkopf fast parallel zum Rücken bis hin zum Fuß des angewinkelten rechten Beins. Versuchen Sie, mit Hilfe des Seils das gebeugte rechte Bein zu heben und zu senken. Der Kopf soll dabei nicht hoch gehalten werden, sondern zum Boden zeigen. Nach zehn Wiederholungen ist das linke Bein an der Reihe.

9. Auch mit einem Ball läßt sich viel für einen knackigen Po tun. Gehen Sie in die Ausgangsposition der ersten Po-Übung. Schieben Sie einen Ball von etwa 15 cm Durchmesser zwischen die Oberschenkel. Strecken Sie nun das rechte Bein nach hinten, so daß nur noch die Zehen den Boden berühren. Um den Ball halten zu können, müssen die Beine während der ganzen Übung angespannt bleiben. Nach zwanzig Wiederholungen ist das linke Bein dran.

10. Gehen Sie in die gleiche Ausgangsposition. Winkeln Sie das rechte Bein so weit an, daß der Unterschenkel parallel zum Boden steht. Legen Sie Ihren Ball nun in die Kniebeuge und halten Sie ihn fest, indem Sie den Unterschenkel in Richtung Oberschenkel pressen. In dieser Haltung drücken Sie das rechte Bein so weit wie möglich nach hinten. Auch von diesem Bewegungsablauf dürfen es ruhig zwanzig Wiederholungen sein. Im Anschluß ist das linke Bein an der Reihe. Schütteln Sie zwischendurch die Beine aus, wenn Sie merken, daß Sie sich zu sehr verkrampfen. Wenn Sie mit einem Bein fertig sind, sollten Sie das auf jeden Fall lockern, bevor Sie zum anderen übergehen.

11. Und noch eine Übung mit dem Ball: Legen Sie sich flach auf den Rücken. Ziehen Sie die Beine an. Der Ball ruht zwischen Ihren Oberschenkeln fast auf Kniehöhe. Strecken Sie die Arme über dem Kopf gerade nach hinten. Die Handflächen liegen auf dem Boden. Lösen Sie jetzt die Fersen vom Boden. Dann heben Sie das Becken, halten es zwei Sekunden so und senken es wieder. Die Fersen bleiben in ihrer Position. Spannen Sie während der gesamten Bewegung Bauch, Po und Oberschenkel an. Rücken, Nacken und die Arme auf den Boden pressen. Nach zwanzig Wiederholungen senken Sie die Fersen, nehmen den Ball zwischen den Ober-

schenkeln weg und schütteln alle Muskeln kurz aus. Dann führen Sie die gesamte Übung nochmals mit zwanzig Wiederholungen durch.

12. Diesen Programmpunkt können Sie ohne Hilfsmittel durchführen: Legen Sie sich flach auf den Rücken. Die Beine sind angewinkelt, die Füße stehen also parallel. Die Arme sollten neben dem Körper auf der Erde liegen. Heben Sie nun das Becken mit angespanntem Po hoch. Ihr Körper sollte jetzt eine gerade Linie bilden, die vom Kopf, der am Boden liegt, zu den Knien verläuft. Halten Sie sich so für fünf Sekunden und legen Sie dann das Becken wieder ab. Der Po muß wirklich angespannt sein, damit er nicht durchhängt. Sie sollten aber auch nicht ins Hohlkreuz gehen.
Wenn Sie die Möglichkeit haben, vor einem Spiegel zu üben, dann nützen Sie diese. Ansonsten hilft es auch, jemanden zu bitten, die Körperhaltung zu kontrollieren und gegebenenfalls zu korrigieren. Derjenige sollte sich dann natürlich vorher genau durchlesen, worauf es bei der jeweiligen Übung ankommt. Denken Sie nicht, Sie brauchen künftig immer jemanden, der Ihnen bei Ihrer Gymnastik hilft. Mit der Zeit entwickeln Sie ein feines Körpergefühl und wissen von selbst, ob die Haltung stimmt oder nicht. Bei dieser Übung bietet sich eine Variante an, die allerdings etwas Training erfordert. Gehen Sie in die Startposition. Das rechte Bein ist wieder angewinkelt, der linke Unterschenkel wird jedoch auf dem rechten Knie abgelegt. Führen Sie nun die Übung wie eben beschrieben durch. Wechseln Sie zwischendurch die Seiten.

13. Drehen Sie sich auf den Bauch und strecken Sie die Arme neben dem Körper aus. Die Handflächen liegen am Boden, die Beine sind leicht geöffnet. Heben Sie nun gleichzeitig

Arme, Beine und das Kinn vom Boden ab und halten Sie diese Position fünf Sekunden. Anschließend legen Sie den Körper wieder ab und entspannen kurz. Wiederholen Sie dies mindestens zehnmal. Zur Abwechslung können Sie diese Übung auch mal mit nach vorn ausgestreckten Armen durchführen.

14. Bleiben Sie auf dem Bauch liegen. Verschränken Sie die Unterarme und legen Sie die Stirn darauf. Beide Beine sind gestreckt. Heben Sie das rechte nun an und strecken Sie es möglichst weit hoch. Die Hüfte sollte sich dabei nicht verschieben, und das Bein muß gestreckt bleiben. Spreizen Sie das rechte Bein jetzt in der gleichen Höhe etwas zur Seite, ziehen Sie es wieder zurück und legen Sie es anschließend ab. Den gleichen Ablauf führen Sie mit dem linken Bein durch. Jede Seite ist zehnmal dran.

15. Gehen Sie auf alle viere. Strecken Sie das rechte Bein nach hinten aus, so daß es mit dem Rücken eine Linie bildet. Das Gesicht zeigt nach vorn, das Kinn ist erhoben. Ziehen Sie nun das rechte Knie zur Brust und senken Sie gleichzeitig den Kopf, als wollten Sie das Knie ansehen. Strecken Sie das Bein wieder, während Sie den Kopf heben. Dann setzen Sie das rechte Bein ab und führen die Übung mit der linken Seite durch. Auch hier empfehle ich Ihnen zehn Wiederholungen pro Bein.

16. Zur Abwechslung mal eine Übung im Stehen. Der Körper ist gerade, die Beine sind schulterbreit gespreizt. Die Zehen sollen nach außen zeigen. Sie können die Arme locker baumeln lassen oder auch in die Hüfte stemmen. Gehen Sie langsam in die Knie. Die Knie zeigen dabei in die gleiche Richtung wie die Zehen. Schieben Sie nun das Becken nach vorn.

Der Rücken wird gleichzeitig rund. (Aber keinen Buckel machen!) Dann schieben Sie das Becken weit zurück, während der Rücken ein leichtes Hohlkreuz andeutet. Bis auf die Veränderung der Rückenform sollte der Oberkörper sich nicht bewegen. Auch die Knie bleiben in ihrer Haltung, Kopf und Schultern sind ruhig. Nach zehnmaligem Vor- und Zurückschieben des Beckens richten Sie sich gerade auf. Schütteln Sie die Beine aus und machen Sie anschließend noch ein bis zwei Durchgänge.

17. Zum Abschluß eine Dehnübung. Setzen Sie sich auf den Boden und legen Sie das rechte Bein angewinkelt vor dem Körper ab. Das linke kreuzen Sie darüber, so daß der linke Fuß rechts neben dem rechten Oberschenkel abgestellt wird. Drehen Sie den aufrechten Oberkörper nun langsam nach links. Kontrollieren Sie, ob die linke Gesäßhälfte Bodenkontakt behält. Drehen Sie nicht weiter, als es für Sie angenehm ist. Gehen Sie zurück in die Ausgangsposition und wechseln Sie die Beine. Drehen Sie den Oberkörper nun entsprechend zur rechten Seite und achten Sie darauf, daß die rechte Pobacke am Boden bleibt. Die gesamte Übung wird sehr langsam durchgeführt. Jede Seite sollte fünfmal drankommen.

18. Genau wie den Bauch können Sie auch Ihren Po zwischendurch trainieren, ohne daß Sie dafür eine Gymnastikeinheit einplanen müssen. Spannen Sie einfach das Hinterteil an und lassen Sie dann wieder los. Diese Übung können Sie sowohl im Sitzen als auch im Stehen ausführen. Wenn Sie sitzen, werden Sie merken, wie Ihr gesamter Oberkörper durch das Anspannen angehoben wird.

Übungen für die Oberschenkel

Viele der Bewegungsabläufe, die Sie nun bereits kennengelernt haben, wirken sozusagen nebenbei positiv auf die Oberschenkel und die gesamte Form des Beins ein. Sollten Sie aber gerade an den Schenkeln Polster haben, die Sie loswerden möchten, bieten sich spezielle Übungen an, die den Dellen und Rundungen gezielt zu Leibe rücken. Während Sie die folgenden Programmteile turnen, denken Sie immer daran, die Beine zwischendurch auszuschütteln. Auch ist es ganz wichtig, nie den Atem anzuhalten, sondern auch bei größter Anspannung gleichmäßig weiterzuatmen.

1. Stellen Sie sich mit weit gespreizten Beinen hin. Die Fußspitzen zeigen nach außen, der Oberkörper ist gerade. Halten Sie ein Handtuch, Seil oder auch eine zusammengerollte Zeitung mit beiden Händen fest und strecken Sie die Arme waagerecht vor dem Körper aus. Bauch und Po sind angespannt, während Sie nun langsam in die Knie gehen. Der Po sollte bis etwa zur Kniehöhe gesenkt werden, so daß die Oberschenkel automatisch in die Waagerechte kommen. Richten Sie sich anschließend nur so weit auf, daß die Knie leicht gebeugt bleiben, und gehen Sie dann wieder tief herunter. Während des gesamten Ablaufs bleibt der Oberkörper gerade, und die Arme sind gestreckt. Nach zehn Wiederholungen richten Sie sich ganz auf, schütteln die Beine gut aus und verschnaufen kurz. Dann führen Sie die Übung nochmals aus.

2. Nehmen Sie die gleiche Startposition ein wie in der vorigen Beschreibung. Die Arme werden diesmal allerdings waagerecht zur Seite gestreckt. Gehen Sie wieder in die Knie, allerdings nur so weit, daß die Oberschenkel jeweils eine Schräge bilden. Heben Sie dann die beiden Fersen vom

Boden ab, halten Sie kurz und lassen Sie die Fersen anschließend sinken. Sollte Ihnen diese Bewegung zu schwierig sein, können Sie auch erst die eine und dann im Wechsel die andere Seite anheben und senken. Jede Ferse sollte dabei zehnmal den Boden verlassen.

3. Stellen Sie sich mit dem Rücken an eine Wand. Laufen Sie nun in kleinen Schritten mit den Füßen nach vorn und lassen Sie dabei den Oberkörper an der Wand herunterrutschen. Sobald in der Kniekehle ein Winkel von 90 Grad entsteht, haben Sie die richtige Position erreicht. Verharren Sie in dieser Haltung zehn Sekunden und marschieren Sie dann zurück. Schaffen Sie zehn Wiederholungen? Falls Sie Probleme damit haben, können Sie anfangs auch schneller wieder zurückgehen. Wichtig ist, daß Sie mit dem Po tief genug sind. Fünf Wiederholungen sind am Anfang auch akzeptabel. Vergessen Sie aber nicht, daß Sie sich steigern sollten. Eine Variation dieser Übung können Sie auch mal ausprobieren: Stellen Sie sich wie eben an die Wand. Die Füße stehen diesmal nicht direkt nebeneinander, sondern sind etwa schulterbreit geöffnet. Meiner Aussicht nach ist diese Variante weder einfacher noch schwieriger. Die Meinungen darüber sind jedoch geteilt. Probieren Sie aus, wie es Ihnen lieber ist. Sie können natürlich auch zwischen beiden Methoden wechseln, damit keine Langeweile entsteht.

4. Stellen Sie sich gerade hin und halten Sie sich an einem Stuhl oder einfach an der Wand fest. Ihr Körper steht seitlich zur Stütze. Die Beine sind fest geschlossen. Heben Sie sich auf die Zehenspitzen, die Knie sind ganz schwach gebeugt. Nun gehen Sie ganz langsam weiter in die Knie, jedoch nicht mehr als zehn oder zwölf Zentimeter. Bleiben Sie fünf Sekunden so und strecken Sie sich dann bis in die Ausgangspo-

sition zurück. Dann wiederholen Sie den Ablauf. Während der gesamten Übung sind die Knie nie durchgestreckt, und die Fersen berühren den Boden nicht. Machen Sie zehn Wiederholungen.

5. Setzen Sie sich jetzt auf den Boden. Die Beine sind leicht angewinkelt, der Oberkörper wird von den hinter dem Rücken aufgestützten Armen gehalten. Klemmen Sie zwischen den Knien einen Ball oder ein dickes Buch ein. Hervorragend eignet sich ein Versandhauskatalog. Pressen Sie die Oberschenkel kräftig zusammen, als ob Sie das Buch oder den Ball zerquetschen wollen. Wenn Sie einen Ball benutzen, sollten Sie sehr vorsichtig sein, damit er Ihnen nicht wegspringt oder womöglich tatsächlich platzt. Nach fünf Sekunden lassen Sie wieder locker, halten das Hilfsmittel aber weiterhin fest. Kurz verschnaufen und die Oberschenkel dann erneut zusammenpressen. Nach vier Wiederholungen machen Sie die gleiche Übung noch einmal. Jetzt pressen Sie aber nicht nur fünf Sekunden, sondern so lange, wie Sie können.

6. Nehmen Sie für diese Übung wieder ein Seil zu Hilfe. Stehen Sie gerade und winkeln Sie das rechte Bein, so daß Sie das Seil unter die Fußsohle bringen können. Die Seilenden halten Sie jeweils mit einer Hand fest. Der Oberschenkel sollte waagerecht sein und einen Winkel von 90 Grad zur Wade bilden. Heben Sie das rechte Bein mit Hilfe des Seils an und lassen Sie es wieder leicht sinken. Wiederholen Sie das zehnmal und wechseln Sie dann zum linken Bein.

7. Legen Sie sich nun seitlich auf den Boden. Ihr Gewicht ruht auf der rechten Hüfte, dem rechten Bein sowie dem rechten Ellenbogen. Achten Sie darauf, daß Sie möglichst gerade liegen. Die Beine sollen also durchgedrückt sein, der Ober-

körper sollte sich mit den Beinen auf einer Höhe befinden. Wenn Sie Probleme mit der Balance haben, können Sie sich mit der linken Hand zusätzlich am Boden sichern. Heben Sie nun das gestreckte linke Bein so hoch es geht. Lassen Sie sich dabei nicht auf den Po rollen. Sie sollten auch nicht in der Taille einknicken. Es bewegt sich wirklich nur das linke Bein. Lassen Sie es wieder langsam sinken und wiederholen Sie zehnmal. Dann drehen Sie sich auf die andere Seite und trainieren das rechte Bein in der gleichen Weise.

8. Die Startposition ist die gleiche wie bei der vorigen Übung. Diesmal heben Sie jedoch nicht das gestreckte linke Bein, sondern ziehen das linke Knie in Richtung des linken Ohres. Wenn der Oberschenkel in der Senkrechten ist, haben Sie die richtige Haltung. Strecken Sie nun auch noch das Knie durch. Das ganze linke Bein müßte nun senkrecht nach oben ragen. Passen Sie auf, daß das rechte Bein nicht vom Boden abhebt. Wenn Sie noch nicht besonders gut trainiert sind, brauchen Sie das linke Bein nicht ganz so weit anzuziehen. Auch wenn es bei der Streckung in der Schräge ist, tut die Übung Ihren Oberschenkeln gut. Achten Sie auf gerade Beine.

9. Legen Sie sich zum Abschluß der Bein-Übungen noch mal auf die rechte Seite. Stellen Sie den linken Fuß hinter dem rechten Oberschenkel auf. Der Oberkörper wird vom angewinkelten rechten Arm gestützt. Der linke Arm liegt vor der Brust. Das ganz durchgestreckte rechte Bein wird einige Zentimeter vom Boden abgehoben. Der Fuß ist dabei ebenfalls gestreckt. Halten Sie die Position und ziehen Sie die Zehen in Richtung des Knies. Strecken Sie den Fuß wieder und legen Sie das Bein ab. Drehen Sie sich auf die andere Seite und üben Sie mit dem linken Bein. Wenn Sie sich schon ein paar Muskeln erarbeitet haben, können Sie auch

pro Seite zehn Wiederholungen hintereinander durchführen. Legen Sie dann zwischendurch das Bein nicht ab, sondern senken Sie es nur bis kurz über dem Boden. Solange Sie aber noch nicht soweit sind, führen Sie die Übung wie zuerst beschrieben aus. Auch dann sollte allerdings jede Seite zehnmal dran sein.

10. Auch in der Badewanne lassen sich die Oberschenkel formen und straffen. Setzen Sie sich gerade hin und strecken Sie beide Beine aus. Ziehen Sie das rechte Knie nun zum Körper und legen Sie einen Waschlappen unter die Fußsohle, den Sie an beiden Enden festhalten. Sie können statt des Lappens auch wieder Ihr Seil benutzen. Pressen Sie die Fußsohle nun etwa fünf Sekunden gegen den Lappen. Anschließend lassen Sie locker und pressen dann noch mal. Nach zehn Wiederholungen ist das linke Bein an der Reihe.

11. Für die letzte Übung legen Sie sich gemütlich in die Wanne. Das Wasser sollte bis knapp über die Brust reichen. Ziehen Sie das rechte Knie an, bis der Oberschenkel in der Waagerechten ist. Unterschenkel und Fuß werden dadurch automatisch aus dem Wasser gehoben. Strecken Sie das rechte Bein durch und winkeln Sie es wieder an. Sie können diese Übung zehnmal wiederholen, bevor Sie zum linken Bein wechseln. Damit nicht eine Seite zu sehr auskühlt, können Sie aber auch zwischendurch die Beine wechseln.

12. Bevor wir uns dem Busen zuwenden, noch einige Anregungen, die im Schwimmbad bestens umzusetzen sind. Laufen Sie doch einmal im tiefen Wasser hin und her. Ziehen Sie die Knie dabei extrem an und strecken Sie das jeweilige Bein dann weit vor, bevor Sie den nächsten Schritt machen. Die Hände sollten beim Gehen gespreizt und natürlich auch unter

Wasser sein. So verstärken Sie den Widerstand und müssen für die gesamte Übung mehr Kraft aufwenden. Auch das Laufen auf Zehenspitzen ist gut für schöne Beine. Bleiben Sie nun stehen und heben Sie das rechte Bein angewinkelt an. Das Knie darf fast an die Wasseroberfläche kommen. Strecken und beugen Sie nun das rechte Bein. Nach zehn Wiederholungen lassen Sie das Bein gebeugt und beschreiben mit dem Knie einen Halbkreis. Rudern Sie mit den Händen, um nicht das Gleichgewicht zu verlieren.
Ein Tip, damit die Balance leichterfällt: Bewegen Sie sich nicht schnell oder hastig. Langsame, gleichmäßige Ausführung sorgt für Standfestigkeit. Auch die Halbkreise werden zehnmal wiederholt. Dann ist das linke Bein dran. Beugen und strecken Sie erst und beschreiben Sie abschließend wieder die Halbkreise.

Übungen für den Busen

Die letzte Phase des Workouts beschäftigt sich mit dem Busen. Natürlich können Sie durch Gymnastik die Größe nicht verändern. Die Form können Sie hingegen erheblich beeinflussen. Von den folgenden Übungen profitieren die Arme teilweise mit. Sie können also davon ausgehen, daß Ihr gesamter Körper bestens in Form bleibt, wenn Sie alle Programmteile in Ihren Alltag aufnehmen. Eine gute Haltung ist natürlich für den gesamten Körper und Ihre Ausstrahlung wichtig. Ihrem Busen tun Sie damit einen doppelten Gefallen. Hüten Sie sich also vor einer krummen Haltung, die jedem noch so eifrigen Training entgegenwirkt.

1. Stellen Sie sich mit gespreizten Beinen gerade hin. Po und Bauch sind angespannt. Ballen Sie die Hände zu Fäusten und

heben Sie die Unterarme bis etwa auf Bauchhöhe an. Ziehen Sie nun die Ellenbogen weit zurück. Bringen Sie die Fäuste wieder in die Ausgangsposition und ziehen Sie sie dann noch zehnmal nach hinten. Sie können diese Übung auch variieren, indem Sie den Oberkörper aus der Startposition nach vorn beugen. Machen Sie keinen Buckel, sondern halten Sie den Rücken gerade. Die angewinkelten Ellenbogen zeigen nun senkrecht nach oben. Ziehen Sie sie aus dieser Haltung noch ein Stückchen weiter hoch.

2. Dieser Bewegungsablauf wird Sie an einen Butterfly erinnern, wenn Sie jemals Bekanntschaft mit einem Fitneß-Studio gemacht haben sollten. Stellen Sie sich wieder gerade hin und spannen Sie Bauch und Po an. Strecken Sie die Arme waagerecht zur Seite und stellen Sie die Unterarme auf, so daß Ihr Kopf praktisch von den Armen eingerahmt ist. Ziehen Sie die Schultern dabei nicht hoch, sondern bleiben Sie in diesem Bereich und im Nacken locker. Führen Sie die Unterarme nun vor dem Körper zusammen und pressen Sie sie fest gegeneinander. Öffnen und schließen Sie zehnmal.

3. Nehmen Sie wieder obige Grundposition ein. Verschränken Sie die Hände etwa auf Brusthöhe ineinander und pressen Sie die Handflächen kräftig gegeneinander. Halten Sie den Druck fünf Sekunden, lassen Sie dann locker und versuchen Sie, mit der rechten die linke Hand auf die Seite zu ziehen und umgekehrt. Da dies gleichzeitig passiert, verändert sich die Position der ineinandergreifenden Hände nicht. Auch diesen Zug halten Sie fünf Sekunden aus, ehe Sie wieder lockerlassen. Wechseln Sie zwischen Druck und Zug zehnmal ab.

4. Setzen Sie sich in den Schneidersitz. Wahlweise können Sie auch knien und sich auf Ihre Fersen setzen. Achten Sie

darauf, daß der Oberkörper gerade und der Bauch angespannt ist. Boxen Sie nun abwechselnd mit der linken und der rechten Faust vor dem Körper. Die Bewegungen sollten schnell und kraftvoll ausgeführt werden. Arbeiten Sie trotzdem konzentriert und lassen Sie eine Faust erst dann nach vorn schnellen, wenn die andere zurückgezogen wurde.

5. Stellen Sie sich wieder hin und spreizen Sie die Beine. Die Füße sollten mehr als hüftbreit voneinander entfernt stehen. Gehen Sie mit angespanntem Bauch und Po in die Knie, bis diese mit den Zehenspitzen eine Linie bilden. Bleiben Sie so und bringen Sie die Arme seitlich vom Körper in die Waagerechte. Die Handflächen zeigen zum Boden. Drehen Sie nun beide Arme wie Schranken gleichzeitig nach vorn und dann nach hinten, so daß der gesamte Schulterbereich „rollt". Üben Sie langsam und vorsichtig und wechseln Sie die Richtung, sobald Sie ein Ziehen spüren. Am Anfang reichen fünf Wiederholungen, später sollten es zehn werden.

6. Beginnen Sie in der gleichen Startposition wie eben. Die Arme werden wieder seitlich in die Waagerechte gebracht. Statt die Schultern zu rollen, bleiben die Handflächen die ganze Zeit zum Boden gerichtet. Beschreiben Sie mit den Händen kleine Kreise in der Luft. Versuchen Sie dreißig Sekunden durchzuhalten.

7. Stehen Sie wieder gerade und aufrecht. Die Beine sind diesmal allerdings nur etwa schulterbreit auseinander. Fassen Sie hinter dem Rücken mit der rechten Hand den linken Ellenbogen und mit der linken Hand den rechten Ellenbogen. Wenn Ihnen das schwerfällt, können Sie auch den jeweiligen Unterarm greifen. In dieser Haltung strecken Sie die Arme so weit vom Rücken weg wie möglich. Am Anfang schaffen Sie

wahrscheinlich nicht viel. Das macht nichts. Je länger Sie trainieren, desto größer wird der Zwischenraum zwischen Armen und Körper. Es kommt übrigens auch gar nicht auf Höchstleistungen an. Regelmäßige Übungen bringen viel mehr.

8. Und noch ein Programmpunkt, bei dem Sie die Arme hinter den Rücken bringen. Stehen Sie wie immer aufrecht und gerade und spannen Sie Po und Bauch wie gewohnt an. Verhaken Sie nun die Finger der beiden Hände ineinander und ziehen Sie kräftig daran. Halten Sie den Zug mindestens fünf Sekunden aus und lockern Sie dann die Arme. Wiederholen Sie die Übung fünfmal.

9. Für den Busen gibt es wunderbar einfache Bewegungen mit Hilfsmitteln. Nehmen Sie eine gefüllte Flasche in die linke Hand. Strecken Sie den linken Arm waagerecht vor dem Körper aus. Der rechte Arm ist hoch in die Luft gestreckt. Führen Sie die linke Hand nun langsam zur rechten, übergeben Sie die Flasche und senken Sie den rechten Arm ab, bis er waagerecht ist. Der linke Arm bleibt nach oben ausgestreckt, und Sie wiederholen das Ganze auf der anderen Seite. Wer mehr Kraft hat, kann mit zwei Flaschen arbeiten. Strecken Sie auch dann den linken Arm vor dem Körper aus und den rechten nach oben. Wechseln Sie nun langsam zehnmal.

10. Eine weitere Übung mit zwei Flaschen ist diese: Nehmen Sie Ihre Grundhaltung ein. Strecken Sie beide Arme – jede Hand hält eine Flasche, diesmal seitlich vom Körper – waagerecht aus. Halten Sie diese Position fünf Sekunden und führen Sie dann beide Hände vor dem Körper zusammen, ohne die Arme anzuwinkeln. Achten Sie darauf, daß Ihr Kör-

per die Spannung behält und daß die Flaschen nicht an Höhe verlieren. Auch vor dem Körper halten Sie fünf Sekunden und öffnen die Arme dann wieder. Wenn Sie fünf Wechsel schaffen, sind Sie gut in Form. Wer ehrgeizig ist, versucht länger auszuhalten. Aber übertreiben Sie es nicht; die Übung ist schwerer, als man denkt.

11. Die letzte Bewegung mit den beiden Flaschen: Nehmen Sie wieder in jede Hand eine und kreuzen Sie die Unterarme vor dem Körper. Schmiegen Sie die Ellenbogen eng an die Brust bzw. den Bauch. Versuchen Sie nun die Ellenbogen jeweils seitlich anzuheben. Ein winziges Stück genügt. Die Schultern sollen dabei nur minimal hochgezogen werden. Üben Sie zehnmal.

12. Für diese Übung benötigen Sie ein Handtuch. Es sollte möglichst breit sein, damit Sie viel zu tun haben. Nehmen Sie ein Ende in die rechte, das andere in die linke Hand. Heben Sie das Handtuch vor dem Körper so hoch, daß es auf Halshöhe ist. Beginnen Sie nun, es zusammenzurollen – so, als ob Sie es auswringen müßten. Wringen Sie so lange, bis es wirklich nicht mehr weiter geht. Rollen Sie das Handtuch jetzt auf und in die andere Richtung wieder ein. Fünf Wiederholungen pro Richtung können Sie locker schaffen. Wenn die Arme schwer werden, ruhig zwischendurch einmal sinken lassen und ausschütteln. Danach kann's weitergehen.

13. Stellen Sie sich gerade hin, die Füße sind etwa hüftbreit gespreizt. Denken Sie daran, Bauch und Po anzuspannen. Verschränken Sie nun die Hände hinter dem Kopf. Die Arme sind weit geöffnet und bilden mit der Schulter eine Linie. Federn Sie nun mit den Ellenbogen leicht nach hinten. Es darf ruhig ein wenig ziehen. (Aber wirklich nur ein wenig!)

14. Nehmen Sie die gleiche Startposition ein wie eben. Ziehen Sie die Unterarme so weit hoch, daß die Hände auf Brusthöhe sind. Die Handflächen zeigen zum Boden. Beachten Sie, daß Hände und Unterarme eine Waagerechte bilden müssen. Außerdem dürfen Sie die Schultern nicht anziehen. In dieser Haltung schieben Sie die Ellenbogen langsam und vorsichtig zurück, als wollten sie sich hinter dem Rücken berühren. Nach zehn Wiederholungen schütteln Sie die Arme kurz aus und bringen sie dann wieder neben dem Körper in Position. Im Grunde führen Sie gleiche Bewegung aus wie vorher. Nur üben Sie diesmal nicht langsam, sondern federn schnell hin und her.

15. Auch bei dieser Übung stehen Sie gerade mit hüftbreit gespreizten Beinen. Legen Sie die Handflächen vor dem Körper gegeneinander wie beim Gebet. Die Unterarme bilden eine waagerechte Linie. Führen Sie die Hände nun nur mit der Kraft der Oberarme nach oben, bis die „betenden Hände" auf Stirnhöhe gelangt sind. Die Unterarme sollten auch jetzt noch die Linie halten. Wenn Sie es nur bis vor das Gesicht schaffen, ist das ebensogut. Pressen Sie die Handflächen fest gegeneinander und lassen Sie wieder locker. Nach fünf Wiederholungen lassen Sie die Arme sinken und schütteln einmal aus. Dann führen Sie den gesamten Ablauf noch zweimal durch.

16. Zum Schluß noch ein Vorschlag für die Badewanne: Sie schlagen zwei Fliegen mit einer Klappe, wenn Sie beim Abseifen Ihres Rückens ein paar Kleinigkeiten beachten. Benutzen Sie einen großen Schwamm. Nehmen Sie ihn zunächst in die rechte Hand und beginnen Sie am linken Schulterblatt mit kleinen kreisenden Bewegungen. Arbeiten Sie sich so weit nach unten, wie es Ihnen angenehm ist, und führen Sie den

Schwamm dann auf die rechte Seite. Von dort streichen Sie mit den gleichen Bewegungen nach oben, bis Sie am rechten Schulterblatt ankommen. Wechseln Sie den Schwamm jetzt in die linke Hand und führen Sie den Ablauf gegengleich aus. Sie beginnen diesmal also am rechten Schulterblatt, arbeiten sich nach unten, dann auf die linke Seite und enden an der linken Schulter. So tun Sie beim Waschen gleich etwas für die Form und Festigkeit Ihres Busens. Achten Sie darauf, daß während des gesamten Vorgangs der Rücken gerade bleibt.

Adressen und Bezugsquellen

Zum Schluß nenne ich Ihnen einige Firmen, die ich im Laufe meiner Recherchen sozusagen auf Herz und Nieren getestet habe. Das bedeutet, daß ich mir durch Stichproben und Durchsicht zur Verfügung gestellten Informationsmaterials einen Eindruck verschafft habe. Ob die schriftlich oder auch mündlich gemachten Angaben tatsächlich alle der Wahrheit entsprechen, kann ich nicht beurteilen. Dennoch glaube ich, daß folgende Unternehmen empfehlenswert sind.

Überwiegend fertige Kosmetika

The Body Shop: Auf der ganzen Welt gibt es weit über 1.000 Geschäfte, in denen die Ware direkt begutachtet werden kann. Schön ist, daß verwendete Rohstoffe oft aus Entwicklungsländern kommen, wo sogenannte „Hilfe durch Handel"-Projekte durchgeführt werden. Behälter von Shampoo oder Duschgel können Sie sich in den Filialen nachfüllen lassen. Das hilft unserer Umwelt.
Infos und Adressen der Filialen über Cosmo Trading GmbH & Co KG, Tel.: 0 21 31/ 9 54 – 0

Miss Flip Cosmetic GmbH: Das Unternehmen ist Gründungsmitglied des Internationalen Herstellerverbandes gegen Tierversuche in der Kosmetik e.V.
Tel.: 0 71 91/ 97 00 97

Wala-Heilmittel GmbH: Ziel der Dr. Hauschka-Kosmetikserie ist die Eigenaktivierung der Haut. Dahinter steckt eine antroposophische Weltanschauung.
Tel.: 0 71 64/ 9 30 – 0

B & W Naturpflege Fachversand GmbH: Hier ist besonders toll, daß der Katalog schon Lust auf Körperpflege macht. Außerdem ist eine Fibel beigelegt, aus der die Inhaltsstoffe der einzelnen Produkte detailliert nachzulesen sind.
Tel.: 0 18 05/ 23 45 45

Rohstoffe und fertige Kosmetika

Maienfelser Naturkosmetik: Der kleine Handwerksbetrieb stellt Produkte nach überlieferten Rezepten teilweise wirklich noch von Hand her. Besonders gut kann man hier ätherische Öle kaufen.
Tel.: 0 79 45/ 25 82

Colimex: Große Angebotspalette an Rohstoffen und fertigen Pflegeserien.
Tel.: 02 21/ 35 20 74

Spinnrad: Auch hier gibt's eine große Auswahl an Fertigprodukten, Geschenkartikeln, Nahrungsergänzungsmitteln und Rohstoffen.
Bestelltelefon: 02 09/ 17 00 00
Kosmetikberatung: 02 09/ 1 70 00 43

Algen-Behandlung und -Produkte

Laboratoire Physio Esthétique: Mireille Jochum-Guillou hat sich auf dem Gebiet der Forschung einen Namen gemacht. Wer sie je in ihrem Institut beobachtet, weiß, daß sie eine Fachfrau ist. Entsprechend empfehlenswert sind ihre Behandlungen und ihre Produkte.
Tel.: 06 81/ 3 62 19 oder 3 06 38

Register

Abnehmen 359
Accessoires f. Frisuren 165
After Sun 93
Akne 21
Alkohol 122
Allantoin 27
Aloe Vera 27
Amyris 42
Angelika 42
Anis 43
Aprikosenkernöl 27
Arbeitsmaterial f. selbstgemachte Kosmetik 61
Arnika 122
Augen, geschwollene 23
Augenbrauen 206
Augenringe 23
Avocado 28
Azadirachtin 38

Baden 308
  im Meer 325
  mit Honig 331
  mit Salz 330
Bäder
  mit Algen 325
  mit Blüten 315
  zur Handpflege 269
  mit Kräutern 315
  mit Ölen 319
  mit Milch 323
Banane 28, 126
Basilikum 43
Bauch, Übungen für den 366
Benzoe 43
Bergamotte 44
Besenreiser 22
Bewegungstraining 365
Bienenwachs 28
Bier 122
Birke 44, 122
Bisabolol 28

Blumen 127
Bohnenkraut 44
Brennessel 122
Brunnenkresse 28
Bürste, Kauf 151
Bürzeldrüsenöl 29
Busen, Übungen f. den 386

Cajeput 45
Cassia 45
Chrom 114
Cineol 34
Cistrose 45
Citronella 46
Cremes, pflegende 75

Dampfbäder 84, 336
Dill 46
Distelöl 29
Drahtuntersatz 61
Duftstoffe f. Aufgüsse 343
Duschen 305

Efeu 122
Ei 29, 122
Eibisch 29
Eiche 29
Eichenmoos 46
Eisen 114
Eisenkraut 46
Entschlacken, Kuren zum 361
Essig 123
Estragon 47
Eukalyptus 47

Farbe, Wohlbefinden durch 183
Färben d. Haare 167
Farbtypen 228
  Tabellen 234
Fasten 359
Fenchel 47, 123
Festiger, selbst gemachte 156

395

Feuchtigkeitsserie 127
Fichte 48
Fingernägel s. Nägel
Fön 153
Frisuren 159
   Einschlagfrisur 163
   gesteckte Lockenmähne 164
   hochgesteckt 164
   Zöpfe 159, 164
   Auswahl 117
Frühlings-Typ 230

Galbanum 48
Geranium 48
Germanium 114
Gesicht
   dreieckiges 120
   Gymnastik 99
   ovales 119
   Reinigung 66
   rundes 118
   viereckiges 120
Gesichtswasser 69
Glasbecher 61
Glasstab 62

Haar
   Analyse 113
   Aufbau u. Wuchs 106
   färben 167
   Formen und Farben 151
   glänzend u. voll 105
   Schädigungen u. Krankheiten 108
   Styling 151
   und Persönlichkeit
Haarpflegeprodukte, fertige 126
   selbst gemachte 121
Haarwäsche 129
Haltbarkeitsdauer 63
Hamamelis 29
Hände, gepflegte 253
Haut
   Aufbau 13

   fettige 18
   -flecken 23
   Misch- 19
   normale 17
   reife 81
   Reinigung 66
   trockene 17
   -typen 17
   und Psyche 25
Heilerde 29
Henna 123, 126
Herbst-Typ 231
Honig 30, 123, 128
Hopfen 49
Hyazinthe 49

Immortelle 49
Immunglobuline 16
Immunsystem u. Haut 16
Ingwer 49
Iris 50

Jasmin 50
Jojoba 30, 127

Kajalstifte 197
Kakaobutter 30
Kalium 115
Kalzium 115
Kamille 30, 51, 123
Kamm, Hinweise zum Kauf 151
Kampfer 51
Kiefer 51
Klettenwurzel 124
Kornblume 124
Kosmetik, Geschichte der 178
Kräuter 127
Kupfer 115
Kuren f. d. Haar 145
Kuren zum Entschlacken 361

Lamécreme 31
Lavendel 52
Lederhaut 14

Lemongras 52
Lidschatten 197
Limette 52
Lindenblüten 124
Lippen, Pflege der 209
Lockenstab 153
Löffel 62
Lotionen, pflegende 75

Magnesium 116
Majoran 53
Make-up 175
  festliches
  für dreieckiges Gesicht 250
  für ovales Gesicht 252
  für quadratisches Gesicht 249
  für rechteckiges Gesicht 249
  für rundes Gesicht 251
  „kaltes" 239
  Rezepte 187
  schnelles 216
  -Tricks d. Profis 241
  „warmes" 240
Mandarine 53
Mandelkleie 31
Mandelöl 31
Mangan 116
Masken 87
Massage f. d. Hände 265
Melisse 53
Meßzylinder
Mimose 53
Mitesser 22
Mörser 62
Moschus 54
Muskatellersalbei 54
Myrrhe 54
Myrte 55

Nägel
  gesunde Ernährung 280
  Aufbau 279
  Pflege 253, 284, 297
  Schönheitsfehler 290

Nageltypen 282
Neembaum 35
Nelke 55
Neroli 55

Oberhaut 13
Oberschenkel, Übungen
  für die 381
Öle, ätherische 39
Olivenöl 31, 124
Orange 56

Packungen f. d. Gesicht 87
Packungen f. d. Haar 145
Pampelmuse 56
Panthenol 31
Patchouli 56
Peeling f. d. Gesicht 73
Peeling zur Handpflege 273
Pfefferminze 56, 124
Pickel 22
Po, Übungen für den 372
Pottasche 124
Puder 193

Reinigungsmilch 68
Reinigungsöl f. d. Gesicht 72
Reinigungspaste f. d. Haut 67
Rezepte
  für Haarpflege 129
  für Handpflege 256
  für Hautpflege 65
  für Make-up 187
Rhabarber 124
Ringelblume 31
Rose 57
Rosenholz 57
Rosmarin 57
Rouge 193

Salbei 58
Sandelholz 58, 125
Sauna 336
Schachtelhalm 125

Seifenkraut 125
Selen 116
Shampoos, Rezepte 131
Shea-Butter 32
Silberseife 125
Soja 127
Sommer-Typ 230
Sonnenschutz 93
Spatel 62
Spülungen, Rezepte 141

Teebaumöl 33
Tegomuls 90 S 32
Terpinen-4-ol 34
Thermometer 62
Thymian 58
Thymusdrüse 16
Tönung 168
Tuberose 59
Typberatung 228

Übungen
  für den Bauch 366
  für den Busen 386
  für die Oberschenkel 381
  für den Po 372
Unterhaut 14

Waage 61
Wacholder 59
Walnuß 125
Weihrauch 59
Weizenkeimöl 32, 125
Weizenkleie 32
Wickler 153
Wimpern 206
Winter-Typ 232
Wunschfigur 349

Ylang Ylang 60

Zimt 60
Zink 117
Zinnkraut 125
Zitrone 32, 60, 125
Zitrone 60
Zöpfe 159, 164